INTRODUCCIÓN A LA NUTRICIÓN Y EL METABOLISMO

La traducción ha sido realizada por

Remedios Guillén Sans
Matías Guzmán Chozas
Profesores Titulares de Nutrición y Bromatología
Departamento de Bioquímica, Bromatología y Toxicología
Universidad de Sevilla

Introducción a la nutrición y el metabolismo

David A. Bender
Department of Biochemistry and Molecular Biology
University College London

Editorial ACRIBIA, S.A.
ZARAGOZA (España)

Título original: Introduction to Nutrition and Metabolism

Autor: David A. Bender

Editorial: UCL Press Limited, University College London,
Gower Street, London WC1E 6BT

The name of University College London (UCL) is a registered trade mark used by UCL Press with the consent of the owner.

I.S.B.N.: 84-200-0790-0

IMPRESO EN ESPAÑA PRINTED IN SPAIN

Depósito legal: Z-2.817-95 Editorial ACRIBIA, S.A. - Royo, 23. 50006 Zaragoza

Imprime: Tipo Línea, S.A. - Isla de Mallorca, s/n. 50014 Zaragoza, 1995

CONTENIDO

PREFACIO

Los alimentos que comemos tienen un efecto primordial sobre nuestra salud física y bienestar psicológico. La comprensión de la forma en que los nutrientes son metabolizados, y por tanto de los principios de la bioquímica, es esencial para entender las bases científicas de lo que podríamos denominar dieta juiciosa o saludable.

Mi propósito en este libro es explicar tanto las conclusiones de los muchos comités de expertos que han estudiado los problemas de los requerimientos nutricionales, dieta y salud a lo largo de los años, como las bases científicas sobre las que estos expertos han alcanzado sus conclusiones. Mucho de lo que ahora se presentan como «hechos» se demostrará que es incorrecto en años venideros. Este libro pretende dar una base del conocimiento y entendimiento científicos a partir de los cuales interpretar y evaluar futuros avances de la Nutrición y ciencias de la salud.

La Nutrición es una de las ciencias que sirven de base para un adecuado entendimiento de las ciencias humanas y de la salud, y de las formas en que el hombre interacciona con su entorno. A su vez, la ciencia de la nutrición está basada en la bioquímica y la fisiología, por un lado, y en las ciencias sociales y del comportamiento por otro. Este libro, por tanto, contiene mucho de bioquímica, que es esencial para un entendimiento de la ciencia básica de la nutrición. El lector no tiene porqué «conocer» una ruta metabólica para ser capaz de comprender y colaborar en un debate sobre cómo los factores nutricionales y metabólicos interaccionan con la salud. Lo que es necesario es alcanzar la capacidad para interpretar una ruta metabólica como cualquier otro mapa o diagrama de flujo, y comprender el desarrollo de conceptos y argumentos bioquímicos. Muchos de los diagramas de este libro son, por fuerza, complejos, ya que representan rutas metabólicas complejas. Se han incluido para completar los temas y como referencia; el texto ofrece una visión adicional de las características relevantes e importantes de las distintas rutas estudiadas.

En un libro de este tipo, que es una Introducción a la Nutrición y al Metabolismo, no es ni posible ni apropiado citar la bibliografía científica original que proporciona la evidencia (a veces conflictiva) para las argumentaciones realizadas. La bibliografía de la página 321 ofrece una lista de fuentes para una información más detallada. A su vez, éstas le conducirán hasta artículos de revisión científica, y desde aquí a la bibliografía de investigación original.

Agradezco a aquéllos de mis alumnos cuyas perspicaces preguntas me han ayudado a formular y organizar mis pensamientos. Este libro está dedicado a quienes lo usarán como parte de sus estudios, con la esperanza de que sean capaces, a su vez, de avanzar en las fronteras del conocimiento, y ayuden a sus clientes, pacientes y alumnos a entender las bases de los consejos que les ofrecemos.

David A. Bender

CAPÍTULO 1

¿Por qué comemos?

Un adulto come alrededor de una tonelada de alimentos al año. Este libro intenta responder a la pregunta ¿por qué? mediante el estudio de la necesidad del alimento y los usos para los que ese alimento es introducido en el organismo. Obviamente es esencial algún conocimiento de química y bioquímica si vamos a investigar el destino del alimento en el organismo, y porqué necesitamos alimentarnos a lo largo de la vida. Por tanto, en los siguientes capítulos se estudiarán varios aspectos de la bioquímica y el metabolismo. Esto proporciona no sólo la base de nuestros actuales conocimientos y conceptos de nutrición, sino también y posiblemente de forma más importante, una base a partir de la cual interpretar futuros descubrimientos de investigación y evaluar nuevas ideas e hipótesis cuando éstas sean formuladas.

Comemos porque estamos hambrientos. ¿Por qué hemos desarrollado complejos mecanismos fisiológicos y psicológicos para controlar no sólo el hambre, sino también nuestro apetito para diferentes tipos de alimentos? ¿Por qué son las comidas una parte tan importante de nuestra vida?

La necesidad de energía

Podemos comprender que haya una necesidad patente de energía para desarrollar un trabajo físico apreciable. Hay que realizar un trabajo para levantar un peso en contra de la fuerza de la gravedad, y se requiere una fuente de energía para efectuar ese trabajo. Como se estudiará en el Capítulo 6, podemos medir la energía usada en distintas actividades, y la cantidad de energía metabólica de los alimentos que son el combustible para ese trabajo. Esto significa que podemos calcular el balance entre la ingesta de energía, en forma de combustibles metabólicos, y el gasto de energía corporal. Evidentemente, la ingesta de energía debe ser adecuada para hacer frente al gasto energético; como se estudiará en los Capítulos 6, 7 y 8, ni el déficit ni el exceso de ingesta son deseables.

Aparte de la producción de trabajo visible, el organismo requiere una cantidad considerable de energía, incluso en situación de reposo. Sólo alrededor de una tercera parte del gasto energético promedio de un individuo se dedica a un trabajo de actividad física. Se requieren dos terceras partes para el mantenimiento de las funciones corporales, la homeostasis del medio ambiente interno y la integridad metabólica. Se puede medir este requerimiento energético por la producción de calor cuando el individuo está completamente en reposo, a una temperatura ambiente donde el organismo ni gane ni pierda calor. El resultado se denomina **tasa metabólica basal** (BMR), la necesidad de energía para mantener las funciones corporales y la integridad metabólica.

Parte de este requerimiento energético basal es evidente: el corazón late para hacer circular la sangre; la respiración no se detiene; existe una considerable actividad eléctrica en nervios y músculos, estén o no «trabajando»; y los riñones gastan mucha energía durante la filtración de los productos de desecho procedentes del torrente sanguíneo. Todos estos procesos requieren una fuente de energía metabólica. De forma menos evidente, también se requiere energía para el gran número de reacciones bioquímicas que ocurren continuamente en el organismo: reservas almacenadas en forma de grasa y carbohidratos; un continuo recambio de proteínas tisulares y otros compuestos; transporte de sustratos hacia las células, y de productos fuera de ellas; y la producción y secreción de hormonas y neurotransmisores.

Unidades de energía

El gasto de energía se mide por la producción de calor (ver página 165). La unidad de calor empleada en los primeros estudios fue la **caloría**: la cantidad de calor requerida para elevar 1 grado Celsius la temperatura de 1 gramo de agua. A veces se usa todavía la caloría, aunque debido a las cantidades relativamente elevadas de energía implicadas en el metabolismo humano se usa la **kilocaloría**, kcal (a veces escrito como Calorías, con una C mayúscula). Una kcal son 1.000 calorías (10^3 calorías), y por tanto la cantidad de calor requerida para elevar 1 grado Celsius la temperatura de 1 kg de agua.

De forma más correcta se usa el **Julio** como unidad de energía. El Julio es una unidad del sistema SI, así denominada en honor de James Prescott Joule, quien por primera vez demostró la equivalencia de calor, trabajo mecánico y otras formas de energía. El Julio es una cantidad de energía muy pequeña, y en los sistemas biológicos se emplea el **kiloJulio** (kJ = 10^3J = 1.000 Julios) y **megaJulio** (MJ = 10^6J = 1.000.000 Julios).

Para la conversión entre calorías y Julios:

$$1 \text{ kcal} = 4{,}186 \text{ kJ}$$
$$1 \text{ kJ} = 0{,}239 \text{ kcal}$$

Como se estudiará en el Capítulo 6, el gasto energético promedio de los adultos es de 7,5-10 MJ/día para las mujeres y de 8-12 MJ/día para los hombres.

Combustibles metabólicos

Las fuentes dietéticas de energía metabólica (los combustibles metabólicos) son carbohidratos, grasas, proteínas y alcohol. El metabolismo de estos combustibles en el organismo origina la producción de dióxido de carbono y agua (y también urea en el caso de las proteínas, ver página 213). Los podemos convertir en estos mismos productos finales en el laboratorio, por combustión atmosférica. Aunque el proceso metabólico en el organismo es más complejo, una ley básica de la química es que si el material de partida y los productos finales son los mismos, el rendimiento energético es el mismo, independientemente de la ruta seguida. Por tanto, podemos determinar el rendimiento energético de los productos alimenticios midiendo el calor producido cuando son sometidos a combustión atmosférica, teniendo en cuenta su grado de digestibilidad y absorción. Los rendimientos energéticos de los combustibles metabólicos se muestran en la Tabla 1.1.

Tabla 1.1 Rendimiento energético de los combustibles metabólicos

	kJ/g
Carbohidrato	17
Proteína	16
Grasa	37
Alcohol	29

1 kcal = 4,186 kJ o 1 kJ = 0,239 kcal

La necesidad de carbohidratos, grasas y proteínas. Aunque necesitamos fuentes energéticas en la dieta, no importa excesivamente cómo se satisface ese requerimiento. No hay necesidad de una fuente dietética de carbohidratos; como se estudia en la página 161, el organismo puede fabricar tantos carbohidratos como necesita a partir de las proteínas. De la misma manera, no hay necesidad de una fuente dietética de grasa, aparte de los ácidos grasos esenciales (ver página 88). ¡Y por supuesto, no se necesita ninguna fuente dietética de alcohol!

Aunque no hay requerimiento de grasa en la dieta, las grasas sí tienen importancia nutricional:

a. Es difícil que se consuma la cantidad necesaria de una dieta para satisfacer los requerimientos energéticos si ésta es muy pobre en grasa. Como se observa en la Tabla 1.1, el rendimiento energético de 1 g de grasa es más del doble que el de 1 g de carbohidrato o proteína. Sería necesario consumir una cantidad considerablemente mayor de una dieta de muy bajo contenido en grasa para satisfacer las necesidades energéticas a partir, tan sólo, de los carbohidratos y proteínas contenidos en dicha dieta. Sin embargo, como se estudiará en el Capítulo 2, el problema de los países occidentales es generalmente una elevada ingesta de grasa con la dieta, contribuyendo al desarrollo tanto de la obesidad como de las llamadas enfermedades de la opulencia;
b. Cuatro de las vitaminas, A, D, E y K (ver Capítulo 11), son liposolubles, y se encuentran en alimentos grasos y oleosos. Y, lo que es más importante, su absorción intestinal requiere una adecuada cantidad de grasa en la dieta, ya que se absorben disueltas en grasas. Con una dieta de muy bajo contenido en grasa la absorción de estas vitaminas se verá muy reducida;
c. Se requieren pequeñas cantidades de ácidos grasos esenciales. Éstos son constituyentes de las grasas que son necesarios para funciones específicas y que no pueden sintetizarse en el organismo, de forma que deben ser aportados por la dieta (ver página 88);
d. En muchos alimentos una gran parte del flavor (y por tanto del placer de comer, ver más adelante) se transporta con la grasa;
e. Las grasas lubrifican el alimento, y lo hacen más fácil de masticar y de tragar.

Necesidad de proteínas

A diferencia de grasas y carbohidratos, se requieren proteínas en la dieta. En un niño en crecimiento esta necesidad es evidente. Cuando el niño crece, y el tamaño de su cuerpo aumenta, hay un incremento de la cantidad total de proteínas de su organismo.

Los adultos también requieren proteína en la dieta. Hay una pequeña pérdida continua de proteína del organismo, por ejemplo del pelo, células descamadas de la piel, enzimas y otras proteínas segregadas al intestino y no completamente digeridas, etc. Y, sobre todo, hay un recambio de proteínas corporales. Las proteínas tisulares están siendo continuamente destruidas y reconstruidas. Aunque no hay cambio de la cantidad total de proteínas del organismo, un adulto con una ingesta inadecuada de proteínas será incapaz de reemplazarlas adecuadamente, y perderá proteínas tisulares. El recambio y los requerimientos de proteínas se estudiarán en el Capítulo 9.

Minerales y vitaminas

Además de combustibles metabólicos y proteínas, el organismo tiene necesidad de una variedad de **sales minerales**, en cantidades mucho más pequeñas. Evidentemente, si un metal o ion tiene una función en el organismo, debe ser aportado por la dieta, ya que los diferentes elementos químicos no pueden interconvertirse. De nuevo, la necesidad es evidente para los niños en crecimiento; cuando el cuerpo aumenta de tamaño, la cantidad total de los distintos minerales del organismo se incrementa. En los adultos hay un recambio de minerales en su organismo, con pérdidas que tienen que ser repuestas con la dieta.

Se requiere, además, un grupo diferente de nutrientes, también en muy pequeñas cantidades, las **vitaminas,** que son compuestos orgánicos relativamente complejos con funciones esenciales en procesos metabólicos. No pueden sintetizarse en el organismo, de forma que deben ser administradas con la dieta. Hay recambio de vitaminas, por lo que es necesario reponer las pérdidas. Vitaminas y minerales se estudiarán en el Capítulo 11.

Hambre y apetito

Los seres humanos han desarrollado un complejo sistema de mecanismos fisiológicos y psicológicos para asegurar que se satisfacen las necesidades corporales de combustibles metabólicos y de nutrientes.

En el hipotálamo hay centros del hambre y de la saciedad, que incitan a comer (los **centros del hambre**) o a dejar de comer cuando hemos satisfecho nuestras necesidades (los **centros de la saciedad**). Estamos comenzando a entender el papel de estos centros cerebrales en el control de la ingesta de alimentos, y hay medicamentos que modifican las respuestas al hambre y a la saciedad. Tales medicamentos pueden usarse para reducir el apetito en el tratamiento de la obesidad, o para estimularlo en personas con anorexia (ver página 189).

Los centros hipotalámicos del apetito controlan de forma muy precisa la ingesta de alimentos. La mayoría de las personas pueden regular su ingesta de alimentos, de forma inconsciente, para hacer frente a su gasto energético: ni pierden combustibles metabólicos por actividad física ni acumulan reservas excesivamente grandes de grasa. En efecto, incluso las personas que tienen reservas excesivas de grasa corporal, y puede considerarse que presentan sobrepeso y obesidad como para poner en riesgo su salud, todavía equilibran bastante bien su ingesta energética y su gasto energético. Estamos considerando ingestas de una tonelada de alimentos al año, mientras que las personas obesas pesan alrededor de 250 kg (comparado con pesos promedios entre 55-80 kg), siendo necesarios muchos años para alcanzar tal peso.

Además del hambre y la saciedad, que son respuestas fisiológicas básicas, tenemos que considerar el **apetito**, que no sólo está relacionado con una necesidad fisiológica, sino también con el placer de comer: flavor y textura, y un sinnúmero de factores sociales y psicológicos.

Sabor y flavor

Hay cinco sabores básicos que pueden ser distinguidos por el paladar: salado, dulce, amargo, ácido y delicioso. Dos de ellos, salado y dulce, son sensaciones agradables, mientras que los otros dos, amargo y ácido, se perciben instintivamente como desagradables, y presumiblemente son desarrollados como mecanismos de protección. La sensación de **delicioso** es distinta de la de salado, y a veces se le llama «umami» (delicioso, en japonés). Es en gran parte debida a la presencia de aminoácidos libres (y especialmente glutamato) en los alimentos. La estimulación de los receptores de la sensación «umami» de la lengua es la base de los potenciadores del flavor como el **glutamato monosódico**, que es un importante constituyente de condimentos orientales tradicionales, y es ampliamente usado en alimentos elaborados.

La **sal** (más correctamente, el cloruro sódico) es esencial para la vida, y los animales salvajes recorrerán grandes distancias para consumir sal. Igual que otros animales, hemos desarrollado una respuesta placentera al flavor salado; esto asegura que se satisfaga la necesidad fisiológica de sal. Sin embargo, no hay escasez de sal en los países desarrollados, y ahora podemos permitirnos este placer hasta el exceso. Como se estudia en la página 27, las ingestas medias de sal son considerablemente mayores que los requerimientos, y pueden ser suficientemente elevadas como para suponer un riesgo para la salud.

El otro sabor instintivamente placentero es el **dulce**. La razón evolutiva de esto es menos fácil de resolver, pero podemos argumentar que las frutas maduras son dulces –en efecto, el proceso de maduración de la fruta es en gran parte un proceso de conversión de almidones en azúcares– y, en general, las frutas maduras son mejores fuentes de vitaminas y minerales que las frutas verdes.

La **acidez** y el **amargor** son sensaciones instintivamente desagradables. Podemos aprender a disfrutar de algunos alimentos ácidos y amargos, pero se trata de un proceso de aprendizaje o adquisición de sabores, no una respuesta innata o instintiva. Podemos emitir la hipótesis de que la aversión instintiva al flavor amargo se desarrolló como una protección frente a compuestos venenosos encontrados en algunas plantas, muchos de los cuales son amargos. La aversión a la acidez es, según cabe presumir, contraria a la atracción placentera hacia lo dulce: si esperamos hasta que la fruta esté madura no existirá flavor ácido y tendrá un mayor valor nutricional.

Además de las sensaciones gustativas básicas proporcionadas por los botones gustativos de la lengua, podemos distinguir un gran número de flavores por el sentido del olfato. Nuevamente algunos flavores y aromas (flavores afrutados, a café fresco y, al menos para un no vegetariano, el olor de carne a la brasa) son agradables. Estos flavores y aromas nos incitan a comer, y si podemos oler el alimento antes de consumirlo, estimulan nuestro apetito. Otros flavores y aromas son repulsivos y nos dicen que no consumamos el alimento. En muchos casos, nuevamente, esto puede considerarse como advertencia de un posible daño: el olor de la carne o pescado pútridos nos advierte que no es conveniente su consumo.

Del mismo modo que hemos adquirido un gusto para los alimentos amargos o ácidos, podemos adquirir un gusto para alimentos en los que al principio parecía existir un aroma o flavor desagradable. Aquí las cosas se complican: un olor agradable para una persona puede ser repulsivo para otra. Algunas personas disfrutan con el olor de la col y coles de Bruselas cocidas, mientras que otras soportan a duras penas estar en la misma habitación. La fruta «durian»[1] es una delicadeza muy apreciada en el sureste de Asia; sin embargo para el no iniciado huele a aguas residuales o heces, difícilmente un aroma apetecible.

¿Por qué la gente come de la forma que lo hace?

La gente ofrece respuestas diferentes al mismo sabor o flavor. A veces esto puede interpretarse como recuerdos de la niñez, agradables o de otro tipo. Una aversión al olor de un alimento puede proteger a alguien que tenga una alergia o intolerancia específicas (aunque a veces las personas tienen un deseo vehemente por aquellos alimentos para los cuales presentan alguna intolerancia). La mayor parte de las veces, simplemente no podemos explicar por qué a algunas personas les disgustan los alimentos que otros comen con gran placer.

Los factores que influencian la elección de alimentos peculiares incluyen:

La disponibilidad de alimentos. En los países desarrollados la simple disponibilidad de alimento no va a ser probablemente un punto a tener en cuenta a la hora de la elección. Disponemos de una gran variedad de alimentos. Cuando frutas y vegetales están fuera de temporada, se consumen importados; los alimentos congelados, enlatados o desecados están ampliamente difundidos. En contraste con esto, en los países en vías de desarrollo la disponibilidad de alimento es la principal limitación en la elección. Se importan pocos alimentos, y lo que está disponible dependerá del suelo y clima locales. Incluso en situaciones normales la elección de alimentos puede estar muy limitada, mien-

[1] N. del T.: «Durian»: *Durio zibethinus*, fruta tropical con olor que produce aversión; pesa 3-4 kg; consumo restringido en gran parte al sureste asiático; ninguna información sobre su composición.

tras que en situaciones de sequía puede que haya poco alimento e incluso nada en absoluto, y lo poco que esté disponible estará mucho más caro de lo que la mayoría de la gente puede costearse.

El coste del alimento. Incluso en países desarrollados el coste de los alimentos puede limitar la capacidad de elección de algunas personas. Entre los miembros más en desventaja de la comunidad, la pobreza puede imponer graves restricciones a la elección de alimentos. En los países en vías de desarrollo, el coste es el principal problema. En efecto, incluso en tiempos de hambre, el alimento puede estar disponible, pero ser tan caro que poca gente tiene el dinero suficiente para comprarlo.

Hábito y tradición. Los alimentos que son comúnmente consumidos en un área pueden ser poco consumidos en otra zona, incluso aunque estén disponibles, simplemente porque la gente no ha estado acostumbrada a consumirlos. En gran parte, nuestros hábitos alimenticios de adultos son una continuación de los hábitos que aprendimos cuando niños.

Las tortas «haggis»[1] y las tortas de avena prácticamente sólo se consumen en Escocia, excepto como artículos de especialidad; el pudín negro es un producto predominante en los desayunos británicos en el norte, pero se da raramente en el sureste de Inglaterra. Hasta los años sesenta el yogur era casi desconocido en Gran Bretaña, aparte de unos pocos «maniáticos» de los alimentos saludables e inmigrantes procedentes de Europa oriental; muchos niños británicos creen que el pescado se presenta sólo como «dedos de pescado» rectangulares, mientras que los niños del interior de España pueden comer pescado y otros alimentos marinos tres o cuatro veces a la semana. Los franceses se burlan del hábito británico de comer cordero con salsa de hierbabuena y la reacción del británico medio es de repulsión frente a las exquisiteces francesas, tales como ancas de rana y caracoles en salsa de ajo. El británico consume su col bien hervida; los germánicos y holandeses la fermentan para obtener el «Sauerkraut»[2].

Esta diversidad regional y cultural de alimentos proporciona uno de los placeres de viajar. Cuando la gente viaja más frecuentemente, y se aventura (quizá de mala gana) a elegir nuevos alimentos, crea una demanda de nuevos alimentos en el hogar, y aparece una creciente variedad de alimentos disponibles en tiendas y restaurantes.

---

[1] N. del T.: «Haggis»: plato tradicional escocés. Elaborado con hígado, corazón y pulmones de oveja, cocinado con sebo, harina de avena y condimento, luego introducido en una bolsa que consiste en el estómago de la oveja, y hervido durante varias horas.

[2] N. del T.: «Sauerkraut», preparado por fermentación láctica de col picada. En presencia de 2 - 3% de sal, las bacterias formadoras de ácidos se multiplican y convierten los azúcares de la col en ácidos láctico y acético, que actúan como conservantes.

Un factor adicional que ha incrementado la gama de alimentos disponibles ha sido la inmigración de la gente de variadas y diferentes procedencias, la cual, cuando ya se ha establecido, ha introducido sus alimentos tradicionales en sus nuevos hogares. Es difícil comprender que en los años sesenta hubiera sólo unos pocos restaurantes «Tandoori»[1] en toda Gran Bretaña, o que la pizza era algo que sólo se veía en el sur de Italia o en unos pocos restaurantes especializados.

Algunas personas son aventureras por naturaleza, y prueban un nuevo alimento sólo porque nunca lo han comido antes. Otras son más conservadoras, y sólo probarán un nuevo alimento cuando vean a alguien más comiéndolo con toda seguridad y con placer. Otros son aún más conservadores en la elección de sus alimentos; los más conservadores «saben» que no les gusta un nuevo alimento porque nunca lo han tomado anteriormente.

Estatus de lujo para los alimentos escasos y caros. Los alimentos que son escasos y caros tienen un cierto atractivo de moda o estilo; son considerados (correctamente) como lujos para ocasiones especiales más que como comidas usuales. Al contrario, los alimentos que están muy difundidos y son baratos tienen menos atractivo. En el siglo diecinueve, el salmón y las ostras (que ahora son alimentos relativamente de lujo y caros) eran tan baratos que los contratos de aprendices en Londres especificaban que no se les daría salmón más de tres veces a la semana, mientras que las ostras eran consumidas por los pobres. En cambio, el pollo y la trucha, que eran alimentos de lujo y caros en los años cincuenta, están ahora ampliamente difundidos, como consecuencia de los cambios en la práctica piscícola y ganadera, y constituyen la base de comidas que no son caras. Como consecuencia de estos cambios, el salmón está pasando a ser, de nuevo, una comida no muy cara, y la carne de venado ya no es una reserva exclusiva de la pequeña aristocracia acaudalada o de los cazadores furtivos.

Funciones sociales de los alimentos. Los seres humanos son esencialmente animales sociales, y las comidas son importantes eventos sociales. La gente que come en grupo probablemente va a comer mejor, o al menos tendrá una mayor variedad de alimentos y una comida más lujosa y profusa que la gente que come sola. Podemos poner la excusa de recibir invitados para tomar alimentos que «sabemos» que son poco aconsejables nutricionalmente, y que en un «banquete» comemos más de lo que realmente necesitamos. En efecto, cuanto mayor es la variedad de platos ofrecidos, probablemente comeremos más. Cuando alcanzamos la saciedad con un alimento, se nos ofrecerá otro flavor diferente para inducir el apetito. Diversos estudios han demostrado que, si se

[1] N. del T.: Restaurante «Tandoori»: un tipo específico de restaurante indio.

le presenta sólo un alimento, la gente tiende a saciarse antes que cuando se le ofrece una variedad de alimentos diferentes. Aquí observamos de nuevo la diferencia entre hambre y apetito. Incluso cuando estamos saciados, podemos todavía «encontrar un hueco» para probar algo diferente.

Al revés, y lo que es muy importante, muchas personas solitarias (y especialmente los ancianos desprotegidos) tienen pocos estímulos para prepararse sus comidas. Si la pobreza puede ser un factor que limita su elección de alimentos, la apatía (y frecuentemente, en el caso de viudos, la ignorancia) es más importante a la hora de limitar la variedad de alimentos consumidos, y puede originar desnutrición. A menudo no hay o hay poco incentivo para preparar la comida, y no tienen estimulado el apetito. Cuando estos problemas van acompañados de enfermedad, dentaduras mal ajustadas (lo que hace que el comer sea algo doloroso) y artritis (que hace difícil el manejo de muchos alimentos) y la dificultad de transportar alimentos desde las tiendas a la casa, no es sorprendente que se incluya a la tercera edad entre aquellos grupos de población vulnerables que están en riesgo de desnutrición.

Atractivo de los alimentos. En hospitales y otras instituciones se presenta un problema adicional. En los hospitales estamos tratando con personas indispuestas, cuyo gasto energético físico es bajo, pero que tienen requerimientos de energía, proteínas y otros nutrientes superiores a lo normal, bien como parte del proceso de reposición de tejidos en la convalecencia, o como resultado de fiebre o de los efectos metabólicos del cáncer (ver página 193). Al mismo tiempo, la enfermedad altera el apetito, y un efecto secundario de muchos medicamentos consiste en modificar el sentido del gusto, reducir el apetito o provocar náuseas. Es difícil proporcionar alimentos atractivos y excitantes en instituciones; sin embargo esto es lo que se necesita para inducir el apetito del enfermo.

Resumen

Los alimentos son útiles para una serie de propósitos. A un nivel básico proporcionan el combustible metabólico y satisfacen las necesidades fisiológicas. Sin embargo, también cumplen valiosas funciones sociales y psicológicas, y un buen alimento puede ser una fuente de placer.

Hemos de considerar si los alimentos que tenemos a nuestro alrededor son nutricionalmente adecuados, y si nuestra elección de alimentos puede afectar a nuestra salud general. Para entender el papel de la dieta en la salud, y el papel de las modificaciones de la dieta en el tratamiento o control de enfermedades, debemos entender las funciones de los nutrientes en el organismo, y por tanto la forma en la que el organismo mantiene sus funciones y su integridad metabólica.

CAPÍTULO 2

Dieta y salud: las enfermedades de la opulencia

La Organización Mundial de la Salud define la salud como «un estado de bienestar mental, físico y social completo, y no simplemente la ausencia de enfermedad o decrepitud». Uno de los factores esenciales para conseguir la salud es una dieta adecuada y apropiada.

Una dieta adecuada es aquélla que proporciona cantidades convenientes de combustibles metabólicos y nutrientes para satisfacer necesidades fisiológicas y prevenir el desarrollo de enfermedades carenciales. Alcanzar una dieta adecuada es un objetivo mínimo, aunque un objetivo al que aspiran muchos países en vías de desarrollo. Una dieta apropiada es una dieta que no sólo satisface necesidades fisiológicas, sino que lo hace de forma equilibrada, sin causar problemas de salud que puedan asociarse con una ingesta excesiva de uno o más nutrientes o clases de alimentos.

Los seres humanos se han desarrollado en un ambiente hostil en el cual el alimento ha sido siempre escaso. Sólo en la última mitad de siglo o hace menos tiempo es cuando se dispone de alimentos en grandes cantidades; y esto incluso sólo en Europa Occidental, América del Norte y Australasia, donde hay un excedente de alimentos. El alimento es todavía especialmente escaso en gran parte de África, Asia y Latinoamérica, y verdaderamente gran parte de Europa del Este tiene una alimentación inadecuada. Incluso sin tener en cuenta las frecuentes sequías, inundaciones y otros desastres, no se produce suficiente cantidad de alimentos para todas las personas del mundo.

Esto significa que si vamos a considerar problemas de dieta y salud, tenemos que hacer una distinción entre los problemas de desnutrición y aquéllos asociados con la opulencia y la disponibilidad efectiva de aportes abundantes de alimento a precios que la gente puede costearse.

A escala general, el problema es la carencia global de alimentos. Más de 300 millones de personas (principalmente niños) están en riesgo de malnutrición energético-proteica en los países en vías de desarrollo; lo estudiaremos en el Capítulo 8. La deficiencia de nutrientes individuales es también un problema importante. En este caso, la cantidad total de alimento puede ser adecuada para satisfacer el hambre, pero la calidad de la dieta es inadecuada. La deficiencia de vitamina A (ver página 247) es la causa inmediata más importante de ceguera infantil en el mundo; quizá 100.000 niños del sureste asiático la padezcan. La deficiencia de vitaminas B_1 (ver página 266) y B_2 (ver página 268) continúa siendo un problema fundamental en grandes áreas de Asia y África. La deficiencia de yodo afecta a muchos millones de personas que viven en áreas mesetarias sobre suelos de piedra caliza; en algunas áreas del centro de Brasil y el Himalaya más del 90% de la población puede padecer bocio debido a la deficiencia de yodo (ver página 290). La anemia por deficiencia de hierro afecta a muchos millones de mujeres tanto en los países desarrollados como en vías de desarrollo (ver página 295). También tiene lugar la deficiencia de otras vitaminas y minerales, y esto puede ser una importante causa de mala salud y enfermedad, como se estudiará en el Capítulo 11. A veces esto es el resultado de la exacerbación aguda de una escasez marginal de alimentos, como en los nuevos brotes de pelagra, enfermedad por deficiencia de niacina, de los cuales se tuvieron noticias en el Este y Sur de África durante los años ochenta (ver página 270); a veces se trata de un problema de las poblaciones inmigrantes que viven en un nuevo ambiente, como la incidencia de raquitismo y osteomalacia entre los individuos asiáticos que viven en el Norte de Europa (ver página 253).

Los problemas de desnutrición se estudiarán en el Capítulo 8, la deficiencia proteica en el Capítulo 9 y las carencias de vitaminas y minerales en el Capítulo 11. En este Capítulo consideraremos el papel de la dieta y la nutrición en las denominadas «enfermedades de la opulencia»; los problemas de salud en los países desarrollados, asociados con una disponibilidad superabundante de alimentos. La dieta es, por supuesto, sólo una de las diferencias entre la vida en los países desarrollados de Europa Occidental, Norteamérica y Australasia; hay muchas otras diferencias en las condiciones de vida y ambientales. A pesar de los problemas que estudiaremos en este Capítulo, que son las principales causas de muerte prematura, las personas de los países desarrollados tienen una mayor expectativa de vida que las que viven en países en vías de desarrollo.

Tenemos que asumir que los seres humanos y su dieta han evolucionado juntos. Ciertamente hemos cambiado nuestras cosechas y animales de granja por la cría selectiva en los últimos 10.000 años, y es razonable asumir que hemos evolucionado por selección natural para adaptarnos a nuestra dieta. El problema es que la evolución es un proceso lento, y ha habido cambios importantes en la disponibilidad de alimentos en los países desarrollados durante el pasado siglo. Tan recientemente como en los años treinta (sólo hace dos generaciones, y por tanto muy poco tiempo en términos de evolución) se estimaba que hasta una tercera parte de las familias británicas no podían costearse una dieta adecuada. La malnutrición era un serio problema, y la administración de 200 ml diarios de leche a los escolares tenía un efecto beneficioso significativo sobre su salud y crecimiento.

Alimentos que históricamente eran lujos escasos son ahora comunes y están disponibles en abundancia. El azúcar era un lujo caro hasta la mitad del siglo diecinueve; tradicionalmente también la grasa era escasa, y se hacían todos los esfuerzos para guardar y usar toda la grasa (pringue) de una pieza de carne asada.

Junto a este aumento en la disponibilidad de alimentos, se ha observado un incremento en la expectativa de vida en los países desarrollados desde el pasado siglo. Esto puede atribuirse a distintos factores: mayor conocimiento y mejor tratamiento médico, aportes seguros de agua potable y mejora en el tratamiento de aguas residuales y erradicación de las enfermedades producidas por el hambre.

Las enfermedades de la opulencia

Junto a esta mejora, se ha observado también el nacimiento de «nuevas» enfermedades: las principales causas de muerte en los países desarrollados son hoy la enfermedad cardíaca, hipertensión, apoplejías y cáncer. Éstas no son sólo enfermedades de la edad avanzada, aunque es cierto que cuanto más tiempo viven las personas, con más probabilidad van a desarrollar cáncer. El problema no reside sólo en pensar que la gente que no ha fallecido de enfermedades infecciosas tiene que morir de algo. La enfermedad cardíaca es una causa fundamental de muerte prematura, amenazando a un número significativo de personas de menos de 40 años. Esto no es solamente un fenómeno occidental. Cuando los países en vías de desarrollo alcanzan un nivel creciente de opulencia, las personas de las ciudades prósperas muestran un modelo «occidental» de muerte prematura debido a estas mismas enfermedades.

Existen numerosas pruebas de que la dieta es un factor significativo en el desarrollo de estas enfermedades de la opulencia. No es la única causa, ya que estas enfermedades son todas debidas a interacciones de múltiples factores, que incluyen herencia, diversos factores ambientales, tabaquismo y ejercicio (o ausencia de éste). Sin embargo, la dieta es un factor que fácilmente podemos cambiar. Individualmente podemos tomar decisiones sobre nuestra dieta, hábito de fumar y ejercicio, pero podemos hacer poco sobre el estrés de la vida en la ciudad, contaminación ambiental o los demás problemas de la sociedad industrial. Y, desde luego, no podemos hacer nada para cambiar nuestra herencia.

El cambio principal en nuestra dieta en el último siglo ha sido el incremento de la cantidad total de alimentos disponibles, y en particular la cantidad de grasa y azúcar que ingerimos. Se consume menos fibra dietética que hace 100 años; en general tomamos productos derivados de cereales más refinados, y se consumen menos cereales y productos vegetales. La carne se consume ahora durante la mayoría de los días de la semana, en lugar de ser un «placer del domingo». Al mismo tiempo, ya no padecemos enfermedades carenciales; el hambre estacional es algo del pasado en los países desarrollados, y en general podemos confiar en que nuestros alimentos son saludables y aptos para su consumo.

Tenemos que considerar si los cambios ocurridos durante el último siglo pueden ser un factor del desarrollo de las enfermedades de la opulencia, y si el consumo creciente de algunos alimentos o nutrientes puede ser beneficioso, protegiéndonos frente a éstas y otras enfermedades.

La evidencia epidemiológica que relaciona factores dietéticos con las enfermedades de la opulencia muestra que en los países o regiones con, por ejemplo, una ingesta elevada de grasa saturada, hay una mayor incidencia de enfermedades cardiovasculares y algunas formas de cáncer que en regiones con una menor ingesta de grasa. Esto no demuestra que las personas que hayan estado viviendo con una dieta de alto contenido en grasa se beneficien necesariamente de un cambio relativamente brusco a una dieta de bajo contenido en grasa. En efecto, en varios estudios en los que se inducía a un gran número de personas a modificar sus dietas, los resultados en un período de 10-20 años han sido decepcionantes. Globalmente, la muerte prematura debida a enfermedad cardiovascular se reducía poco, y su relación con el número de muertes totales permanecía inalterada, existiendo un aumento en el número de suicidios, accidentes y muertes violentas. Sin embargo, los datos epidemiológicos son irrefutables. La gente que ha vivido con lo que podemos denominar una dieta prudente, como se estudia más adelante, está significativamente menos expuesta al riesgo de muerte debido a las enfermedades de la opulencia que aquélla cuyas ingestas de grasa (especialmente grasa saturada), sal y azúcar son mayores, y de fibra dietética, frutas y vegetales menores. Nuestra meta debe ser, por tanto, inculcar en la gente desde temprana edad lo que consideramos hábitos dietéticos prudentes y apropiados.

Seguridad de los alimentos: aditivos y contaminantes

Las primeras leyes generales sobre alimentos en el mundo fueron aprobadas en Gran Bretaña en 1860. Pretendían terminar con la frecuente adulteración de alimentos comunes: la mezcla de la harina con polvo de tiza; la de azúcar con «azúcar de plomo» (acetato de plomo, un compuesto venenoso) adicionado porque era barato y de sabor dulce, mientras que el azúcar era caro; la adición de agua a la leche y bebidas alcohólicas.

Desde entonces hemos progresado considerablemente, y hay normas sobre seguridad e higiene de los alimentos, incluyendo todos los aspectos de producción, fabricación, venta, preparación y servicio de los mismos. Se han elaborado listas de aquellos compuestos que legalmente pueden añadirse a los alimentos durante su fabricación o procesado, basadas en ensayos exhaustivos de seguridad. Los compuestos no incluidos en la lista de aditivos permitidos no pueden añadirse a los alimentos.

Los **aditivos alimentarios** pueden ser colorantes y saborizantes, conservantes y auxiliares de fabricación, para mantener la textura del alimento, mantener emulsiones estables, evitar que la grasa se enrancie, o que el aceite de cocinado salpique peligrosamente en la sartén. Pueden ser compuestos que se encuentran de forma natural en los alimentos, como colorantes extraídos de diversas plantas, o pueden ser sustancias químicas sintéticas, o compuestos sintetizados químicamente que son idénticos a los que se encuentran en la naturaleza. Lo que todos ellos tienen en común es que han sido evaluados, y se ha encontrado que son seguros, hasta donde se puede asegurar, no causando efectos desfavorables en animales de experimentación o seres humanos. En las muy escasas ocasiones en que se ha sospechado efectos peligrosos de un aditivo alimentario, éste ha sido adecuadamente retirado, a veces, incluso antes de que el peligro haya sido establecido como algo real.

La **contaminación** de los alimentos plantea un problema más serio, porque ocurre accidentalmente. Cuando sabemos o creemos que componentes específicos que podrían entrar en la cadena alimentaria son peligrosos, se establecen límites estrictos sobre la concentración que puede permitirse en los alimentos. Esto está basado generalmente en estimaciones de las cantidades que probablemente son consumidas con los alimentos, estableciéndose la **Ingesta Diaria Admisible** como la centésima parte de la cantidad más baja a la cual puede detectarse cualquier efecto nocivo. Los fabricantes de alimentos, el Ministerio de Agricultura, Pesca y Alimentación (y departamentos gubernamentales equivalentes en otros países) y los Servicios de Salud Pública mantienen una estrecha vigilancia sobre la posible contaminación de los alimentos, y hay mecanismos para asegurar que los alimentos contaminados sean retirados y destruidos rápidamente. Los alimentos importados son sometidos a inspección y controles en los puertos para asegurar la seguridad y ausencia de contaminación.

De la misma forma, el Laboratorio Central de Salud Pública de Gran Bretaña (y laboratorios equivalentes en otros países) vigila todos los casos en los que se informa de **toxiinfecciones alimentarias**, y proporciona, junto con Funcionarios Médicos de Salud y Funcionarios de Comercio, un sistema para encontrar, retirar y ordenar la destrucción de alimentos contaminados con bacterias patógenas. Cuando es probable que determinados alimentos contengan un número potencialmente peligroso de bacterias patógenas, como por ejemplo la presencia de *Salmonella* spp. en huevos y aves, o *Listeria* spp. en quesos blandos, el Departamento de Salud emite informes especiales. Así, los huevos deberán cocerse, no deberán comerse crudos ni parcialmente cocidos. Las aves congeladas deberán ser descongeladas a fondo antes de cocinarlas, para asegurar el adecuado calentamiento del interior, y por tanto la destrucción de las bacterias. El feto en desarrollo es especialmente susceptible a la infección con *Listeria*, y a las mujeres embarazadas se les aconseja específicamente que eviten quesos blandos, que pueden portar una carga inaceptable de estas bacterias.

Directrices para una comida saludable y objetivos nutricionales

Hay un acuerdo general entre nutrólogos y científicos médicos sobre los cambios en la dieta media «occidental» que reducirían la prevalencia de las enfermedades de la opulencia, y la mayoría de los países han publicado ahora normas nutricionales básicas y consejos dietéticos. Cambiar la dieta en la forma aquí sugerida no es una garantía de inmortalidad, y verdaderamente algunas de las pruebas son conflictivas. Cuando se recogen nuevos datos, se reinterpretan datos antiguos y se dispone de los resultados de estudios a largo plazo de dietas de personas donde se han introducido cambios, es inevitable que las opiniones y juicios sobre lo que constituye una dieta prudente o deseable también cambien. Será esencial comprender la fisiología y la bioquímica que sirven de base a la nutrición, la forma en la que los nutrientes son metabolizados e interaccionan entre sí y con un sinnúmero de sistemas metabólicos y reguladores del organismo, con el fin de poder evaluar esta nueva información.

Existe una serie de acuerdos generalmente adoptados sobre lo que podemos denominar una «dieta adecuada» para los adultos, los cuales suponen un modelo y estilo de alimentación que está asociado con el menor riesgo de muerte prematura debido a las enfermedades de la opulencia. Las directrices ofrecidas en este capítulo se basan en las del informe del Departamento de Salud sobre *Valores Dietéticos de Referencia para la Energía y Nutrientes de los Alimentos del Reino Unido*. Esto representa la recopilación y evaluación más reciente de los muchos informes y estudios realizados por comités de expertos en las últimas 2-3 décadas.

Consideraremos aquí las líneas básicas; en los Capítulos posteriores examinaremos sus bases bioquímicas.

Ingesta energética

La obesidad implica tanto el aumento del riesgo de muerte prematura debido a numerosas causas como el aumento de morbilidad debido a condiciones tales como venas varicosas y artritis (ver Capítulo 7). Por otro lado, las personas que son de peso significativamente insuficiente presentan también un aumento del riesgo de enfermedad y muerte prematura. Por tanto, podemos definir un rango de **peso ideal o deseable** (relativo a la altura), basado en la expectativa de vida (ver página 172).

Para las personas cuyo peso corporal está dentro del rango deseable, la ingesta energética sería la adecuada para mantener un peso corporal razonablemente constante, con un grado adecuado de ejercicio. El gasto energético en la actividad física y los niveles apropiados de ingesta energética se estudiarán en el Capítulo 6.

Los combustibles metabólicos son grasas, carbohidratos, proteínas y alcohol. La Tabla 2.1 muestra el porcentaje promedio de ingesta de energía a partir de cada uno de ellos en las dietas de adultos de Gran Bretaña en los años noventa, comparado con las directrices para una dieta prudente.

Tabla 2.1 Porcentaje de energía procedente de diferentes combustibles metabólicos en la dieta promedio, comparado con directrices dietéticas

	Promedio	*Intervalo*	*Directrices*
Carbohidrato	42	30-55	55
Grasa	39	27-50	30
Proteína	15	9-20	15
Alcohol	hombres 7	0-28	ver Tabla 2.10
	mujeres 3	0-16	

El cálculo del porcentaje de ingesta energética que procede de los diferentes combustibles metabólicos requiere el conocimiento tanto del rendimiento energético/gramo de cada combustible (ver Tabla 1.1 en la página 3), como de la ingesta del individuo, basada en el registro de las cantidades de alimentos consumidos y el cálculo de la ingesta de nutrientes a partir de tablas de composición de alimentos (ver Apéndice II). La forma en que se desarrollan los cálculos se ofrece en la Tabla 2.2.

Tabla 2.2 Cálculo de la ingesta energética total y del porcentaje de energía de diferentes combustibles metabólicos

Ingesta energética total = energía	
de los carbohidratos	= gramos de carbohidratos × 17 kJ/gramo
+ energía de las grasas	= gramos de grasa × 37 kJ/gramo
+ energía de las proteínas	= gramos de proteína × 16 kJ/gramo
+ energía del alcohol	= gramos de alcohol × 29 kJ/gramo
Porcentaje de energía de los distintos combustibles metabólicos:	
Carbohidrato	$\frac{\text{gramos de carbohidratos} \times 17\text{kJ/gramo}}{\text{ingesta energética total (kJ)}} \times 100\%$
Grasa	$\frac{\text{gramos de grasa} \times 37\text{kJ/gramo}}{\text{ingesta energética total (kJ)}} \times 100\%$
Proteína	$\frac{\text{gramos de proteína} \times 16\text{ kJ/gramo}}{\text{ingesta energética total (kJ)}} \times 100\%$
Alcohol	$\frac{\text{gramos de alcohol} \times 29\text{ kJ/gramo}}{\text{ingesta energética total (kJ)}} \times 100\%$

Ingesta de grasa dietética

El estudio sobre la ingesta de grasa implica tanto a las grasas sólidas como a los aceites, los cuales son simplemente grasas que son líquidas a temperatura ambiente. Esto trae consigo la consideración no sólo de la grasa evidente de la dieta (la grasa visible de la carne, aceite de cocinar, mantequilla o margarina untada sobre el pan), sino también la grasa «oculta» de los alimentos. Esta grasa «oculta» puede ser, o bien la grasa presente de forma natural en los alimentos (por ejemplo, la grasa que hay entre las fibras musculares de la carne, los aceites de las nueces, cereales y vegetales), o la grasa usada en el cocinado y elaboración de los alimentos.

La Tabla 2.3 muestra las ingestas medias de grasa como un porcentaje de la ingesta energética en la dieta media. Junto a la cantidad total de grasa (la primera línea de la Tabla), se muestran también las ingestas de grasas saturadas e insaturadas, separadamente. La diferencia química entre grasas saturadas e insaturadas se estudia en la página 86; es importante aquí ya que, como se estudia más adelante, tanto la cantidad total de grasa en la dieta como la proporción de esa grasa que es saturada o insaturada son importantes a la hora de considerar el papel de la dieta en las enfermedades de la opulencia. Como regla general, los alimentos de origen animal (carne, huevos y productos lácteos) son fuentes ricas de grasas saturadas, mientras que los pescados grasos y los vegetales son fuentes ricas de grasas insaturadas (ver Tabla 2.5).

Tabla 2.3 Ingestas promedio de diferentes tipos de grasa. Las cifras muestran el porcentaje de ingesta energética alimentaria (es decir, excluyendo la procedente del alcohol), procedente de diferentes tipos de grasas. Las directrices suponen que un 30% de la energía debe proceder de la grasa, y sólo un 10% de grasas saturadas. Ver página 86 para un estudio de las grasas saturadas e insaturadas.

	Promedio	*Intervalo*
Grasa total	39	30-50
Grasa saturada	17	10-23
Grasa poliinsaturada	6	3-12
Grasa monoinsaturada	12	8-17

Dos son los problemas asociados con una ingesta elevada de grasa:

a. El rendimiento energético de la grasa (37 kJ/gramo) es más del doble del de las proteínas (16 kJ/gramo) o carbohidratos (17 kJ/gramo). Esto significa que los alimentos que presentan elevado contenido en grasa también son fuentes concentradas de energía. Es más fácil tomar una ingesta energética excesiva con una dieta de alto contenido en grasa, y por tanto una dieta de alto contenido en grasa puede ser un factor en el desarrollo de la obesidad (ver Capítulo 7);

b. Estudios realizados en muchos países han demostrado que la ingesta media de grasa está estadísticamente correlacionada con la muerte la prematura debido a una serie de dolencias, que incluyen especialmente la aterosclerosis y la isquemia cardíaca y el cáncer de colon, mama y útero.

La concentración de colesterol (ver página 90) en plasma, y específicamente colesterol en las lipoproteínas plasmáticas de baja densidad (LDL) está relacionada con el desarrollo de aterosclerosis y enfermedad cardíaca isquémica. El principal factor dietético que afecta a la concentración de colesterol en plasma es la ingesta de grasa. Tanto la cantidad total de grasa como las cantidades relativas de grasas saturadas e insaturadas afectan a la concentración de colesterol en las LDL. Ingestas elevadas de grasa total, y especialmente de grasa saturada, se asocian con concentraciones elevadas no deseables de colesterol en las LDL. Ingestas relativamente bajas de grasa, con una elevada proporción como grasa insaturada, se asocian con una deseable menor concentración de colesterol en las LDL.

De los resultados de estudios epidemiológicos, parece deducirse que dietas que proporcionen alrededor del 30% de la energía a partir de las grasas se asocian con el menor riesgo de isquemia cardíaca. Por encima del 35% de la ingesta de energía a partir de las grasas, hay un incremento de colesterol en suero que supera lo que se considera como rango normal o deseable (por encima de alrededor de 5,2 mmol/l). No hay evidencia de que una ingesta de grasa por debajo del 30% de la ingesta energética confiera ningún beneficio adicional, aunque una dieta con muy bajo contenido en grasa está recomendada especialmente como parte del tratamiento de algunos tipos de hepatitis, malabsorción e hiperlipidemias.

Como se observa en la Tabla 2.3, la ingesta media de grasa en Gran Bretaña es de alrededor del 39% de la energía total. Esto significa que estamos apuntando a un considerable descenso en la ingesta de grasa para cumplir la meta del 30% de la energía a partir de la grasa. La Tabla 2.4 muestra los alimentos que son especialmente ricos en grasa. A partir de esta Tabla, es relativamente fácil resolver de qué alimentos deberíamos comer menos con el fin de reducir nuestra ingesta total de grasa.

Como una ayuda para reducir la ingesta de grasa, se dispone de diversas especialidades con bajo contenido en grasa de alimentos que tradicionalmente presentan elevado contenido en grasa. Algunos de éstos son productos cárnicos que hacen uso de cortes de carnes más magros (y más caros) para la preparación de embutidos, hamburguesas y empanadas de carne. La carne picada con

Tabla 2.4 Alimentos que son especialmente ricos en grasa (excluyendo las grasas visibles, como mantequilla, margarina, manteca de cerdo y aceites de cocina, y asumiendo que los alimentos no han sido fritos en aceite o grasa)

		g/100g
Frutos de cáscara dura	(dependiendo de la variedad)	50-64
Carne		
	Lonchas de bacon (al grill)	30-36
	Pato (asado)	25
	Cerdo (según la pieza y método de cocinado)	20-24
	Cordero (según el corte y método de cocinado)	19-30
	Embutidos (según el tipo)	17-25
	Bacon (panceta)	19
	Ternera (según la pieza y método de cocinado)	11-23
	Pollo (asado)	14
Derivados lácteos		
	Nata doble	48
	Queso Cheddar	34
	Queso Stilton	26
	Queso Edam	24
	Nata simple	21
	Leche entera	3,8
Pescado*		
	Arenque	20
	Salmón	20
	Halibut	4
	Bacalao	1
Huevos		11

* El contenido graso del pescado enlatado dependerá de si está enlatado en aceite, agua o una salsa.

poca grasa (conteniendo alrededor del 10% de grasa en peso, en lugar del más usual del 20%) está ampliamente disponible en supermercados, aunque es, desde luego, más cara, y quesos y patés con poca grasa también están disponibles, así como mayonesas elaboradas con poco o nada de aceite. Existen también varios alimentos para untar de bajo contenido en grasa que sustituirán a la mantequilla o margarina; éstos aparecen en la Tabla 2.5. La leche desnatada y semi-desnatada están ahora ampliamente disponibles, proporcionando mucha menos grasa que la leche entera, aunque ésta es una fuente importante de vitaminas A y D, especialmente para los niños.

Tabla 2.5 Tipos de grasas para untar.

		% de grasa
Mantequilla	Mantequilla batida a la manera tradicional, llamada a veces mantequilla de nata dulce. Puede ser salada o no.	80-82
Mantequilla láctica	Fabricada a partir de nata con la adición de bacterias lácticas para dar un sabor fuerte. Normalmente no es salada o es ligeramente salada.	80-82
Margarina dura	Aceites vegetales y animales endurecidos; principalmente usada en panificación	80
Margarina blanda	Principalmente aceites vegetales, se extiende fácilmente.	80
Margarina «PUFA»	Principalmente aceites de semilla de girasol, maíz o soja, con un elevado contenido de ácidos grasos poliinsaturados (PUFA)	80
Productos lácteos para untar	Nata y aceite vegetal batidos, se unta fácilmente.	72-75
Productos para untar con cantidad reducida de grasa	Principalmente aceites vegetales, aunque puede tratarse también de grasa animal o grasa láctea	60-70
Productos para untar con poca grasa	Pueden contener grasa láctea y aceites vegetales. No adecuados para su uso en cocina	37-40
Productos para untar con muy poca grasa	Pueden contener grasa láctea y aceites vegetales. No adecuados para su uso en cocina.	20-25
Productos para untar extremadamente pobres en grasa	Fabricados con sustitutivos de grasa (por ejemplo «Simplesse», una proteína modificada) para sustituir casi toda la grasa.	5

La mantequilla y la margarina están legalmente definidas, y por tanto los sustitutivos bajos en grasa no pueden legalmente llamarse margarina. Las grasas para untar bajas en grasa contienen menos grasa y, por tanto, más agua que la margarina. También pueden ser batidas, para hacerlas más ligeras. Están destinadas a untar, y no son adecuadas como grasas de cocinado.

El tipo de grasa de la dieta. No sólo es importante que la ingesta total de grasa sea del 30% de la ingesta energética, sino que también lo es el tipo de grasa que consumimos. Los ácidos grasos que componen las grasas de nuestra dieta pueden ser químicamente saturados o insaturados. Estos tipos de grasa químicamente diferentes tienen distintas acciones en el organismo, de forma que hemos de entender la química de los alimentos que consumimos. La química de las grasas y los ácidos grasos se estudia en la página 84. En los ácidos grasos saturados sólo hay enlaces simples entre los átomos de carbono que componen la molécula, mientras que en los ácidos grasos insaturados puede haber uno (monoinsaturado) o más (poliinsaturado) dobles enlaces entre átomos de carbono. En general, las grasas que contienen principalmente ácidos grasos saturados son duras a temperatura ambiente, mientras que aquéllas que contienen principalmente ácidos grasos insaturados son aceites a temperatura ambiente. La Tabla 2.6 muestra las principales fuentes de tipos diferentes de grasas en la dieta media, y la Tabla 2.7 ofrece las cantidades relativas de ácidos grasos saturados, monoinsaturados y poliinsaturados en diferentes tipos de aceites y grasas para cocinar.

Tabla 2.6 Fuentes de diferentes tipos de grasa en la dieta promedio. Las cifras muestran el porcentaje de la ingesta total de diferentes tipos de grasa obtenida de varios alimentos en la dieta promedio. De esta manera se combina tanto el contenido en grasa de los diferentes alimentos que consume la gente, como las cantidades de esos distintos alimentos.

	Total	*Saturada*	*Mono insaturada*	*Poli- insaturada*
Carne y derivados cárnicos	24	23	31	17
Mantequilla y margarina	16	17	11	20
Leche y queso	15	23	12	2
Pasteles, galletas, etc.*	13	14	–	–
Vegetales (incluyendo aceite de cocina)*	11	6	12	24
Huevos	4	3	5	4
Pescado	3	2	3	4

* Obviamente, las cantidades relativas de diferentes tipos de grasa en alimentos horneados y otros alimentos cocinados dependerán de la grasa o aceite usado en el cocinado.

Los diferentes tipos de ácido graso tienen diferentes efectos sobre el metabolismo del organismo. La mayoría de los estudios de ingesta de grasa, enfermedad cardíaca y colesterol plasmático han demostrado que son principalmente grasas saturadas las que presentan riesgos para la salud, y que los ácidos grasos insaturados tienen un efecto beneficioso, disminuyendo el colesterol de las LDL, reduciendo la agregación plaquetaria y el riesgo de enfermedad cardíaca.

Por tanto, se recomienda que deberá reducirse el consumo de grasas saturadas considerablemente más que el que le corresponde en proporción con la reducción en el total de la grasa consumida. La ingesta de grasa total debería ser el 30% de la ingesta energética, con no más del 10% de grasa saturada (comparado con la media actual del 17%, ver Tabla 2.3). Las ingestas medias actuales del 6% de la energía a partir de grasas poliinsaturadas y del 12% a partir de grasas monoinsaturadas se corresponde con lo que se considera deseable, (el 20% de la energía total a partir de grasa insaturada), sobre la base de los estudios epidemiológicos. (El 2% restante de la ingesta energética en forma de grasa insaturada se debe a los isómeros *trans-* de los ácidos grasos insaturados (ver página 63); se considera que esto no debería aumentar).

Tabla 2.7 Proporción de ácidos grasos saturados e insaturados en diferentes tipos de aceites y grasas de cocinado. Las cifras ofrecen el porcentaje de los ácidos grasos totales presentes que son saturados, monoinsaturados y poliinsaturados. (Ver página 86 para un estudio de los ácidos grasos saturados e insaturados).

	Saturados	*Monoinsaturados*	*Poliinsaturados*
Mantequilla	64	33	3
Margarina dura[a]	38	49	13
Margarina blanda[a]	33	44	23
Margarina «PUFA»[a]	20	17	63
Manteca de cerdo	45	45	10
Aceite de coco	91	7	2
Aceite de semilla de algodón	27	22	51
Aceite de maíz	17	31	52
Aceite de oliva	15	74	11
Aceite de palma	47	44	9
Aceite de cacahuete[b]	20	50	30
Aceite de soja	15	25	60
Aceite de girasol	14	34	52

[a]Éstos son valores «tipo»; la composición precisa de la mezcla de aceites vegetales usados en la elaboración de margarinas variará de un tipo a otro. De forma similar, el «aceite vegetal mezcla» bien puede tener una composición variable, conteniendo diferentes cantidades de los aceites referidos aquí.

[b]El aceite de cacahuete a veces es también llamado aceite de maní o aceite de araquis.

Carbohidratos

Si la ingesta energética total va a permanecer constante, pero la proporción aportada por la grasa va a ser reducida desde el actual promedio de un 39% hasta un 30%, y la proporción aportada por las proteínas va a permanecer alrededor del 15%, entonces, obviamente, la proporción aportada por los carbohidratos se incrementará. La recomendación es que el 55% de la energía proceda de los carbohidratos.

Los carbohidratos se dividen en dos grupos principales: almidones y azúcares (éste es un término químico para una variedad de carbohidratos, uno de los cuales es la sacarosa, azúcar de caña o remolacha, ver página 75). La recomendación es que incrementemos la proporción de energía que procede de los almidones, y reducir la procedente de los azúcares. La Tabla 2.8 muestra las ingestas medias de carbohidratos como un porcentaje de la ingesta energética, y la Tabla 2.9 muestra aquellos alimentos que son las fuentes principales de carbohidratos en la dieta.

Podemos dividir los azúcares de la dieta en dos grupos:

a. Los **azúcares intrínsecos** de las frutas, que están contenidos en el interior de las paredes celulares vegetales;

Tabla 2.8 Ingestas promedio de carbohidratos. Las cifras muestran el porcentaje de la ingesta energética alimentaria (es decir, excluyendo la del alcohol) que procede de diferentes tipos de carbohidratos. (Las directrices suponen que el 55% de la ingesta energética debe proceder de carbohidratos y el 10% de azúcares extrínsecos no lácteos)

	promedio	*intervalo*
Carbohidrato total	42	30-55
Almidón	25	21-27
Azúcares	20	10-28

Tabla 2.9 Principales fuentes de carbohidratos en la dieta promedio. Las cifras muestran el porcentaje de la ingesta de carbohidratos totales (columna 2) o azúcar (columna 3) procedentes de varios tipos de alimentos

	% total	*% de azúcar*
Derivados de cereales	46	23
(pan	22	-)
Fruta y hortalizas	27	14[a]
Azúcar, productos de confitería, mermeladas	13	29
Bebidas analcohólicas	7	17
Leche y derivados lácteos	6	13

[a]Principalmente como azúcares intrínsecos dentro de las paredes celulares vegetales.

b. **Azúcares extrínsecos**, que están libres en disolución en el alimento y no contenidos dentro de las paredes celulares vegetales.

Los azúcares extrínsecos están constituidos por los azúcares liberados a la disolución al preparar zumo de frutas, por el azúcar y la miel añadidos a los alimentos y por la lactosa de la leche. La leche es una fuente excelente de una gran variedad de nutrientes, fundamentalmente calcio (ver página 293) y riboflavina (ver página 268). Aparte de las personas que presentan intolerancia a la lactosa (el azúcar de la leche, ver página 141), no hay evidencia de que la lactosa esté asociada con ningún riesgo para la salud. Son los **azúcares extrínsecos no lácteos** los que originan preocupación, y para los cuales existen directrices y orientaciones.

Aunque hay una serie de diferentes azúcares en la dieta, los que más preocupan son sacarosa (azúcar de caña o remolacha, un disacárido de glucosa y fructosa, ver página 79) y la miel (que es una mezcla de glucosa y fructosa). Hay alguna evidencia de que una elevada ingesta de azúcar es un factor en el desarrollo de diabetes establecida en la madurez y de aterosclerosis, aunque la evidencia es menos convincente que para los efectos perniciosos de una ingesta elevada de grasas saturadas. Donde hay prueba evidente de un efecto nocivo del azúcar es en el desarrollo de la obesidad y de la caries dental.

El azúcar añadido a los alimentos es una fuente de energía adicional, pero no proporciona nutrientes. Hace más agradables al paladar muchos alimentos, y por tanto incrementa su consumo. De esta forma puede tener un papel significativo en el desarrollo de la obesidad (ver Capítulo 7). Este azúcar añadido es principalmente sacarosa, aunque los jarabes de glucosa y las mezclas de glucosa y fructosa son ampliamente usados en la elaboración de los alimentos.

Los azúcares extrínsecos tienen un papel principal en el desarrollo de la caries dental. Especialmente la sacarosa, pero también otros azúcares, estimulan el crecimiento de aquellas bacterias que forman la placa dental, y proporcionan un sustrato metabólico para la producción por otras bacterias del ácido que ataca el esmalte dental. Otros factores son también importantes en el desarrollo de la caries dental, como la higiene bucal y, quizá de forma más importante, la ingesta de fluoruros (ver página 292). El uso de pasta de dientes conteniendo fluoruros, y la adición de fluoruro al agua de bebida, han conducido a un descenso muy drástico de la caries dental en los últimos 20 años, a pesar de una elevada ingesta de sacarosa.

Se recomienda que no más del 10-15% de la ingesta energética proceda de los azúcares extrínsecos no lácteos. Esto puede lograrse rápidamente reduciendo el consumo de bebidas sin alcohol, dulces, azúcar añadido a los alimentos, mermeladas y miel, etc.

Polisacáridos no amiláceos (fibra dietética). El residuo de las paredes celulares vegetales no es digerido por las enzimas humanas, pero proporciona volumen a la dieta (y por tanto a los intestinos). Se mide pesando la fracción de los alimentos que queda después del tratamiento con una variedad de enzimas digestivos. Esto es lo que se conoce como fibra dietética. Este término es engañoso, ya que no todos los componentes de la fibra dietética son fibrosos; algunos son solubles y forman geles viscosos.

Varios compuestos diferentes se agrupan bajo el encabezamiento de «fibra dietética». Químicamente los compuestos importantes son polisacáridos (carbohidratos complejos) distintos al almidón, y un avance relativamente reciente ha sido el poder distinguir entre polisacáridos amiláceos y no amiláceos, midiendo específicamente los diferentes polisacáridos de los alimentos (ver página 81).

Los dos métodos de análisis ofrecen diferentes resultados. La medida de los polisacáridos no amiláceos de la dieta ofrece ingestas medias en Gran Bretaña entre 11-13 g/día, comparadas con una ingesta de «fibra dietética» de alrededor de 20 g/día, medida por el método menos específico. Los polisacáridos no amiláceos se encuentran sólo en alimentos de origen vegetal, y los vegetarianos en Gran Bretaña tienen una ingesta mayor que los omnívoros (del orden de 21 g/día).

Los polisacáridos no amiláceos tienen poco valor nutricional *per se,* ya que son compuestos que no se digieren ni se absorben en un grado significativo. Sin embargo, «constituyen» un componente valioso de la dieta.

Dietas pobres en polisacáridos no amiláceos están asociadas con la eliminación de un pequeño volumen de heces, y frecuentemente con estreñimiento y esfuerzo al defecar. Esto se ha relacionado con el desarrollo de hemorroides, venas varicosas y enfermedad diverticular del colon. Estas enfermedades son más comunes en los países occidentales donde la gente generalmente tiene una ingesta relativamente baja de polisacáridos no amiláceos que en zonas del mundo donde la ingesta es superior.

Los polisacáridos no amiláceos pueden unirse a varios compuestos potencialmente indeseables del lumen intestinal, y de esta forma reducir su absorción. Esto puede ser especialmente importante con respecto al cáncer de colon. Varios compuestos que se cree que están implicados en la causa o en la promoción del cáncer de colon se encuentran en el contenido del tracto intestinal, bien porque están presentes en los alimentos o como consecuencia del metabolismo bacteriano en el colon. Estos compuestos son fijados por los polisacáridos no amiláceos, y así no pueden interaccionar con las células de la pared intestinal, y son eliminados por las heces. Estudios epidemiológicos muestran que dietas con contenido elevado de polisacáridos no amiláceos se corresponden con un bajo riesgo de cáncer de colon. Sin embargo, dietas ricas en polisacáridos no amiláceos son aquéllas que contienen una cantidad relativamente elevada de frutas y vegetales, y por tanto tales dietas son también generalmente ricas en vitaminas C y E y carotenos, que también presentan alguna acción protectora frente al desarrollo del cáncer (ver Capítulo 11). Además, ya que estas dietas también contienen más frutas y vegetales y menos carne son, generalmente, relativamente pobres, en grasas saturadas, y hay pruebas de que una ingesta elevada de grasas saturadas es un factor de riesgo distinto e independiente para el cáncer de colon.

Una dieta rica en polisacáridos no amiláceos puede ayudar a disminuir el colesterol sanguíneo. Esto ocurre porque las sales biliares, que son necesarias para la absorción de grasas (ver página 141), se forman en el hígado a partir de colesterol y son segregadas en la bilis. Normalmente, una proporción considerable de las sales biliares es reabsorbida; cuando la dieta es rica en polisacáridos no amiláceos, las sales biliares son retenidas, y por tanto no pueden ser reabsorbidas. Esto significa que tienen que sintetizarse más sales biliares, usando así más colesterol.

Se recomienda una ingesta total de alrededor de 18 g de polisacáridos no amiláceos/día (equivalente a alrededor de 30 g/día de «fibra dietética»). En general debe proceder de alimentos ricos en fibra –cereales de grano entero y productos derivados de cereales de harina integral, frutas y vegetales– más que de suplementos. Esto es porque al igual que la fibra, estos alimentos ricos en fibra son fuentes valiosas de una gran variedad de nutrientes. No existen pruebas de que ingestas de más de de 30 g/día de polisacáridos no amiláceos confieran algún beneficio, aparte del tratamiento de la enfermedad intestinal. Por encima de este nivel de ingesta es probable que se alcance la saciedad (o al menos se sienta uno lleno, o incluso atiborrado) sin comer suficientes alimentos como para satisfacer las necesidades energéticas. Esto puede ser un problema para niños alimentados con una dieta muy rica en polisacáridos no amiláceos; estos niños pueden estar físicamente saciados pero fisiológicamente hambrientos.

Sal

Hay una necesidad fisiológica de sodio, y la sal (químicamente cloruro sódico) es la principal fuente dietética de sodio. Una de las sensaciones básicas del sentido del gusto es lo salado, una sensación agradable (ver página 6). Sin embargo, las ingestas medias de sal en países occidentales son considerablemente mayores que el requerimiento fisiológico de sodio. La mayoría de las personas son capaces de soportar esta ingesta excesiva sin problemas, excretan sólo el exceso. Sin embargo, las personas con una tendencia familiar a desarrollar hipertensión son sensibles a la cantidad de sodio de la dieta. Una de las formas de tratar la peligrosa elevación de la presión sanguínea (hipertensión) es con una severa restricción de la ingesta de sal. Se estima que alrededor del 10% de la población tiene una predisposición genética a desarrollar hipertensión como respuesta a una elevada ingesta de sal, y epidemiológicamente hay una relación entre ingesta de sodio y el incremento de presión arterial que ocurre al aumentar la edad.

El problema en términos de salud pública y recomendación dietética general (que es lo opuesto a un consejo específico a personas que se sabe que están en riesgo, o padecen hipertensión) es el de extrapolar los estudios realizados en personas que tienen hipertensión grave, y que se benefician de una severa restricción de ingesta de sal, a la población en general. No sabemos si una pequeña reducción en la ingesta de sal beneficiará bien a la población en general, o a aquellos individuos sensibles a la sal que podrían llegar a desarrollar una hipertensión grave. No obstante, es prudente recomendar reducir la ingesta media de sal alrededor de una cuarta parte, hasta un nivel que satisface los requerimientos de sodio sin proporcionar un exceso sobre los requerimientos, como se observa con las dietas promedio en el momento presente. Esto puede conseguirse bastante fácilmente reduciendo la cantidad de sal añadida al cocinar, probando los alimentos antes de añadir sal en la mesa, y reduciendo la ingesta de «aperitivos» salados. Varios sustitutos de la sal, con bajo contenido en sodio y que contienen mezclas de cloruros de sodio y potasio (llamados comúnmente «sal ligera» o sal «light») están disponibles en el mercado. Pueden usarse en lugar de la sal común para ayudar a reducir la ingesta de sodio.

Alcohol

Una elevada ingesta de bebidas alcohólicas puede ser un factor que origine obesidad, tanto como resultado del rendimiento energético del alcohol mismo, como del contenido en carbohidratos que es relativamente elevado en muchas bebidas alcohólicas. Las personas que satisfacen gran parte de su requerimiento energético a partir del alcohol, frecuentemente muestran deficiencias vitamínicas, porque están satisfaciendo sus necesidades energéticas a partir de la bebida, y por tanto no están ingiriendo suficientes alimentos para proporcionarles cantidades adecuadas de vitaminas y minerales. La deficiencia de vitamina B_1 es sobre todo un problema entre los bebedores empedernidos (ver página 266).

En cantidades moderadas, el alcohol tiene un efecto estimulante del apetito, y puede contribuir también a la función social de las comidas. Sin embargo, en exceso tiene efectos nocivos, no sólo a corto plazo, cuando la embriaguez pueda tener consecuencias indeseables, sino también a largo plazo. El consumo en exceso de alcohol está asociado con problemas de salud a largo plazo, incluyendo pérdida de capacidad mental, lesión hepática y cáncer de esófago. El abuso continuado puede conducir a la adicción. Los niños de madres que beben durante el embarazo más que una pequeña cantidad de alcohol están en riesgo de padecer deformaciones congénitas, y el consumo alto de alcohol durante el embarazo puede originar el síndrome del alcohol fetal: bajo peso al nacer y deterioro permanente de la inteligencia, así como anormalidades congénitas.

Las directrices sobre ingesta de alcohol se resumen en la Tabla 2.10.

Etiquetado de los alimentos

Por ley, las etiquetas de los alimentos deben contener una lista de los ingredientes de los mismos, para controlar las cantidades que contienen. Los aditivos alimentarios pueden aparecer bien por sus nombres químicos o por los números de la lista de aditivos permitidos (los números «E-»).

El peso o el volumen de los contenidos deben mostrarse también en la etiqueta; en el caso en que este tamaño haya sido registrado con el visto bueno de la Comunidad Europea, el peso o volumen va precedido por una letra minúscula «e». El nombre del fabricante también debe estar impreso en la etiqueta.

Tabla 2.10 El contenido en alcohol de las bebidas

	% de alcohol en volumen
Cerveza y sidra	4-6
Vino de mesa	9,5-12,5
Vermut, aperitivos	15-18
Oporto y Jerez	18-20
Licores	35-45

Podemos calcular la ingesta de alcohol como «unidades de alcohol»:
1 unidad = 8 g de alcohol
= ½ pinta de cerveza
= 1 vaso de vino
= *1 medida simple* de licores
Los límites de ingesta habitual más alta recomendada por el Real Colegio de Médicos de Inglaterra son:
hombres: 21 unidades/semana = 168 g de alcohol
mujeres: 14 unidades/semana = 112 g de alcohol

Cada vez con más frecuencia, las etiquetas de los alimentos ofrecen más información nutricional: el rendimiento energético, y el contenido de grasa, proteína y carbohidrato. Este etiquetado nutricional pretende ofrecer al consumidor información suficiente para poder elegir de una manera sensata sobre qué comer para alcanzar los objetivos nutricionales estudiados en este Capítulo.

Muchos frabricantes proporcionan información adicional, ofreciendo una lista de la proporción o cantidad de grasas saturadas e insaturadas en los alimentos, y a veces la proporción de carbohidratos totales que están presentes como almidones y azúcares. Este etiquetado nutricional más detallado no es obligatorio todavía, pero si se ofrece esta información, debe ser en formato estándar. Si se hace cualquier demanda nutricional, entonces debe ofrecerse información nutricional completa, en la forma prescrita.

Las demandas del contenido vitamínico y mineral de los alimentos deben hacerse de manera semejante en un formato estándar, y puede que sólo se haga si el alimento en cuestión proporciona un porcentaje significativo de los requerimientos. Con el contenido de vitaminas y minerales debe mostrarse tanto la cantidad presente como el porcentaje de la Ingesta Recomendada (ver página 243).

¿Son necesarios los suplementos nutricionales?

Las ingestas medias de vitaminas y minerales en los países desarrollados son más que adecuadas para satisfacer los requerimientos, y las enfermedades por deficiencia son poco comunes, y si aparecen alguna vez son debidas simplemente a una ingesta inadecuada. Los principales problemas nutricionales en los países desarrollados están asociados con una ingesta excesiva de alimentos, y especialmente grasas saturadas y azúcares, no con ingestas inadecuadas de nutrientes. No hay pruebas de que los suplementos de vitaminas y minerales vayan a aumentar la inteligencia o la capacidad de aprendizaje de un niño, aunque si el niño padeciera deficiencia marginal, entonces los suplementos podrían, desde luego, ser beneficiosos. Sin embargo, hay un mercado creciente de suplementos vitamínicos y minerales, así como todo un sinnúmero de compuestos de dudoso valor nutricional.

Además de los suplementos de vitaminas y minerales que proporcionan casi la Ingesta de Nutrientes Recomendada para los diferentes nutrientes (por sí misma una cantidad superior a los requerimientos medios, ver página 243), se dispone de un gran número de preparaciones que proporcionan cantidades muy elevadas de vitaminas, minerales o aminoácidos individuales. En este caso no se están considerando de ninguna manera factores nutricionales, sino acciones muy posiblemente farmacológicas o medicamentosas de compuestos que también son nutrientes. Debido a que son nutrientes, están sometidos a leyes alimentarias y por tanto están disponibles libremente, más que a las leyes que rigen la venta de medicamentos, las cuales requerirían pruebas claras de eficacia y seguridad antes de que pudiera ser concedido el Registro Sanitario del medicamento. Las posibles acciones farmacológicas de algunas vitaminas y minerales, y los peligros de las ingestas en exceso, se estudiarán en el Capítulo 11.

Resumen

Las directrices y objetivos nutricionales pueden resumirse de forma muy simple:

1. Consuma tanta variedad de alimentos como pueda.
2. Lea las etiquetas de los alimentos. Estas etiquetas le proporcionarán generalmente mucha información, pero lea la letra pequeña que contiene la información sobre nutrición en el lateral del envase así como el mensaje claro en la parte frontal que afirma que los contenidos son «bajos en grasa» o «bajos en azúcar».
3. Tome al menos una comida a base de pescado a la semana.
4. Consuma al menos una porción de fruta o vegetales verdes cada día.
5. Pruebe a comer platos vegetarianos en lugar de carnes reiteradamente.
6. Preferiblemente consuma pan integral y productos derivados de cereales de grano entero.
7. Retire la grasa visible de la carne, ase o cocine a la parrilla la carne, mejor que freirla.

8. Compre poca carne picada, embutidos, etc.
9. Use aceites vegetales y margarina rica en grasas poliinsaturadas con preferencia a las grasas de cocinar saturadas y a la mantequilla. Use productos para untar con poca grasa mejor que mantequilla o margarina.
10. Intente usar leche semi-desnatada o desnatada en lugar de leche con toda su nata (pero no para niños pequeños).
11. Intente usar yogur más que nata, pero sepa que los yogures con sabor a frutas contienen mucho azúcar.
12. Reduzca su ingesta de azúcar; si tiene que endulzar té o café, use edulcorantes no nutritivos; pruebe limonadas «bajas en calorías» elaboradas con edulcorantes no nutritivos (ver página 185).
13. No añada sal a la comida, a menos que la haya probado y sepa que necesita añadirla.
14. Beba alcohol con moderación, e intente repetidamente pasar un día sin beber alcohol («alcohol-free»).

Finalmente, recuerde que no hay nada en contra del pan blanco, pasteles, crema batida, hamburguesas, etc., ¡de vez en cuando!

CAPÍTULO 3

Las bases químicas de la vida

Si queremos entender el fundamento de las normas dietéticas básicas estudiadas en el Capítulo 2, interpretar y evaluar nuevas pruebas de riesgos y beneficios para la salud debido a cambios en la dieta, y conocer la forma en que la nutrición es importante para el mantenimiento de la integridad y funciones normales del organismo, tenemos que comprender la química y el metabolismo del organismo. Este Capítulo revisa los principios básicos de la química que son importantes para un entendimiento de la nutrición y el metabolismo, y el Capítulo 4 revisa las estructuras de compuestos biológica y metabólicamente importantes.

Elementos y átomos

La unidad básica de la estructura química es el átomo. Hay 112 *elementos* químicos diferentes conocidos, de los cuales 96 aparecen de forma natural, siendo el resto productos de reacciones nucleares. Sólo unos pocos elementos son importantes en los sistemas biológicos. Cada elemento muestra una composición atómica característica, pero la estructura subyacente de todos los átomos es similar.

El **átomo** consta de un **núcleo**, que tiene una carga eléctrica positiva, rodeado de una nube de **electrones**, que tienen una carga eléctrica negativa. El número de partículas cargadas positivamente en el núcleo (protones) es igual al número de electrones alrededor del núcleo, de forma que un átomo carece de carga eléctrica neta.

El elemento más simple es el hidrógeno, que consta de un solo protón, acompañado por un solo electrón. Podemos clasificar los diferentes elementos por el número de protones del núcleo (y por tanto el número de electrones que rodean al núcleo). Esto es el número atómico de cada elemento. Cada elemento tiene un único número atómico.

Además de protones, los núcleos de la mayoría de los elementos contienen partículas sin carga, las más importantes de las cuales son los **neutrones**. La masa de un neutrón es casi la misma que la de un protón ($1{,}67 \times 10^{-24}$ g; la masa de un electrón es sólo 1/1840 de la de un protón, y puede considerarse despreciable). Se asigna un peso o **masa atómica** relativa a cada elemento, basada en el número de protones y neutrones del núcleo atómico, con 1 unidad de masa por cada protón o neutrón. La Tabla 3.1 ofrece algunos de los elementos que son importantes en sistemas biológicos, junto con sus números atómicos y masas atómicas relativas.

Por conveniencia, cuando se escriben fórmulas químicas, se usan abreviaturas con una o dos letras de los nombres de los elementos. Algunas son evi-

Tabla 3.1 Los elementos biológicamente importantes

	símbolo	*número atómico*	*masa atómica*
Carbono	C	6	12,01
Hidrógeno	H	1	1,00
Oxígeno	O	8	16,00
Nitrógeno	N	7	14,00
Fósforo	P	15	30,98
Aluminio	Al	13	26,97
Azufre	S	16	32,06
Calcio	Ca	20	40,08
Cinc	Zn	30	65,38
Cloro	Cl	17	35,46
Cobalto	Co	27	58,94
Cobre	Cu	29	63,57
Cromo	Cr	24	52,01
Estaño	Sn	50	118,70
Flúor	F	9	19,0
Hierro	Fe	26	55,85
Litio	Li	3	6,94
Magnesio	Mg	12	24,32
Manganeso	Mn	25	54,93
Mercurio	Hg	80	200,61
Molibdeno	Mo	42	95,95
Níquel	Ni	28	58,69
Plomo	Pb	82	207,21
Potasio	K	19	39,09
Selenio	Se	34	78,96
Sodio	Na	11	22,97
Yodo	I	53	126,91

dentes y simples, por ejemplo, H para hidrógeno, C para carbono, Ca para calcio. Otras son menos evidentes. Eso es porque dos o más elementos diferentes podrían tener la misma abreviatura. Por tanto, se usan abreviaturas basadas en los antiguos nombres latinos. Así, cobre es Cu, que procede de «cuprum» para evitar confusión con cobalto, que es Co; hierro es Fe, de «ferrum»; sodio es Na, de «natrium» y potasio es K, de «kalium». Estas abreviaturas también se muestran en la Tabla 3.1.

Aunque la composición del núcleo es característica de cada elemento, la distribución de los electrones alrededor del núcleo determina la reactividad química del átomo, y por lo tanto la caracterización química del elemento correspondiente.

Los electrones no están distribuidos aleatoriamente en torno al núcleo, sino que ocupan una serie de zonas espaciales concéntricas de máxima probabilidad, u orbitales. Los orbitales que primero se ocupan son los más próximos al núcleo. Los elementos que presenten un número atómico más alto tendrán un número superior de electrones alrededor del núcleo, y por consiguiente sus átomos serán más grandes que los de aquellos elementos con número atómico más bajo. Para que se tenga una idea del tamaño de los átomos, piénsese que el diámetro del orbital más externo de electrones alrededor del átomo de carbono (número atómico = 6) es de 0,154 nm, aproximadamente unas diez mil veces mayor que el núcleo.

Los electrones más externos son los que participan en reacciones químicas. Esto significa que aquellos elementos que presenten una distribución similar de electrones en los orbitales más externos tendrán un comportamiento químico similar.

Isótopos

El comportamiento químico de los elementos viene determinado por su número atómico, y por tanto por la distribución de los electrones en torno al núcleo. Algunos elementos existen en formas múltiples, llamadas **isótopos**, con diferente composición nuclear. Como se estudiará más adelante, los isótopos son ampliamente usados en la investigación bioquímica, nutricional y médica.

Los núcleos de los diferentes isótopos de cada elemento contienen el mismo número de protones, y consecuentemente tienen el mismo número de electrones, comportándose de la misma manera en las reacciones químicas. Sin embargo, los núcleos de los distintos isótopos contienen un número diferente de neutrones. Esto significa que los isótopos se diferencian en el valor de su masa atómica, que puede medirse.

Algunos isótopos de determinados elementos son inestables, y sus núcleos se destruyen, emitiendo radiación. Éstos son los isótopos radiactivos, y podemos detectarlos y medirlos por la radiación que emiten. Otros isótopos son estables; sus núcleos no se descomponen, y no emiten ninguna radiación. Podemos detectarlos y medirlos sólo a través de sus masas atómicas.

Si deseamos especificar que estamos refiriéndonos a un isótopo particular, debemos consignarlo escribiendo la masa atómica de este isótopo como superíndice delante del símbolo del elemento. Así, la forma más usual en que se presenta el carbono es la de masa atómica = 12, mientras que el isótopo radiactivo tiene una masa atómica = 14. Cuando necesitamos especificar que éste es el isótopo de carbono que estamos considerando, escribimos ^{14}C.

Tanto los isótopos estables como los radiactivos se usan ampliamente en la investigación bioquímica y nutricional; se muestran en la Tabla 3.2. Un compuesto químico que contiene uno o más átomos tanto de isótopo estable como del radiactivo se califica por este último isótopo (se habla de **«compuesto marcado»**). Aunque podemos detectar la presencia del isótopo midiendo la radiación emitida cuando se descompone, o por su masa atómica anormal, desde el punto de vista químico el compuesto marcado se comporta exactamente de la misma forma que el compuesto sin marcar. Podemos usar tales compuestos marcados para seguir sus destinos metabólicos. Muchas de las rutas metabólicas que se estudiarán en los próximos capítulos de este libro se han establecido de esta manera. Veremos en el Capítulo 6 cómo la utilización de agua marcada con ^{2}H y ^{18}O nos permite medir el gasto energético promedio de los individuos durante un período de varias semanas, y cómo tales estudios nos han permitido revisar algunas de nuestras estimaciones de requerimientos

Tabla 3.2 Isótopos usados comúnmente en investigación bioquímica y nutricional

Hidrógeno*	^{2}H	estable
	^{3}H	radiactivo
Carbono	^{13}C	estable
	^{14}C	radiactivo
Oxígeno	^{18}O	estable
Nitrógeno	^{15}N	estable
Azufre	^{35}S	radiactivo
Fósforo	^{32}P	radiactivo
Hierro	^{57}Fe	radiactivo
	^{59}Fe	radiactivo
Yodo	^{125}I	radiactivo
	^{131}I	radiactivo
Sodio	^{23}Na	radiactivo
Calcio	^{45}Ca	radiactivo
Cobalto	^{65}Co	radiactivo

* Los isótopos del hidrógeno se denominan con frecuencia: deuterio (^{2}H) y tritio (^{3}H).

energéticos (ver página 167). De la misma forma, la utilización de proteínas que contienen el isótopo estable del nitrógeno, ^{15}N, nos permite seguir los cambios del metabolismo proteico del organismo, y por consiguiente estimar los requerimientos proteicos con mayor precisión.

La radiación emitida cuando se descomponen los isótopos radiactivos puede penetrar la materia sólida una cierta distancia antes de interaccionar con un átomo. Una exposición excesiva a dicha radiación penetrante es peligrosa, ya que la radiación puede interaccionar con los constituyentes del organismo, ocasionando radicales libres altamente reactivos (ver página 73), originando lesiones genéticas, o incluso destruyendo células. Frecuentemente usamos una exposición controlada a pequeñas dosis de tal radiación, por ejemplo con los rayos X para visualizar los órganos internos, y en radioterapia, donde confiamos en la acción lesiva de la radiación para destruir las células cancerosas sobre las cuales se concentra la radiación.

Otros isótopos radiactivos originan radiación de energía mucho más baja, que es absorbida sólo por el pequeño espesor de guantes de papel o plástico. Tales isótopos incluyen ^{14}C y ^{3}H, que son utilizados usualmente en estudios de metabolismo. Aunque en otro tiempo se administraba a los seres humanos, con propósitos experimentales, isótopos radiactivos de carbono e hidrógeno, esto se hace rara vez, puesto que, aunque la radiación sea de muy baja energía, ocasionaría también lesiones tisulares cuando es captada internamente. A veces se administran isótopos radiactivos a enfermos, por ejemplo cuando no hay otro medio para investigar una enfermedad rara, o como un medio de «retratar» glándulas y órganos específicos.

Compuestos y moléculas: la formación de enlaces químicos

Los electrones que rodean el núcleo de un átomo ocupan **orbitales** en una serie de capas definidas. La capa más interna puede contener dos electrones. La siguiente puede contener 8, y la tercera, 18. Cuando estos tres tipos de orbitales se llenan, entonces comienzan a hacerlo otra serie de orbitales que consisten en capas capaces de contener 8 y 18 electrones. Esto se repite cuanto sea necesario hasta componer el modelo característico de distribución de los electrones de los diversos elementos.

Los átomos aislados son inestables si presentan «espacios» sin llenar (orbitales vacíos) en sus capas electrónicas externas (ver Figura 3.1). Los únicos elementos cuyos átomos presentan capas llenas de electrones estables son los gases nobles (helio, argón, neón, etc.). Estos gases existen en forma estable como átomos aislados, y poseen muy poca reactividad química, debido a su configuración electrónica más externa estable.

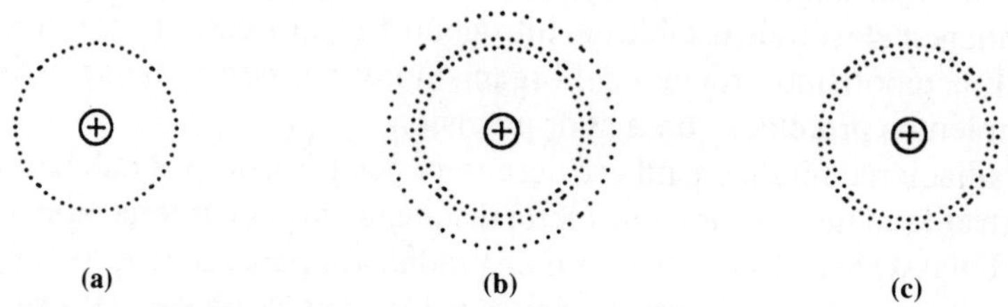

Figura 3.1 Átomos: distribución de los electrones alrededor del núcleo
(a) el átomo de hidrógeno: una única carga positiva en el núcleo y un único electrón;
(b) distribución inestable de electrones: una capa interna ocupada con dos electrones, pero con sólo un electrón en la capa externa;
(c) distribución estable de electrones: la capa externa está totalmente ocupada por el número de electrones que la completan

Para todos los demás elementos, los átomos aislados son inestables, ya que presentan orbitales sin llenar. Los átomos aislados de la mayoría de los elementos sólo existen bajo condiciones extremas, por ejemplo a temperaturas muy altas, como sucede en una llama.

Los orbitales vacíos pueden llenarse, para crear una configuración estable, de dos formas: transferencia de electrones de un átomo a otro para crear partículas cargadas (iones); o bien, compartiendo electrones entre dos átomos, formando un enlace covalente (Ver página 39).

Iones y enlaces iónicos

La base del enlace iónico es la transferencia de electrones de un átomo a otro. Los átomos de algunos elementos pueden alcanzar una configuración electrónica estable donando uno o más electrones a un átomo aceptor adecuado. Otros elementos alcanzan una configuración electrónica estable aceptando uno o más electrones.

El resultado de la donación o aceptación de electrones es la formación de una partícula cargada: un **ion**. La donación de electrones ocasiona la formación de un ion cargado positivamente, puesto que ahora existen menos electrones (que tienen una carga negativa) alrededor del núcleo que protones (que tienen una carga positiva) en el núcleo. Similarmente, la aceptación de electrones origina la formación de un ion cargado negativamente, ya que ahora hay más electrones alrededor del núcleo que protones en el núcleo.

Los elementos que pueden alcanzar una configuración electrónica estable por donación de electrones, formando iones positivos, se dice que son **electropositivos**, y son **elementos metálicos**. Los elementos que pueden alcanzar una configuración electrónica estable por aceptación de electrones, formando iones negativos, se dice que son **electronegativos**, y son elementos **no metálicos**. El hidrógeno ocupa una interesante posición: tiene un electrón, y puede alcanzar estabilidad, bien donando ese electrón, lo que origina la formación de un protón (ion H^+) o, lo que es menos usual, aceptando un electrón de un donador, formándose el ion H^- (hidruro).

La magnitud de la carga positiva de un ion metálico depende del número de electrones que ha donado.

Un metal que tiene un electrón «sobrante» puede lograr una configuración estable donando un electrón a un aceptor, formando así un ion con una sola carga positiva. Entre los metales biológicamente importantes que forman iones con una sola carga positiva se encuentran el sodio (Na^+) y el potasio (K^+).

Un metal que tiene dos electrones «sobrantes» puede lograr una configuración estable donando dos electrones a un aceptor, formando así un ion con una doble carga positiva. Entre los metales biológicamente importantes que forman iones con una doble carga positiva se incluyen calcio (Ca^{2+}), magnesio (Mg^{2+}) y cinc (Zn^{2+}).

Algunos metales pueden alcanzar más de una configuración estable de electrones, y por tanto pueden formar más de un ion cargado positivamente. Por ejemplo, el cobre puede formar iones con una o dos cargas positivas (Cu^+ o Cu^{2+}), y el hierro puede igualmente formar iones con dos o tres cargas positivas (Fe^{2+} o Fe^{3+}).

Del mismo modo que diferentes metales pueden alcanzar una configuración electrónica estable donando un número diferente de electrones, formando iones con diversas cargas positivas, los no metales pueden formar iones estables con cargas negativas diferentes, aceptando un número diferente de electrones.

Un elemento al que le falta un electrón para alcanzar estabilidad, puede aceptar un electrón de un donador para formar un ion con una sola carga negativa. Dentro de este grupo son elementos biológicamente importantes el cloro, que forma el ion cloruro (Cl^-), flúor (que forma el ion fluoruro, F^-) y yodo (que forma el ion yoduro, I^-).

Un elemento al que le faltan dos electrones para alcanzar estabilidad, puede aceptar dos electrones de un donador para formar un ion con una doble carga negativa. Dentro de este grupo son elementos biológicamente importantes el oxígeno, que forma el ion óxido (O^{2-}) y el azufre, que forma el ion sulfuro (S^{2-}).

Los iones no existen de forma aislada. El número total de cargas positivas y negativas es siempre la misma, sin carga eléctrica neta. Así, la sal común es cloruro sódico; podemos escribir su fórmula como NaCl, aunque realmente está compuesta de iones Na^+ y Cl^-. El cloruro cálcico es $CaCl_2$: $Ca^{2+} + 2 \times Cl^-$.

Enlace covalente: compartir electrones entre átomos

Además de alcanzar una configuración electrónica estable por transferencia global de electrones entre átomos, para formar iones, los átomos pueden lograr la estabilización compartiendo electrones. Un electrón que es compartido entre dos átomos puede considerársele que pasa parte de su tiempo en los orbitales vacíos de cada átomo, creando así una configuración estable de orbitales parcialmente ocupados que giran alrededor de los dos núcleos. Cuando se comparten electrones se forma un **enlace** entre los átomos, y se habla de **molécula** en vez de átomos o iones separados.

Cada átomo necesita compartir un número de electrones característicos con otros átomos para alcanzar una configuración estable. Esto quiere decir que cada elemento forma un número característico de enlaces con otros átomos en una molécula. Llamamos **valencia** de un elemento al número de enlaces que tiene que formar dicho elemento para alcanzar una configuración electrónica estable.

Este tipo de enlace químico entre átomos se denomina **enlace covalente**, porque los átomos que forman la molécula comparten electrones de manera que cada uno logra el apareamiento de electrones necesario para satisfacer su valencia, y completar de esta forma una capa de electrones externa estable.

El hidrógeno tiene un electrón por átomo, y por consiguiente requiere compartir uno más para lograr una configuración electrónica estable. El hidrógeno, pues, forma un enlace con otro átomo y presenta una valencia de 1.

El oxígeno tiene seis electrones en su capa de electrones más externa, y requiere compartir dos más para alcanzar una configuración electrónica estable. El oxígeno, pues, forma dos enlaces con otros átomos y presenta una valencia de 2.

El nitrógeno tiene cinco electrones en su capa de electrones más externa, y requiere compartir tres más para alcanzar una configuración electrónica estable. El nitrógeno, pues, forma tres enlaces con otros átomos y presenta una valencia de 3.

El carbono tiene cuatro electrones en su capa de electrones más externa, y requiere compartir cuatro más para lograr una configuración electrónica estable. El carbono, pues, forma cuatro enlaces con otros átomos y presenta una valencia de 4.

Las moléculas más simples están formadas por dos átomos del mismo tipo, como sucede en los gases hidrógeno, oxígeno y nitrógeno, formando moléculas que se escriben H_2, O_2 o N_2, respectivamente (ver Figura 3.2). Cada uno de los dos átomos comparten los electrones necesarios para alcanzar una configuración electrónica estable, como sigue: dos átomos de hidrógeno comparten dos electrones, formando un enlace, H-H. Dos átomos de oxígeno comparten cuatro electrones, formando dos enlaces, O=O. Dos átomos de nitrógeno comparten seis electrones, formando tres enlaces, N≡N.

También se pueden formar enlaces covalentes entre átomos de elementos diferentes (ver Figura 3.3). El número de enlaces que se forman viene determinado por el número de orbitales vacíos que existen en cada átomo, esto es, la valencia de cada elemento.

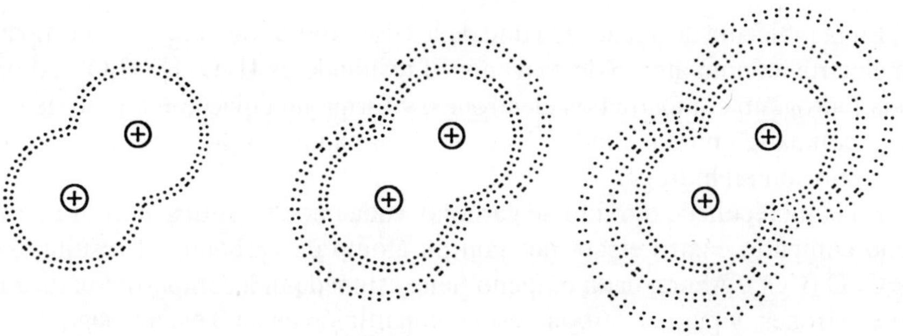

(a) H_2 (b) O_2 (c) N_2

Figura 3.2 Enlace covalente

De qué manera se comparten los electrones entre átomos para alcanzar una distribución estable en la molécula. (a) **Hidrógeno (H_2)**. Cada átomo de hidrógeno tiene un electrón, y necesita compartir un electrón más al objeto de alcanzar una distribución estable. En la molécula de hidrógeno (H_2) cada átomo comparte dos electrones, y existe un enlace simple entre los dos átomos de hidrógeno (H-H). (b) **Oxígeno (O_2)**. Cada átomo de oxígeno requiere cuatro electrones en la capa más externa para alcanzar una configuración estable. En la molécula de oxígeno (O_2) se comparten cuatro electrones entre los dos átomos, formando un enlace doble (O=O). (c) **Nitrógeno (N_2)**. Cada átomo de nitrógeno requiere seis electrones en la capa más externa para alcanzar una configuración estable. En la molécula de nitrógeno (N_2) se comparten seis electrones entre dos átomos, formando un triple enlace (N≡N).

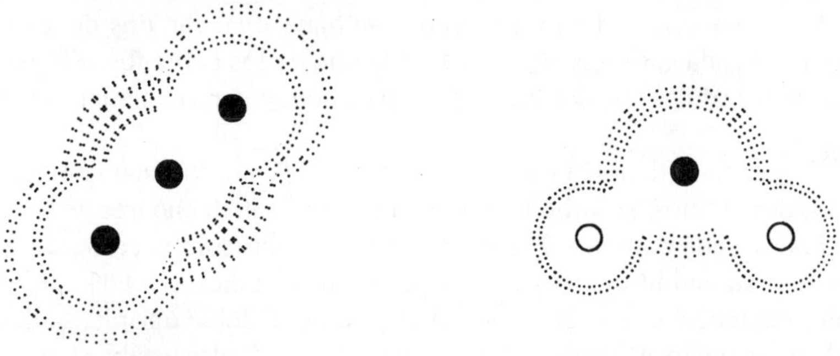

(a) Dióxido de carbono (CO_2) (b) Agua (H_2O)

Figura 3.3 Enlace covalente

De qué manera se comparten los electrones entre átomos diferentes para alcanzar una distribución estable en la molécula. (a) **Dióxido de carbono**: dos átomos de oxígeno, cada uno de los cuales comparte cuatro electrones con un átomo de carbono. Como consecuencia, ahora cada átomo de oxígeno comparte cuatro electrones, y así logra una configuración estable. Similarmente, el átomo de carbono comparte 8 electrones en su capa más externa, y también alcanza una configuración electrónica estable. Mostramos la molécula resultante, que consiste en un átomo de carbono y dos de oxígeno, como CO_2. Cada oxígeno ha formado un doble enlace con el átomo de carbono (0=C=0). (b) **Agua**: dos átomos de hidrógeno cada uno de los cuales comparte dos electrones con un átomo de oxígeno. En consecuencia, ahora cada átomo de hidrógeno comparte dos electrones, alcanzando así una configuración estable. Similarmente, el átomo de oxígeno comparte cuatro electrones en su capa más externa, y también alcanza una configuración estable. Mostramos la molécula resultante, que consiste en dos átomos de hidrógeno y uno de oxígeno, como H_2O. Cada átomo de hidrógeno ha formado un enlace simple con el átomo de oxígeno (H–O–H).

En la molécula de agua, cada uno de los dos átomos de hidrógeno comparte un electrón con un átomo de oxígeno. El resultado es H–O–H (H_2O). Ahora, cada hidrógeno comparte dos electrones, y forma un enlace; el átomo de oxígeno comparte en total cuatro electrones, formando por lo tanto dos enlaces, cada uno con un hidrógeno.

En la molécula de dióxido de carbono, cada uno de los dos átomos de oxígeno comparte cuatro electrones con un átomo de carbono. El resultado es O=C=O (CO_2). Ahora, cada oxígeno tiene asignada una compartición de cuatro electrones, y para el carbono esta compartición es de 8 electrones.

Si consideramos compuestos sencillos de carbono e hidrógeno, podemos ver la valencia que puede ser satisfecha por una mezcla de enlaces simples y dobles.

El compuesto más sencillo de este tipo es el gas metano (CH_4). Aquí cada uno de los cuatro átomos de hidrógeno comparte electrones con el carbono, completando así la valencia del hidrógeno (1) y la del carbono (4).

Lo mismo ocurre con el gas etano (C_2H_6). En este caso hay un enlace formado entre los dos átomos de carbono, y las tres valencias restantes de cada átomo de carbono se completan compartiendo electrones con átomos de hidrógeno: $H_3C–CH_3$.

En el gas eteno (también llamado etileno, C_2H_4) se forma un **doble enlace** entre dos átomos de carbono, por lo que se han satisfecho dos de las cuatro valencias de cada carbono. Por tanto, cada uno de los carbonos sólo necesita compartir electrones con dos hidrógenos para completar su valencia de cuatro: $H_2C{=}CH_2$.

En el gas etino (también llamado acetileno, C_2H_2) se forma un enlace triple entre los dos átomos de carbono, por lo que se han satisfecho tres de las cuatro valencias de cada carbono. Por tanto, cada carbono sólo necesita compartir electrones con un hidrógeno para completar su valencia: $HC{\equiv}CH$

Tales compuestos, con enlaces carbono-carbono doble o triple, se denominan **compuestos insaturados**. Aunque forman moléculas estables, en las que se ocupan todas las valencias del carbono, pueden reaccionar con más hidrógeno, hasta formar lo que se conoce como un compuesto **saturado,** esto es, un compuesto en el que sólo existe un enlace simple entre los átomos de carbono, y donde todas las valencias restantes del carbono son ocupadas mediante electrones compartidos con el hidrógeno. El etino puede saturarse parcialmente con hidrógeno para formar eteno:

$$HC{\equiv}CH + H_2 \rightarrow H_2C{=}CH_2$$

A su vez, el eteno puede reaccionar con más hidrógeno para formar el etano, compuesto totalmente saturado:

$$H_2C{=}CH_2 + H_2 \rightarrow H_3C{-}CH_3$$

Aquí, para que se vea más claro, se han puesto gráficamente de manifiesto los enlaces doble y triple entre átomos de carbono separados. No obstante, podríamos también escribir estas reacciones sin mostrar los enlaces doble y triple, de la forma:

$$C_2H_2 + H_2 \rightarrow C_2H_4$$
$$C_2H_4 + H_2 \rightarrow C_2H_6$$

En moléculas biológicamente importantes es raro encontrar compuestos que contengan el triple enlace carbono-carbono. Sin embargo, más adelante veremos cómo compuestos que contienen el doble enlace carbono-carbono son extremadamente importantes en una variedad de sistemas bioquímicos. Ya hemos visto cómo los ácidos grasos saturados e insaturados presentan efectos diferentes en el organismo, y cómo disponemos de normas no sólo sobre el total de grasa en la dieta, sino también sobre la proporción de grasa saturada e insaturada (ver página 21).

Masa molecular y moles

Si queremos tratar acerca de cantidades equivalentes de compuestos, necesitamos conocer cuántas moléculas de cada compuesto se están considerando, más que la masa o el peso de los compuestos. Calculamos la **masa molecular relativa** (M_r, a veces se conoce como el **peso molecular**) de cualquier compuesto si conocemos su fórmula química, a partir de las masas atómicas relativas de sus átomos constituyentes (ver Tabla 3.1). Por ejemplo:

$$\text{metano} = CH_4 = 1 \times C\ (= 12) + 4 \times H\ (= 4 \times 1 = 4)$$
por lo tanto, su masa molecular (M_r) = 16
$$\text{agua} = H_2O = 2 \times H\ (= 2 \times 1) + 1 \times O\ (=16)$$
por lo tanto, su masa molecular (M_r) = 18
$$\text{dióxido de carbono} = CO_2 = 1 \times C\ (= 12) + 2 \times O\ (= 2 \times 16 = 32)$$
por lo tanto, su masa molecular (M_r) = 44

Puesto que las moléculas de metano, agua y dióxido de carbono tienen masas diferentes, es obvio que un gramo de cada una contiene un número diferente de moléculas; en otras palabras, cantidades diferentes de cada compuesto, aunque existirá la misma masa de cada uno de los compuestos presentes. Hay más moléculas de agua (M_r = 18) en un gramo de agua que moléculas de dióxido de carbono en un gramo de dióxido de carbono (M_r = 44). Cuando describimos las reacciones químicas o bioquímicas, hemos de considerar el número de moléculas presentes para reaccionar unas con otras, no la masa de material presente.

Cuando deseamos referirnos al número de moléculas de diferentes compuestos, en vez de tratar con gramos de esos compuestos, utilizamos el término **mol** (que deriva de molécula). El mol se define como la masa molecular relativa de un compuesto, expresada en gramos, y es la unidad SI para la cantidad de sustancia presente.

Así, podemos decir que para la reacción:

$$A + B \rightarrow C$$

un mol del compuesto A reacciona con un mol del compuesto B para formar un mol del producto C.

Un mol de un compuesto tiene una masa igual a la masa molecular relativa expresada en gramos; así, 1 mol de metano es un peso de 16 g, 1 mol de agua es un peso de 18 g y 1 mol de dióxido de carbono es un peso de 44 g. Podemos calcular el número de moles de un compuesto en una masa dada a partir de la misma información; por ejemplo, 1 g de metano contiene 1/16 moles = 0,0625 moles = 62,5 mmoles.

Los estados de la materia: sólido, líquido y gaseoso

Las moléculas no son estacionarias, sino que están en continuo movimiento. De hecho, todas las bases de la química dependen del hecho de que las moléculas se mueven unas en torno a otras, y por lo tanto moléculas diferentes pueden interaccionar unas con otras para experimentar reacciones químicas. La magnitud de su movimiento depende principalmente del tamaño de las moléculas (y por consiguiente de sus masas moleculares relativas), y de la temperatura. Mientras más altas sean las temperaturas, las moléculas se moverán con más rapidez, y además se alejarán más unas de otras.

En un **sólido**, las moléculas se desplazan sólo con relativa lentitud, y no se alejan mucho unas de otras. Debido a esto, un sólido tiene una forma definida. Se expande cuando la temperatura aumenta porque las moléculas pueden alejarse ligeramente más, unas con respecto a otras.

Cuando aumenta la temperatura de un sólido, las moléculas se mueven más rápidamente, y se alejan todavía más unas con respecto a otras. Finalmente, pueden alcanzar un movimiento de tal velocidad que se pierda la forma definida del sólido; el sólido ha fundido para convertirse en un **líquido**. La temperatura a la cual funde cada compuesto es una característica de ese compuesto particular, y depende de dos factores principales:

a. El tamaño de las moléculas (esto es, la masa molecular relativa). Las moléculas más grandes, más pesadas, permanecerán estrechamente asociadas, como sólidos, a temperaturas superiores que las moléculas más pequeñas;
b. La forma de las moléculas. Algunas moléculas tienen una forma regular, y pueden interaccionar muy estrechamente unas con otras. Dichas moléculas requieren una mayor inversión de energía (en la forma de calor) para separarse unas de otras y fundir, que la que requieren moléculas que no pueden adaptarse tan estrechamente unas con otras. Las diferentes formas de los ácidos grasos saturados e insaturados (ver página 84) es la causa de que las grasas insaturadas fundan a una temperatura más baja que las grasas satura-

das. En realidad, las grasas insaturadas son líquidos (aceites) a temperatura ambiente, mientras que las grasas saturadas son sólidos.

Conforme aumenta la temperatura de un líquido, las moléculas se desplazan más rápidas y a mayor distancia unas de otras. Podemos observar esto por el aumento de volumen cuando se calienta un líquido; por ejemplo, el principio del funcionamiento del termómetro depende del hecho de que el mercurio o el alcohol del interior se expanda, y por tanto ocupe más espacio conforme aumenta su temperatura.

Cuando un líquido se somete a ulterior calentamiento, de forma que alcance un punto donde las moléculas se alejen unas de otras totalmente, se forma un gas. Decimos que el líquido ha hervido. Así como la temperatura a la que un compuesto funde es una propiedad característica del mismo, también lo es la temperatura a la que un compuesto hierve, y depende fundamentalmente de tres factores:

a. El tamaño de la molécula, y por lo tanto su masa molecular relativa. Como en la fusión, las moléculas más grandes, más pesadas, requieren un mayor aporte de energía con objeto de separarlas del líquido;
b. Interacciones entre las moléculas. Esto puede depender de la forma de las moléculas, como ya se ha dicho antes para la fusión, o puede tratarse de interacciones más complejas, como se estudia posteriormente;
c. La presión. La ebullición requiere que las moléculas se separen del líquido y alcancen otras moléculas en la fase gaseosa. Al aumentar la presión, las moléculas tienen que desplazarse con más rapidez para alcanzar la fase gaseosa, y por lo tanto han de calentarse a una mayor temperatura. Podemos ver esto, por ejemplo en un hervidor a presión o autoclave. A una presión de 15 lb (libras) por encima de la presión atmosférica, el agua alcanza una temperatura de 121°C, sin ebullición. Con esto no sólo se logra un cocinado más rápido de los alimentos, sino que es una temperatura suficientemente alta para destruir casi todos los microorganismos en un intervalo de tiempo de 15 min. Ésta es la base del autoclave que se utiliza para esterilizar instrumentos quirúrgicos, vendajes, etc.

Interacciones entre moléculas: porqué el agua es un líquido

Tanto el metano ($M_r = 16$) como el dióxido de carbono ($M_r = 44$) son gases a temperatura y presión ordinarias, sin embargo el agua ($M_r = 18$) es un líquido. Esto es así porque las moléculas de agua pueden interaccionar unas con otras de una forma que no pueden hacerlo las moléculas de metano y dióxido de carbono.

Aunque hemos mostrado la formación de un enlace covalente tal como compartir uno o más electrones entre los átomos que forman la molécula, los electrones no siempre se comparten estrictamente. Algunos átomos ejercen

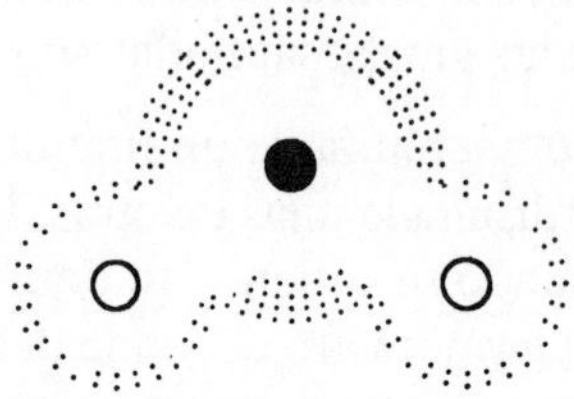

Figura 3.4 Compartición desigual de electrones en un enlace covalente
El átomo de oxígeno de la molécula de agua ejerce una atracción ligeramente mayor por los electrones compartidos que la de los átomos de hidrógeno. El oxígeno es más electronegativo que el hidrógeno. En consecuencia, los electrones pasan más tiempo asociados al átomo de oxígeno que a los de hidrógeno. Globalmente, tiene una carga negativa (parcial) pequeña (que se señala como δ^-) y los hidrógenos tienen una carga positiva (parcial) pequeña (que se señala como δ^+).

una mayor atracción por los electrones compartidos que la que ejercen sus acompañantes (ver Figura 3.4). Esto significa que frecuentemente un átomo posee una mayor compartición de los electrones que forman un enlace covalente que la que poseen los demás átomos. El átomo que atrae los electrones compartidos con más fuerza se dice que es más **electronegativo** que el otro átomo.

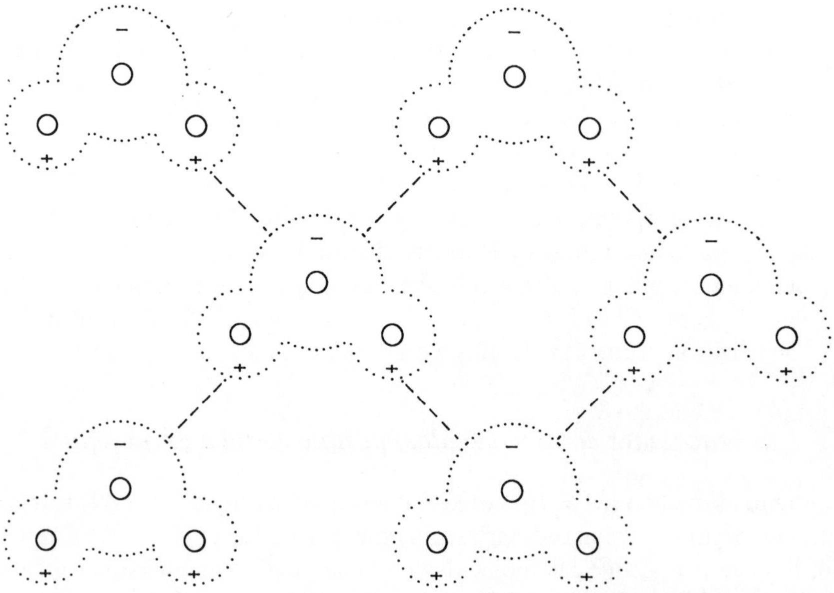

Figura 3.5 Enlace de hidrógeno entre moléculas de agua
Las cargas negativas parciales (δ^-) sobre los átomos de oxígeno de las moléculas de agua individuales atraen hacia sí las cargas positivas parciales (δ^+) sobre los átomos de hidrógeno de moléculas diferentes. Como resultado, se crea una cierta unión eléctrica entre moléculas de agua adyacentes. Éste es el enlace de hidrógeno.

El oxígeno es más electronegativo que el hidrógeno. Esto quiere decir que en el agua el átomo de oxígeno tiende a atraer los electrones compartidos más fuertemente que los átomos de hidrógeno. El resultado es que el átomo de oxígeno tiene un ligero exceso de carga negativa, y los átomos de hidrógeno tienen un ligero exceso de carga positiva. Como se observa en la Figura 3.5, esto lo expresamos como δ^- asociado al átomo de oxígeno y δ^+ asociado al átomo de hidrógeno, donde δ^- ó δ^+ indica una carga parcial, no la carga total asociada con la transferencia de un electrón de un átomo a otro. De esta forma, el agua tiene (pequeñas) cargas positiva y negativa en la misma molécula. Las cargas de signo opuesto se atraen entre sí, y así podemos ver que el agua forma enlaces débiles entre la carga δ^- de su oxígeno y la carga δ^+ de un hidrógeno perteneciente a otra molécula. Estos enlaces intermoleculares se conocen como **enlaces de hidrógeno**.

Por causa de este enlace de hidrógeno, las moléculas de agua requieren un mayor aporte de calor, con objeto de separarse unas de otras y hervir, que el que se podría esperar a partir de la M_r del agua. Así pues, a temperaturas ordinarias (entre 0-100°C) el agua es un líquido, mientras que tanto metano como dióxido de carbono son gases. Se comparten electrones de la misma forma en los enlaces covalentes del metano y dióxido de carbono, y por tanto no se desarrollan cargas parciales para formar enlaces de hidrógeno.

Disolución en agua: iones y electrólitos. Cuando se disuelven en agua compuestos en los que está implicado el enlace iónico, los iones se separan unos de otros e interaccionan con las moléculas de agua. Puesto que cargas de signo opuesto se atraen, los iones positivamente cargados interaccionan con las cargas δ^- de los átomos de oxígeno de la molécula de agua, mientras que los iones cargados negativamente interaccionan con las cargas δ^+ de los átomos de hidrógeno de la molécula de agua. Decimos que dichos compuestos se **ionizan** cuando se disuelven en agua.

Los compuestos que se ionizan cuando se disuelven en agua se denominan **electrólitos**, porque transportarán corriente eléctrica. Los iones se desplazan hacia el polo eléctrico de carga opuesta:

a. Los iones cargados positivamente se desplazan hacia el polo negativo. Este polo se denomina el cátodo, y los iones que se desplazan hacia el cátodo se denominan **cationes**.
b. Los iones cargados negativamente se desplazan hacia el polo positivo, que se denomina el ánodo. Dichos iones se denominan **aniones**.

Disolución en agua de compuestos no-iónicos. Cualquier compuesto que contenga átomos que son relativamente electropositivos o electronegativos, con lo que se da una compartición desigual de electrones en los enlaces covalentes, y se desarrollan cargas parciales δ^- y δ^+ en la superficie de la molécula, puede interaccionar con las cargas parciales de las moléculas de agua, y de esta forma disolverse.

Si un compuesto se disuelve en agua, comienza a desaparecer. Lo que ha sucedido es que había muchas moléculas del compuesto juntas formando el cristal del sólido. Cuando éste se disuelve en agua, estas moléculas se separan unas de otras, y comienzan a dispersarse, porque las moléculas pueden interaccionar con las moléculas de agua, en lugar de hacerlo entre sí. El resultado es una **disolución**. Podemos decir que el agua es el **disolvente**, y que el compuesto que se ha disuelto en el agua para formar la disolución es el **soluto**.

Aunque las moléculas individuales del soluto se hayan separado entre sí, y dispersado a través de la disolución, todavía están presentes como moléculas. La disolución de un compuesto no destruye los enlaces covalentes que forman las moléculas; simplemente dispersa uniformemente las moléculas individuales a través de la disolución.

Iones con mayor complejidad

No todos los iones están formados por átomos sencillos de elementos que han donado o aceptado electrones. Los átomos pueden alcanzar una configuración electrónica estable a través de enlace covalente, formación de ion, o una mezcla de las dos cosas.

Muchos de los iones biológicamente importantes son de este tipo: una molécula covalente que también dona o acepta electrones para alcanzar una configuración estable. Ejemplo de tales iones se muestran en la Tabla 3.3.

Tabla 3.3 Algunos iones complejos biológicamente importantes

ion	*fórmula*	M_r
Amonio	NH_4^+	18
Carbonato	CO_3^{2-}	60
Bicarbonato	HCO_3^-	61
Fosfato	PO_4^{3-}	95
Sulfato	SO_4^{2-}	96
Nitrato	NO_3^-	62
Acetato	CH_3COO^-	59

El ion amonio, NH_4^+, que se forma cuando el gas amoníaco (NH_3) se disuelve en agua, es consecuencia de una interacción entre amoníaco y agua:

$$NH_3 + H_2O \leftrightarrows NH_4^+ + OH^-$$

Obsérvese aquí que el amoníaco ha atraído un ion hidrógeno (H^+) de la molécula de agua, para formar el **ion amonio** (NH_4^+) cargado positivamente, y un **ion hidroxilo** (OH^-) negativo del resto de la molécula de agua. Obsérvese también que escribimos esta reacción con flechas en ambas direcciones. Se trata de un proceso fácilmente reversible. La disolución contendrá tanto el amoníaco (NH_3) sin ionizarse como los iones amonio (NH_4^+).

Tenemos un proceso similar, pero esta vez con un efecto diferente sobre la molécula de agua, cuando el dióxido de carbono se disuelve en agua:

$$CO_2 + H_2O \leftrightarrows H^+ + HCO_3^-$$

En este caso el dióxido de carbono ha interaccionado con el ion hidroxilo (OH^-), que procede del agua, para formar el **ion bicarbonato**, dejando un ion hidrógeno (H^+) para equilibrar la carga de la disolución. De nuevo el proceso es reversible y la disolución contendrá tanto los iones bicarbonato como el dióxido de carbono desionizado.

Ácidos y bases: pH y disoluciones amortiguadoras (tampones)

Ya sabemos que cuando el dióxido de carbono se disuelve en agua, interacciona con el agua para formar el ion bicarbonato (HCO_3^-) y un ion hidrógeno (H^+). Los compuestos de este tipo, que se **disocian** cuando se disuelven en agua para dar lugar a iones hidrógeno y un anión se denominan **ácidos**. De hecho, el dióxido de carbono frecuentemente todavía se conoce por su antiguo nombre de «ácido carbónico».

Otros ejemplos de ácidos incluyen los ácidos clorhídrico (HCl) y acético (CH_3COOH). Ambos se disocian de la misma forma cuando se disuelven en agua: el ácido clorhídrico da el ion cloruro (Cl^-) y un ion hidrógeno, mientras que el ácido acético produce el ion acetato (CH_3COO^-) y un ion hidrógeno. (Algunas veces puede encontrarse el ácido acético referido como su denominación química sistemática formal, ácido etanoico).

Los ácidos no siempre se disocian completamente en iones cuando están disueltos en agua. Podemos clasificar la fuerza de los ácidos teniendo en cuenta el grado en que se disocian; en otras palabras, por cuánto está presente en la disolución como ácido sin disociar, y cuánto como iones. La acidez de una disolución dependerá tanto de la fuerza del ácido como de su concentración, esto es, de la cantidad que está presente en la disolución.

El ácido clorhídrico es un ácido fuerte; está, más o menos, completamente disociado en agua.

El ácido acético y el dióxido de carbono son ácidos relativamente débiles; están sólo parcialmente disociados en agua.

Lo contrario de los ácidos son los **álcalis** o **bases**. Son compuestos que se disocian en agua para dar iones cargados positivamente (cationes) y un ion hidroxilo (OH^-) cargado negativamente. Un ejemplo de una base fuerte es el hidróxido de sodio (NaOH, sosa cáustica):

$$NaOH + H_2O \rightarrow Na^+ + OH^- + H_2O$$

Similarmente a lo que sucedía con un ácido fuerte, la base fuerte está, más o menos completamente, disociada en disolución.

Un ejemplo de una base relativamente débil es el amoníaco (NH_3):

$$NH_3 + H_2O \leftrightarrows NH_4^+ + OH^-$$

En este caso podemos ver que algo de amoníaco (NH_3) permanece en la disolución, aunque otra parte ha ganado un ion hidrógeno del agua para formar el ion amonio (NH_4^+).

Si mezclamos las mismas cantidades de disoluciones de un ácido y una base, los iones hidrógeno de la disolución del ácido reaccionan con los iones hidroxilo de la base, y se forma agua:

$$H^+ + OH^- \rightarrow H_2O$$

El resultado es una mezcla del ion positivamente cargado que procede de la base y del ion negativamente cargado que procede del ácido. Esto es una **sal**. Por ejemplo, si mezclamos ácido clorhídrico con hidróxido sódico, el resultado es la formación de cloruro sódico (una mezcla de los iones Na^+ y Cl^-) - el cloruro sódico es lo que ordinariamente conocemos como sal de mesa.

$$Na^+ + OH^- + H^+ + Cl^- \rightarrow Na^+ + Cl^- + H_2O$$

La reacción entre los iones hidrógeno e hidroxilo para formar agua tiene lugar con la producción de mucho calor; si mezcla un ácido con un álcali la disolución comienza a calentarse, y de hecho puede incluso hervir de forma explosiva, si la disolución es concentrada. Esto es así porque, siendo igual todas las demás circunstancias, H_2O es mucho más estable que una mezcla de iones H^+ y OH^-. En otras palabras, el equilibrio

$$H^+ + OH^- \leftrightarrows H_2O$$

está muy desplazado hacia la derecha.

Si tenemos agua pura, sólo una mínima proporción estará presente como iones hidrógeno e hidroxilo. La concentración de iones H^+ es 10^{-7} moles/litro, mientras que existen 55 moles/litro de H_2O. En agua pura la concentración de los iones H^+ y OH^- es la misma, esto es, existe **neutralidad**.

Puesto que un ácido es un compuesto que se disocia en disolución para dar iones hidrógeno y otros iones negativamente cargados, podemos medir la acidez de una disolución, midiendo la concentración de los iones H^+ presentes. Cuanto mayor sea la concentración de iones H^+, más ácida es la disolución. A su vez, una disolución alcalina es aquélla en la que la concentración de iones H^+ es menor que 10^{-7} moles/litro (y la concentración de iones OH^- es mayor).

Podríamos expresar la acidez y alcalinidad como las concentraciones de iones hidrógeno, pero esto es bastante incómodo, y lo que se hace normalmente es tomar los logaritmos de las concentraciones de iones hidrógeno. En condiciones de neutralidad, la concentración de iones hidrógeno = 10^{-7} moles/l

$$\log (10^{-7}) = -7$$

Por conveniencia, para evitar los números negativos, utilizamos el logaritmo con signo negativo de la concentración de iones hidrógeno:

$$-\log (10^{-7}) = 7$$

Denominamos **pH** a este logaritmo negativo de la concentración de iones hidrógeno. Una disolución neutra en la que tanto la concentración de iones H^+ como OH^- es de 10^{-7} moles/l, tiene un pH de 7,0.

Una disolución ácida tiene un pH inferior a 7, ya que existen más de 10^{-7} moles/l de H^+.

Similarmente, una disolución alcalina tiene un pH mayor que 7, puesto que existen menos de 10^{-7} moles/l de iones H^+.

El intervalo completo de la escala de pH va desde 1 (que corresponde a un ácido muy fuerte) hasta 14 (que corresponde a una disolución fuertemente alcalina). En los sistemas biológicos se considera generalmente un estrecho intervalo de pH, alrededor de la neutralidad, desde 5 hasta 9, más o menos, aunque es de destacar que el jugo gástrico es fuertemente ácido, con un pH entre 1,5-2.

Utilizando una escala logarítmica para los pH se disfraza el hecho de que un cambio de pH aparentemente pequeño, origina un cambio muy grande en la concentración de iones H^+, y consecuentemente un cambio grande de la acidez o la alcalinidad. Un cambio de una unidad de pH representa diez veces un cambio en la concentración de iones H^+.

Podemos ver la importancia que esto tiene considerando el pH del plasma sanguíneo. Normalmente el plasma tiene un pH de 7,4; si el pH descendiera hasta 7,2, el paciente estaría seriamente enfermo (llamamos a esta situación acidosis), y un descenso por debajo de un pH de 7,2 es una amenaza para la vida.

Disoluciones amortiguadoras o tampones. Puesto que obviamente es importante mantener el pH de los fluidos tisulares tan constante como sea posible, hemos de considerar cómo se puede lograr esto. Necesitamos algún tipo de sistema que pueda «limpiar» de iones H^+ sobrantes la disolución cuando el pH comienza a descender, y liberar iones H^+ cuando el pH comience de nuevo a ascender. Consideremos la reacción entre dióxido de carbono y agua:

$$CO_2 + H_2O \leftrightarrows H^+ + HCO_3^-$$

Ya sabemos que el dióxido de carbono es un ácido débil. La posición de equilibrio (esto es, cuánto está presente en disolución como CO_2, en comparación con lo que está presente como iones HCO_3^- y H^+) depende de las concentraciones relativas de dióxido de carbono y de iones hidrógeno. Si aumenta la concentración de iones hidrógeno, el equilibrio se desplazará hacia la izquierda.

Los iones bicarbonato se descompondrán en dióxido de carbono e iones hidroxilo (OH^-), que luego reaccionan con los iones hidrógeno para formar agua. A su vez, si la concentración de iones hidrógeno comienza a descender, entonces reaccionaría más dióxido de carbono, en el sentido de formar iones bicarbonato e hidrógeno.

Este equilibrio entre dióxido de carbono y bicarbonato actúa así para estabilizar la concentración de los iones hidrógeno en una disolución. Denominamos a tal sistema **disolución amortiguadora** o **tampón**; actúa «absorbiendo» los cambios en la concentración de ion hidrógeno, y reduciendo su impacto. Sólo en el caso en que el cambio de concentración de ion hidrógeno fuera mayor que la capacidad del sistema amortiguador se observaría un cambio detectable del pH.

El sistema dióxido de carbono/bicarbonato es sólo uno de los numerosos sistemas amortiguadores o tampón que existen en nuestro organismo, aunque es uno de los más importantes, en el sentido del mantenimiento del pH del plasma.Cualquier ácido o base débil puede actuar como tampón a un pH próximo al cual experimentan la ionización, estabilizándose el pH cuando varía la concentración de iones H^+, por cambio entre sus formas ionizada y sin ionizar (molecular). La Figura 3.6 muestra el efecto del pH al añadir cantidades crecientes de álcali a una disolución del aminoácido glicina ($H_2N{-}CH_2{-}COOH$). La glicina tiene en su estructura, a la vez, un grupo ácido débil ($-COOH$, que puede donar un ion hidrógeno para formar $-COO^-$) y un grupo de base débil ($-NH_2$, que puede aceptar un ion hidrógeno para formar $-NH_3^+$). A pH 2,4 el grupo $-COOH$ está ionizado al 50 por ciento, y puede por lo tanto actuar como un tampón. A pH 9,8, el grupo $-NH_2$ está ionizado al 50 por ciento, y puede actuar como un tampón sobre ese pH.

Reacciones químicas: destrucción y creación de enlaces covalentes

Hemos visto que los enlaces covalentes son el resultado de compartir electrones entre átomos, con el resultado de que cada uno alcanza una configuración de electrones estable. Los elementos pueden reaccionar entre sí de forma diferente, para formar una gran variedad de diversos compuestos, cada uno de los cuales presenta una configuración de electrones estable. Los compuestos pueden también reaccionar entre sí, por rotura de algunos enlaces covalentes, y formar otros.

La rotura de enlaces covalentes requiere un gasto de energía bajo alguna forma, normalmente como calor, pero en algunos casos, también como luz u otro tipo de radiación. Esto es la **energía de activación** de la reacción. El

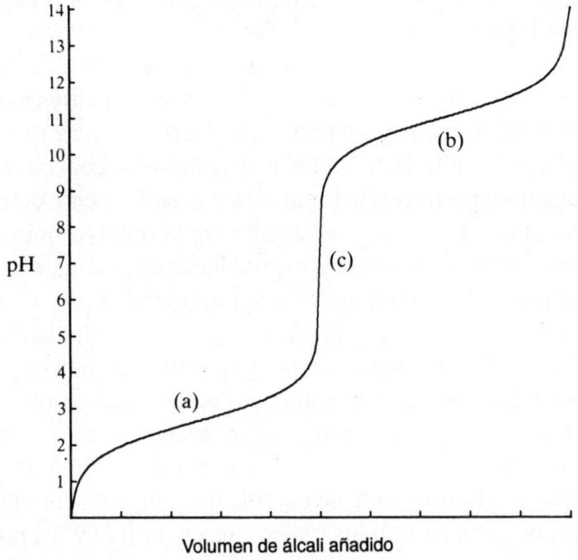

Figura 3.6 El papel de los ácidos y bases débiles como amortiguadores del pH
La curva muestra el efecto sobre el pH de una disolución que contiene un ácido débil (a) y una base débil (b) por adición de cantidades crecientes de álcali. Se basa en experimentos con el aminoácido glicina, que presenta tanto un grupo débilmente ácido (–COOH) como un grupo débilmente básico ($-NH_2$) en la misma molécula. La fórmula de la glicina es H_2N-CH_2-COOH Ambos grupos reactivos pueden ionizarse: el grupo $-NH_2$ puede aceptar un ion hidrógeno (H^+), para formar $-NH_3^+$; el grupo –COOH puede perder un ion hidrógeno (H^+), para formar $-COO^-$.

proceso de rotura de un enlace requiere la activación de los electrones que forman el enlace, un desplazamiento temporal de uno o más electrones desde orbitales en los que presentan una configuración estable hasta otros orbitales, más alejados del núcleo. Los electrones que han sido activados de esta manera, ahora presentan configuraciones inestables, y los enlaces covalentes en los que habían participado se rompen. Los electrones no pueden permanecer en este estado activado inestable más de una fracción de segundo. Pueden seguir uno de estos dos destinos:

a. Pueden volver a la configuración que tenían antes. En otras palabras, pueden reconstruir los mismos enlaces covalentes que existían antes de que el compuesto fuera calentado o expuesto a la radiación. En este caso hay una generación de energía, igual a la energía de activación de la reacción que era requerida para excitar los electrones. Globalmente no hay cambio.
b. Pueden adoptar una configuración estable diferente, interaccionando con electrones asociados a diferentes átomos y moléculas. El resultado es la

formación de nuevos enlaces covalentes, y por consiguiente la formación de nuevos compuestos. En este caso, existen tres posibilidades, (como se muestra en la Figura 3.7):

(i) Puede producirse una generación de energía igual a la energía de activación de la reacción. Tal reacción es **energéticamente neutra**.

(ii) Puede producirse una generación de energía mayor que la de activación de la reacción. Esto se conoce como una **reacción exergónica;** tiene lugar con producción de energía, frecuentemente como calor. Conforme avanza la reacción, la disolución se vuelve más caliente. Una reacción exergónica ocurrirá espontáneamente, una vez que se haya proporcionado la energía de activación inicial.

(iii) Puede ocurrir una generación de energía menor que la energía de activación, o incluso una necesidad de energía adicional, esto es, la disolución tomará calor de su entorno, y por lo tanto es necesario aportar calor para que la reacción tenga lugar. Esto se conoce como una **reacción endergónica**. Una reacción endergónica no ocurrirá, salvo que se ofrezca un continuo aporte de energía que tenga en cuenta la diferencia de nivel energético entre los materiales de partida y los productos de la rcacción.

Como norma general, las reacciones en las que moléculas complejas relativamente grandes se degradan hasta moléculas más pequeñas, son generalmente exergónicas y tienen lugar con generación de energía. Tal ocurre, por ejem-

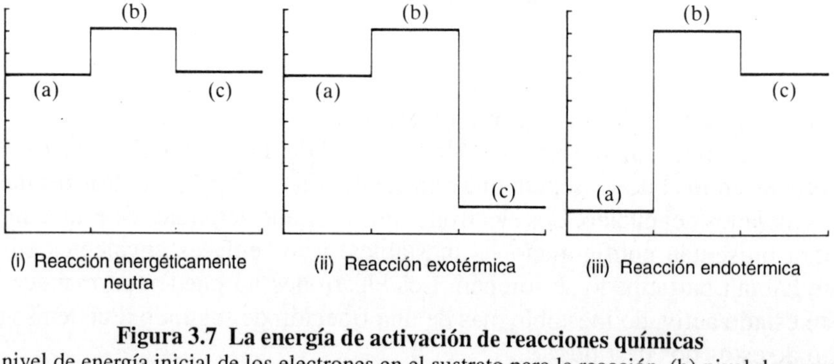

Figura 3.7 La energía de activación de reacciones químicas
(a) nivel de energía inicial de los electrones en el sustrato para la reacción. (b) nivel de energía excitado de los electrones; cuando los electrones se excitan hasta este nivel de energía, los enlaces en los sustratos pueden ser destruidos, y existe la posibilidad de formación de nuevos enlaces entre átomos diferentes. (c) nivel de energía final de los electrones en el producto de la reacción: (i) El nivel de energía final de los electrones en el producto es el mismo que en el sustrato. Globalmente no hay cambio en el nivel de energía de los electrones; tal reacción es energéticamente neutra. (ii) El nivel de energía final de los electrones en el producto es más pequeño que el nivel de energía de los electrones del sustrato. Ésta es una reacción exergónica. (iii) El nivel de energía final de los electrones en el producto es mayor que el nivel de energía de los electrones en el sustrato. Ésta es una reacción endergónica.

plo, cuando quemamos algo al aire. Aunque tengamos que aplicar una pequeña cantidad de calor para que comience la reacción, una vez que la reacción se ha iniciado procede con generación de calor y de luz. Las reacciones en las que moléculas complejas relativamente grandes se sintetizaron a partir de moléculas más pequeñas, son generalmente endergónicas, y requieren gasto de energía para que tengan lugar; en general, hemos de calentar la disolución para que se produzca la reacción.

Equilibrio

Algunas reacciones, tal como la combustión de un hidrocarburo en aire para formar dióxido de carbono y agua, son fuertemente exergónicas, y los productos de reacción están ampliamente dispersados. Tales reacciones transcurren, esencialmente, en una sola dirección. Sin embargo, la mayoría de las reacciones no transcurren sólo en una dirección. Si consideramos la reacción entre dos compuestos, A y B, para formar los productos X e Y, debemos también considerar la reacción inversa entre X e Y para formar A y B:

$$\text{(i) } A + B \rightarrow X + Y$$
$$\text{(ii) } A + B \leftarrow X + Y$$

Si comenzamos solamente con A y B en la disolución, entonces, al principio, existirá sólo la reacción (i) para formar X e Y. Sin embargo, conforme X e Y se acumulan, estarán disponibles para experimentar la reacción inversa (ii), formando A y B.

Similarmente, si comenzamos sólo con X e Y en disolución, entonces al principio ocurrirá sólo la reacción (ii), para formar A y B. Sin embargo, conforme A y B se acumulan, entonces estarán disponbiles para experimentar la reacción (i), para formar X e Y.

En ambos casos, el resultado final será una disolución que contendrá A, B, X e Y. Las cantidades relativas de [A + B] y [X + Y] serán las mismas, ya comencemos por A + B o por X + Y. En esta etapa, la velocidad de la reacción (i), formación de X + Y a partir de A + B, es igual a la velocidad de la reacción (ii), que forma A + B a partir de X + Y. Llamamos a esto **equilibrio**, y podemos escribir la reacción como:

$$A + B \leftrightarrows X + Y$$

Si existe un consumo o producción grande de energía (por ejemplo, las reacciones endergónicas o exergónicas), el equilibrio es tal que la velocidad de la reacción en una dirección es mucho mayor que la misma en la dirección inversa. Esto significa que, si la reacción $A + B \rightarrow X + Y$ es exergónica, en el equilibrio habrá muy poco de A y B que permanezcan, la mayoría se habrá desplazado en el sentido de formar X + Y.

Si la reacción A + B → X + Y es endergónica, entonces en el equilibrio permanecerán todavía unas cantidades relativamente grandes de A y B, y se habrán formado cantidades relativamente pequeñas de X e Y. Si calentamos la disolución, para proporcionar la energía que se ha empleado en la formación de X e Y a partir de A y B, podemos desplazar el equilibrio hacia la formación creciente de X e Y.

El efecto de la concentración. Las reacciones químicas dependen de moléculas que colisionan unas con otras, bajo condiciones apropiadas. Esto significa que cuanto más grande sea el número de moléculas presentes en la mezcla de reacción, mayor será la probabilidad de que tenga lugar una de dichas colisiones, y por tanto mayor será la velocidad de reacción. El equilibrio se alcanzará, pues, más rápidamente en una disolución más concentrada.

Podemos hacer uso de tales cambios en las concentraciones para forzar un cambio en la posición aparente del equilibrio. Si procuramos una adición constante de A y B en la reacción anterior, entonces continuaremos alterando el equilibrio, y lo que observaremos es una formación neta de los productos de reacción X e Y. De la misma manera, si separamos de alguna forma uno de los productos de la mezcla de reacción, entonces de nuevo se alterará el equilibrio, y se observará la continua formación de los productos.

El papel de los catalizadores. Un **catalizador** es algo que acelera una reacción química, o, dicho más correctamente, incrementa la velocidad con la que se alcanza el equilibrio, sin que él mismo se altere durante la reacción. Todo el metabolismo depende de las enzimas que catalizan las reacciones bioquímicas (ver página 113).

Usualmente, los catalizadores actúan para proporcionar una superficie sobre la cual los reaccionantes pueden reunirse en concentraciones más altas que las que de otra manera sería posible en una disolución libre de catalizadores. Debido a este aumento local de concentración, las probabilidades de que las moléculas colisionen en la orientación correcta para que se produzca la reacción aumentan, y por tanto la reacción alcanza el equilibrio más rápidamente.

Los catalizadores pueden, también, bien sustraer electrones de los enlaces covalentes, bien suministrar nuevos electrones para que se compartan. De esta forma participan en la reacción facilitando la rotura y formación de enlaces.

Fuerzas entre las moléculas

Hemos visto que existen dos tipos de interacción entre átomos para formar moléculas: la formación de enlaces covalentes compartiendo electrones, y la transferencia de electrones para formar iones. Obviamente, los compuestos iónicos (es decir, cargados electrónicamente) pueden interaccionar entre sí.

Los compuestos con cargas opuestas se atraerán entre sí, de la misma manera que podemos decir que una mezcla de los iones Na^+ y Cl^- forman el compuesto cloruro sódico.

Moléculas unidas covalentemente también interaccionan entre sí, fundamentalmente de tres formas: la formación de enlaces de hidrógeno entre las moléculas; fuerzas de van der Waals entre las moléculas; e interacciones hidrofóbicas. Estas interacciones son las responsables del mantenimiento de las estructuras de proteínas y ácidos nucleicos, que son esenciales para el desarrollo de sus funciones en el organismo (ver Capítulo 4).

Enlace de hidrógeno

Cualquier compuesto en el que uno de los átomos que comparte electrones de un enlace ejerce una mayor atracción sobre los electrones compartidos que el otro compuesto, presenta cargas δ^- y δ^+, como se estudió para el agua en la página 47. Los átomos que ejercen una atracción relativamente fuerte sobre los electrones compartidos, y por consiguiente tienden a acumular una carga δ^- se denominan átomos electronegativos. Aquellos átomos que ejercen una menor atracción sobre los electrones compartidos, y por consiguiente tienden a desarrollar una carga δ^+, se denominan átomos electropositivos.

Cuando un átomo o grupo electronegativo sobresale del conjunto de la molécula, habrá expuesta una carga parcial δ^- en la superficie de la molécula. Similarmente, si un átomo o grupo electropositivo sobresale de la superficie de la molécula, habrá expuesta una carga parcial δ^+ en la superficie de la molécula.

Estas cargas parciales δ^+ y δ^- en la superficie de las moléculas interaccionan con los polos cargados opuestos de las moléculas de agua. Como hemos visto antes, ésta es la base para explicar la solubilidad de compuestos no iónicos en agua. Aunque no hay una carga global en la molécula, las cargas parciales permiten una interacción considerable con las moléculas de agua, y así las moléculas del compuesto pueden distribuirse fácilmente en el agua. Por razones obvias, generalmente nos referimos a tales compuestos como **solubles en agua**. A veces también se les conoce como compuestos **hidrófilos** (del griego, «amantes del agua»).

Los compuestos que no forman tales cargas parciales δ^+ y δ^- no pueden interaccionar con agua, y son generalmente insolubles en agua. También se les conoce a veces como compuestos **hidrófobos** (del griego, «aborrecedores del agua»).

Si consideramos moléculas relativamente grandes, podemos observar que existen algunas regiones que desarrollan cargas parciales δ^+ y δ^-, y pueden pues interaccionar con agua (esto es, regiones hidrófilas) y otras regiones que no desarrollan cargas parciales, y no interaccionan con agua (regiones hidrófobas). Los compuestos que presentan en su molécula tanto regiones hidrófilas como hidrófobas son escasamente solubles en agua; la extensión con que se disuelven depende de los tamaños relativos de las regiones hidrófilas e hidrófobas.

Los compuestos hidrófilos, donde se desarrollan cargas parciales δ^+ o δ^-, no sólo interaccionan con moléculas de agua. Pueden también interaccionar con otras moléculas hidrófilas, formando enlaces parciales entre cargas parciales de polaridad opuesta, conocidos como **enlaces de hidrógeno**. Los enlaces de hidrógeno entre moléculas son de importancia crítica en la estructura y funciones de las proteínas (ver página 95) y los ácidos nucleicos (ver página 102). Aunque los enlaces de hidrógeno individuales son débiles, en moléculas grandes la suma de un gran número de tales enlaces débiles puede proporcionar una estabilidad estructural muy grande.

Fuerzas de van der Waals

Incluso cuando los diferentes átomos de un enlace químico ejercen la misma atracción global sobre los electrones compartidos, y por lo tanto no existe desarrollo de cargas parciales δ^+ y δ^-, pueden existir cargas parciales transitorias. Esto es así porque los electrones que rodean el núcleo no son estáticos, sino que se desplazan alrededor del núcleo en sus orbitales. En un enlace covalente, los electrones compartidos oscilan alrededor de ambos núcleos. En cualquier instante, un átomo comparte más electrones que el otro con el que forma enlace. Esto tiene como consecuencia que uno de los átomos desarrollará una diminuta carga negativa, y el otro una diminuta carga positiva, de la misma magnitud. Esto sólo es una separación de carga transitoria, y en otro instante puede existir, bien la separación de cargas opuestas, bien una misma distribución de carga asociada con ambos átomos. No obstante, mientras exista una separación de carga de este tipo, esto proporciona la posibilidad de atracción con una carga transitoria de signo opuesto, de una molécula cercana (o de una región cercana de la misma molécula, en moléculas grandes tales como las proteínas).

Las atracciones de este tipo entre moléculas, basadas en la desigualdad transitoria momentánea de los electrones compartidos, se denominan **fuerzas de van der Waals**, en honor al científico que las descubrió. Consideradas individualmente, las fuerzas de van der Waals son mucho más débiles que los enlaces de hidrógeno, y sólo subsisten durante un tiempo infinitamente corto. Sin embargo, en cualquier momento existen muchísimas de tales separaciones de carga temporales en alguna molécula, y la suma de las fuerzas de van der Waals suponen una considerable contribución a la estructura de las grandes moléculas.

Interacciones hidrófobas

Ya hemos visto cómo compuestos con átomos o grupos electronegativos o electropositivos en su superficie pueden formar enlaces de hidrógeno con agua, y por tanto son solubles en agua. Compuestos que no pueden interaccionar con el agua de esta manera son insolubles en agua. Realmente son repelidos por las moléculas de agua ligeramente cargadas.

Podemos visualizar esto fácilmente si agitamos un aceite en agua. Los aceites son moléculas hidrófobas, y no se disuelven en agua. Si agitamos con suficiente intensidad, el aceite se dispersará en el agua. Sin embargo, no se ha disuelto. Exactamente se ha descompuesto en un gran número de gotitas muy pequeñas. El resultado es una suspensión lechosa de estas gotitas en agua – una **emulsión**. Al microscopio podemos observar que las gotitas de la emulsión toman una forma esférica. Adoptando esta forma tienen menos necesidad de interaccionar con agua.

Cuando observamos nuestra mezcla de aceite y agua, comienza a perder turbidez, y el aceite forma gotitas cada vez más grandes. Finalmente se separa completamente del agua. Esta separación es, de nuevo, el resultado de la repulsión entre las moléculas de agua ligeramente cargadas y las moléculas hidrófobas. Con el fin de minimizar su contacto con agua, las moléculas hidrófobas se asocian entre sí tanto como sea posible.

Si consideramos moléculas que presentan tanto regiones hidrófilas como hidrófobas, encontraríamos que las diferentes regiones de la molécula se comportan como habíamos predicho. Las regiones hidrófilas de la molécula interaccionan con agua, mientras que las regiones hidrófobas son repelidas por el agua, e interaccionan unas con otras. Esto se ilustra para el caso de los ácidos grasos (ver página 84).

Los ácidos grasos son compuestos que presentan tanto regiones hidrófobas como hidrófilas: tienen un grupo cargado (y por tanto hidrófilo) en un extremo de la molécula, y una cadena de grupos $-CH_2-$, que es hidrófoba. Así, la sal sódica del ácido palmítico es:

$$CH_3-(CH_2)_{16}-COO^- + Na^+$$

Como se muestra en la Figura 3.8, podemos disolver un ácido graso en agua, pero cuando actuamos así, las regiones de «cola» hidrófobas se asocian, y el resultado final es un glóbulo esférico que se conoce como **micela.** Las colas hidrófobas están en la parte interior (hacia dentro de la molécula), y los grupos hidrófilos se disponen hacia fuera, interaccionando con el agua. Los iones sodio interaccionarán con agua, y estarán dispersos libremente en la disolución.

Si ahora repetimos nuestro experimento de agitación de aceite y agua juntos, pero añadimos algo de palmitato sódico (o la sal de otro ácido graso), encontraremos que la emulsión no se separa en gotitas más grandes de aceite. Tanto las colas hidrófobas de las moléculas de ácido graso como el aceite han sido repelidos por el agua, y han formado micelas mixtas. Los grupos hidrófilos cargados de las moléculas del ácido graso sobresalen de las micelas e interaccionan con agua. Ahora las micelas no tienden a asociarse para formar

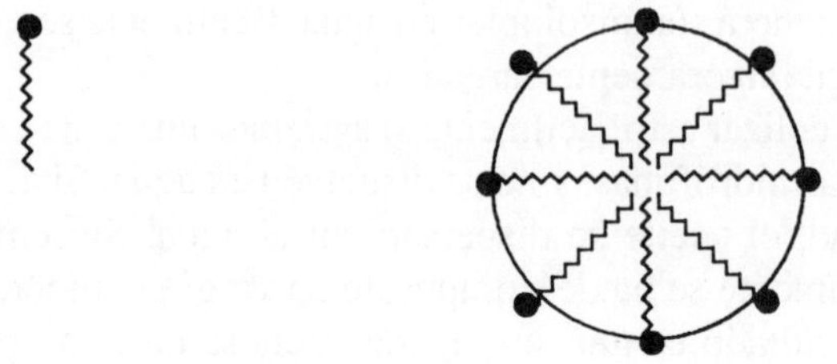

Figura 3.8 La formación de micelas por los ácidos grasos
Los ácidos grasos poseen un grupo ácido carboxílico (–COOH) hidrófilo, y una cola hidrófoba compuesta de múltiples unidades $-CH_2-$. Esto se muestra en forma de diagrama en la parte izquierda, donde los circulitos representan el grupo hidrófilo –COOH, y la disposición en zig-zag, la cola hidrófoba. En agua, los ácidos grasos se alinean ellos mismos de forma tal que la interacción con agua de los grupos hidrofílicos –COOH se hace máxima, y la interacción de las colas hidrófobas se hace mínima. Esto significa que formarán glóbulos esféricos (micelas), como se muestra en la parte derecha, con la cola hidrófoba hacia el interior, en un medio lipídico.

gotitas más grandes, debido a que cada una tiene un «revestimiento» externo de grupos hidrófilos que interaccionan con el agua. Tenemos, en definitiva, una emulsión estable de aceite en agua.

Éste es el fundamento de la acción de los jabones y detergentes; el jabón es una mezcla de sales de ácidos grasos como el palmitato. La emulsificación de las grasas de la dieta en el medio acuoso del contenido intestinal es esencial para la digestión y absorción de las grasas (ver página 141). Tanto las sales biliares, segregadas al intestino por la vesícula biliar, como los ácidos grasos formados en la digestión de las grasas, actúan estabilizando la emulsión. Como se estudia en la página 88, las moléculas que poseen tanto regiones hidrófilas como hidrófobas son importantes para la formación de las membranas celulares.

Oxidación y reducción

En su forma más simple, la oxidación es la combinación de una molécula con oxígeno. Así, si se quema carbón en el aire, se oxida hasta dióxido de carbono:

$$C + O_2 \rightarrow CO_2$$

Similarmente, si quemamos un carbohidrato sencillo, como la glucosa ($C_6H_{12}O_6$) en el aire, se oxida hasta dióxido de carbono y agua:

$$C_6H_{12}O_6 + 6 \times O_2 \rightarrow 6 \times CO_2 + 6 \times H_2O$$

Las reacciones de oxidación no siempre implican necesariamente la adición de oxígeno al compuesto que está siendo oxidado. La oxidación puede también considerarse como un proceso de separación de electrones de una molécula. Así, la conversión del Fe^{2+} hasta Fe^{3+} también es una oxidación; aunque en este caso no existe una implicación directa del oxígeno.

En ciertas reacciones químicas, la separación de electrones en una reacción de oxidación no ocasiona la formación de un ion positivo; los iones hidrógeno (H^+) se separan junto con los electrones. Esto significa que la eliminación del hidrógeno de un compuesto también es una oxidación. Por ejemplo, podemos oxidar un hidrocarburo, como el etano (C_2H_6) hasta eteno (C_2H_4), por separación de los dos átomos de hidrógeno mediante un portador adecuado,

$$CH_3{-}CH_3 + \text{portador} \leftrightarrows CH_2{=}CH_2 + \text{portador}{-}H_2$$

Una vez que se ha separado un átomo de hidrógeno de cada uno de los dos carbonos, los átomos de carbono tienen enlaces «disponibles», y forman un doble enlace carbono-carbono. Veremos en capítulos posteriores cómo este tipo de reacción de oxidación, donde se forman enlaces dobles entre átomos de carbono, es una reacción usual en la oxidación de combustibles metabólicos.

La **reducción** es el proceso inverso de la oxidación, la adición de hidrógeno, o de electrones, o la separación de oxígeno, son todas ellas reacciones de reducción.

En la secuencia de reacción que hemos visto antes, el etano se oxidaba hasta eteno a expensas de un portador que se reducía en el proceso. La adición de hidrógeno al portador es una reacción de reducción. De forma similar, la adición de electrones a una molécula es una reducción, y así como la conversión de Fe^{2+} a Fe^{3+} es una reacción de oxidación, la reacción inversa, la conversión de Fe^{3+} hasta Fe^{2+}, es una reducción. En la oxidación de glucosa, mientras que podemos decir que la glucosa se ha oxidado hasta dióxido de carbono y agua, también es cierto decir que el oxígeno se ha reducido hasta agua por su reacción con glucosa.

Generalizando, podemos afirmar que en los sistemas biológicos la mayoría de las reacciones implicadas en la generación de energía metabólicamente útil implican una oxidación, mientras que muchas de las reacciones biosintéticas implicadas en la formación de reservas de combustible metabólico y la síntesis de componentes del organismo son reacciones de reducción.

Moléculas biológicamente importantes

Aunque existen 96 elementos químicos de forma natural, relativamente pocos de éstos son importantes en los sistemas biológicos. Verdaderamente, la mayoría de los compuestos importantes en bioquímica son compuestos de carbono, hidrógeno, oxígeno y nitrógeno; también juegan importantes papeles el azufre y el fósforo. Una serie de otros elementos, que se muestran en la Tabla 3.1, son también importantes en bioquímica, y unos pocos elementos pueden ser importantes debido a que estamos expuestos a ellos, y pueden ser tóxicos (por ejemplo, el cadmio, plomo y mercurio), pero, la mayor parte de las veces, el resto de los elementos no nos conciernen.

La química de los sistemas biológicos es, esencialmente, la química de los compuestos del carbono; se les conoce generalmente como compuestos **orgánicos**, porque se descubrieron originalmente en la materia viva (orgánica). Los carbonatos y bicarbonatos sencillos, y el conjunto global de compuestos en los que no participa el carbono, se conocen como compuestos inorgánicos. Obsérvese que este uso químico de la palabra «orgánico» es bastante diferente del que se aplica para describir a los alimentos que se desarrollan y cultivan sin el uso de pesticidas, fertilizantes, etc., que a menudo se conocen como alimentos «orgánicos». Químicamente, estos alimentos son exactamente los mismos que los alimentos «convencionales».

Frecuentemente nos referimos a los **compuestos inorgánicos** que son nutricionalmente importantes como **elementos minerales**, porque son compuestos que se han (o pueden ser) obtenidos en minería.

Hemos visto ya cómo podemos simplificar la escritura de las fórmulas químicas usando abreviaturas para los nombres de los elementos. Cuando estamos considerando compuestos orgánicos, podemos simplificar aún más las cosas omitiendo muchos de los átomos de carbono, sin más que escribir el esqueleto de la estructura de la molécula que estamos tratando. Realmente, incluso no es necesario escribir el átomo de hidrógeno, salvo que exista alguna razón para hacerlo así. La Figura 3.9 nos muestra cómo podemos representar la estructura de dos compuestos relacionados, ciclohexano (un compuesto cíclico que contiene 6 átomos de carbono en forma de anillo, C_6H_{12}) y el benceno (C_6H_6), que puede considerarse como una forma oxidada del ciclohexano, donde se han separado 6 hidrógenos, y reemplazados con tres dobles enlaces carbono = carbono.

Cuando exista un átomo distinto al carbono en la molécula, debe por supuesto señalarse en la fórmula, pues de otra manera asumiríamos que en esa posición existiría un átomo de carbono. Por ejemplo, el tercer compuesto que aparece en la Figura 3.9 es la piridina. Ésta tiene un átomo de nitrógeno incorporado al anillo; el resto de las 5 posiciones del anillo son todas átomos de carbono.

Grupos importantes dentro de los compuestos orgánicos

La química de los compuestos orgánicos está determinada por los grupos químicamente reactivos de la molécula. Aunque el resto de la molécula es obviamente importante, observamos, por ejemplo, que los diferentes ácidos grasos, que se muestran en la Figura 3.12, tienen más en común unos

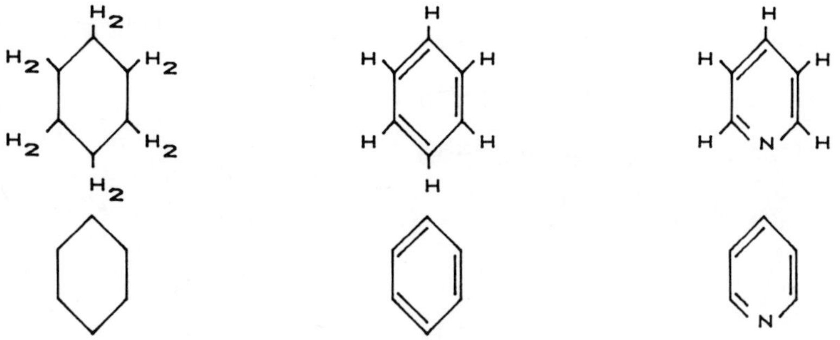

Ciclohexano Benceno Piridina

Figura 3.9 Tres tipos de compuestos cíclicos: ciclohexano, benceno y piridina
Obsérvese que cada punto en el hexágono dibujado para ciclohexano y benceno es un átomo de carbono; en la piridina, donde uno de los seis átomos del anillo es nitrógeno, en lugar de carbono, señalamos esto con una N para nitrógeno. En la fila superior mostramos todos los átomos de hidrógeno implicados en la formación de la molécula. Normalmente, no hacemos esto, sino que dibujamos las moléculas como se muestra en la línea inferior, omitiendo los átomos de hidrógeno, así como los átomos de carbono.

con otros que cualquier ácido graso con su correspondiente alcano, alcohol o aldehído.

Hidrocarburos. Los hidrocarburos son compuestos formados por carbono e hidrógeno solamente. Pueden ser de cadena de átomos de carbono lineal, o ramificada, o pueden formar estructuras cíclicas (anillos), usualmente de 5 ó 6 átomos de carbono en los compuestos biológicamente importantes. Los hidrocarburos no tienen porqué estar saturados con átomos de hidrógeno; pueden contener uno o más dobles enlaces carbono-carbono.

Los hidrocarburos sencillos no son importantes en nutrición o bioquímica. Sin embargo, muchos compuestos contienen regiones relativamente grandes en sus moléculas que son cadenas o anillos de hidrocarburos. Éstos no interaccionan con agua, porque no presentan separación de carga en sus enlaces covalentes, y por tanto no pueden formar enlaces de hidrógeno (ver página 57). Las regiones de la molécula formadas por hidrocarburos tienen, por consiguiente, carácter hidrófobo.

Dobles enlaces e isomería cis-trans. Los enlaces simples entre átomos de carbono permiten la libre rotación de las distintas partes de la molécula. Sin embargo, esto no es posible con los dobles enlaces carbono = carbono. Su presencia en la parte de la molécula en que se encuentren impone rigidez. Esto quiere decir que podemos considerar dos tipos diferentes de distribuciones alrededor de un doble enlace carbono-carbono, como se muestra en la Figura 3.10:

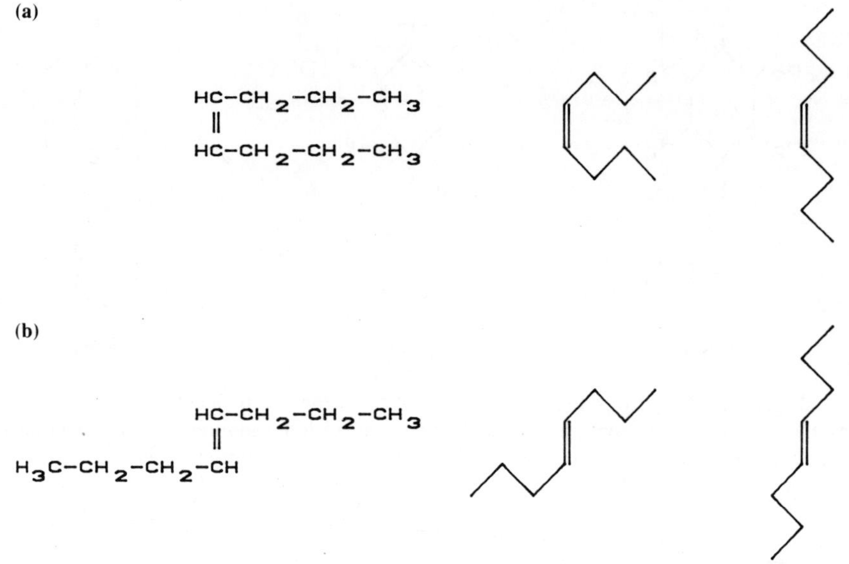

Figura 3.10 Isomería *cis-* y *trans-*
Enlaces simples entre átomos de carbono ($-CH_2-CH_2-$) permiten la libre rotación. Sin embargo, los dobles enlaces ($-CH{=}CH-$) imponen rigidez a la molécula. Esto significa que la configuración de la cadena carbonada puede ser de tal forma que: (a) ambas partes de la molécula caen al mismo lado del doble enlace carbono-carbono (el isómero *cis-*); (b) las dos partes de la molécula caen en lados opuestos del doble enlace carbono-carbono (el isómero *trans–*). Podemos dibujar los isómeros *cis-trans* de tres diferentes formas: en la parte izquierda, mostramos todos los átomos de carbono e hidrógeno, mientras que en la parte derecha podemos observar dos maneras diferentes de mostrar la disposición de los enlaces, omitiendo los átomos de carbono e hidrógeno.

a. Ambas partes de la cadena pueden situarse al mismo lado del doble enlace. Esto es la **configuración *cis*.**
b. La cadena situada a un lado del doble enlace puede estar en el sitio opuesto con respecto al otro lado del doble enlace. Esto es la **configuración *trans*.**

Los compuestos que pueden existir en dos o más formas diferentes, con la misma composición química, se denominan **isómeros**, y al fenómeno se le conoce como isomería. Este tipo de isomería, donde los grupos pueden estar al mismo lado de un doble enlace (*cis-*), o en lados opuestos (*trans-*), se conoce como isomería *cis-trans*.

La isomería *cis-trans* es extremadamente importante en bioquímica, ya que los dos isómeros tienen formas muy diferentes, y la forma global de las moléculas es importante en las reacciones catalizadas por enzimas (ver página 113). Por ejemplo, la interconversión entre los isómeros *cis-* y *trans-* del retinol (vitamina A) es de una importancia crucial para su función en la visión (ver página 250).

Compuestos aromáticos. Un grupo importante de hidrocarburos insaturados tienen una estructura cíclica, con enlaces dobles múltiples en el anillo. El más simple de tales compuestos es el benceno. Como se ve en la Figura 3.11, el benceno es C_6H_6, y presenta tres dobles enlaces carbono = carbono en el anillo de 6 carbonos. Aunque podemos trazar por separado los enlaces dobles, éstos podrían disponerse en una de las dos situaciones que se muestran en la Figura 3.11. En realidad, consideramos que ambas estructuras se alternan rápidamente. Es más correcto representar la molécula con un círculo en medio del anillo, para mostrar la alternancia de los enlaces sencillos y dobles, y el hecho de que no podemos localizar los enlaces simple y doble para los átomos de carbono individuales.

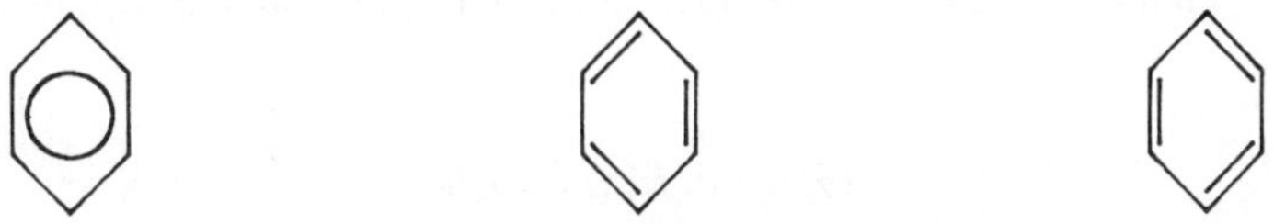

Figura 3.11 El anillo bencénico

Los compuestos aromáticos presentan alternancias entre el enlace sencillo y doble entre los átomos de carbono. Podemos dibujar al benceno (C_6H_6) igualmente bien con los dobles enlaces en cualquiera de las distribuciones mostradas en las dos figuras de la parte izquierda. Realmente, los electrones están compartidos alrededor del anillo, de tal manera que todos los enlaces entre átomos de carbono tienen algunas características de enlaces sencillos carbono-carbono, y algunas de las características de los enlaces dobles carbono-carbono. Frecuentemente los compuestos aromáticos aparecerán representados como se muestran en la parte derecha, con un círculo en la mitad del anillo, para mostrar que los electrones están igualmente compartidos entre los átomos del anillo, y todos los enlaces equivalen a 1½ enlaces.

En compuestos de este tipo, los electrones que forman los enlaces covalentes están compartidos de forma igualitaria por todos los átomos de carbono del anillo, por lo que todos los enlaces son intermedios entre simples y dobles enlaces. Los compuestos de este tipo se denominan **aromáticos**. Esto es un término químico, y no quiere significar que todos los compuestos aromáticos presentan un olor o aroma, aunque el término fue usado originalmente porque muchos de los aceites esenciales aromáticos de fuentes naturales tienen este tipo de estructura en anillo en sus moléculas.

En moléculas lineales que presentan alternancia entre los enlaces sencillo y doble en la cadena carbonada, los electrones que se comparten para formar los enlaces covalentes están deslocalizados, y comparten electrones entre más de dos átomos de carbono, casi de la misma forma que sucede en los compuestos aromáticos. Tales compuestos no son aromáticos, pero manifiestan algunas propiedades químicas con los compuestos aromáticos. Un compuesto que presenta alternancia de enlaces sencillos y dobles se dice que tiene **dobles enlaces conjugados**. Son importantes en la estructura y función de una serie de compuestos, tales como vitamina A y caroteno (ver página 248).

Compuestos heterocíclicos. El carbono no es el único elemento que puede ser incorporado a las estructuras en anillo. Frecuentemente encontramos átomos de oxígeno o nitrógeno, y algunas veces de azufre y otros elementos, incorporados a las estructuras carbonadas en anillo. Tales compuestos se denominan **heterocíclicos**, del griego *heteros*, que significa diferente, puesto que contienen un átomo distinto del carbono en el anillo.

Los compuestos heterocíclicos pueden ser saturados o insaturados, y realmente algunos son también aromáticos. Los anillos heterocíclicos que contienen nitrógeno son especialmente importantes en las purinas y pirimidinas (ver página 99), así como en gran número de otros importantes compuestos.

Grupos funcionales

Una serie de grupos que contienen oxígeno, nitrógeno o azufre, además del carbono, están unidos al «esqueleto» hidrocarbonado de moléculas biológicamente importantes. Estos grupos son los que proporcionan la reactividad química al compuesto. Son grupos hidrófilos, e interaccionan con el agua.

Grupos hidroxilo. Un único grupo hidroxilo (–OH) unido a una cadena hidrocarbonada forma un **alcohol** (ver Figura 3.12). Una serie de tipos de alcoholes son importantes en nutrición y bioquímica, dejando aparte el etanol (alcohol etílico) que es el que consumimos con las bebidas alcohólicas.

Los grupos hidroxilo son importantes en los carbohidratos (ver página 75) y en el glicerol, que forma grasas y aceites por reacción con los ácidos grasos (ver página 84), así como en otros compuestos.

Un grupo hidroxilo unido a un anillo aromático puede ionizarse con relativa facilidad, originando H^+ y formando $–O^-$. A estos compuestos hidroxílicos aromáticos se les denomina **fenoles**. Asimismo, los derivados fenólicos son importantes en una serie de compuestos, incluyendo el aminoácido tirosina (ver página 93) y algunas de las hormonas esteroideas (ver página 91).

Grupos sulfhidrilo. En algunos aspectos, el grupo sulfhidrilo (–SH) es similar al grupo hidroxilo. Los compuestos que llevan el grupo sulfhidrilo a menudo se les denomina **tioles**.

Desde el punto de vista biológico, la característica más importante de los grupos sulfhidrilo es que se oxidan fácilmente. Por ejemplo, los grupos –SH

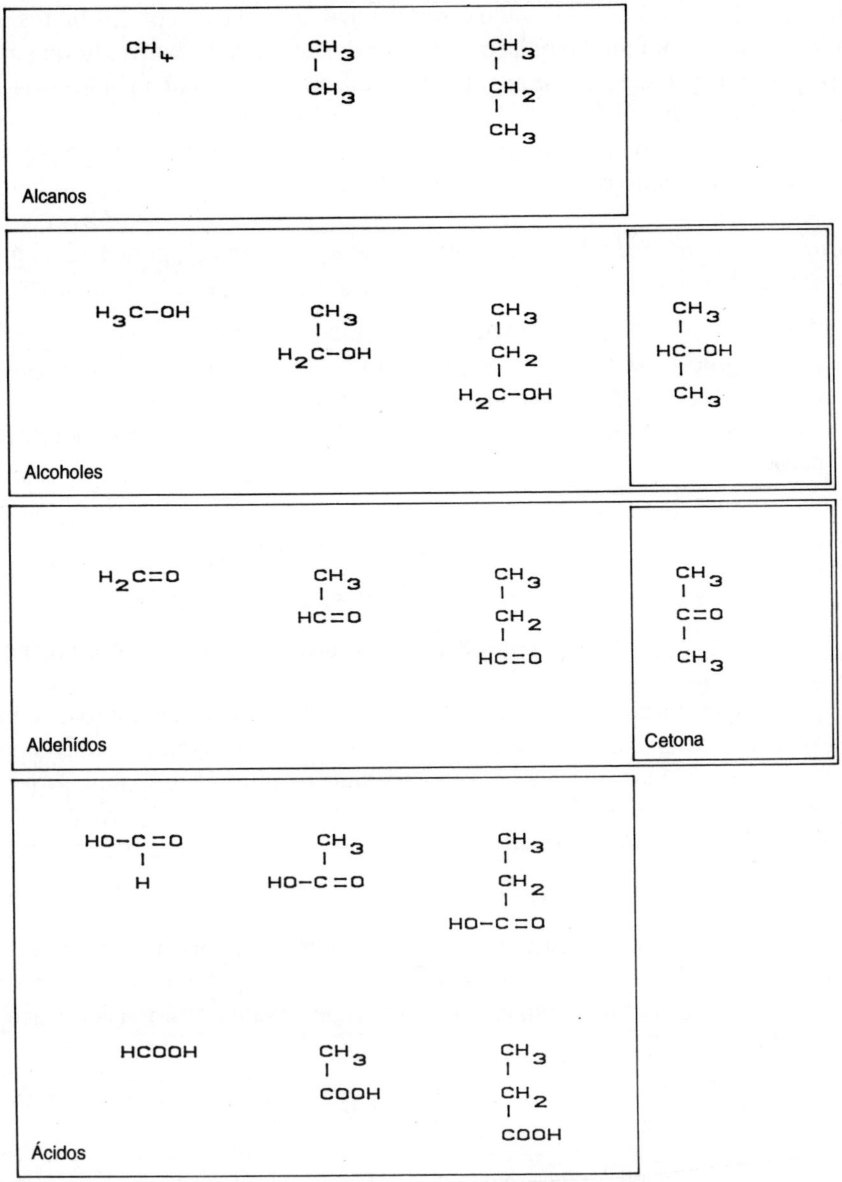

Figura 3.12 Alcanos, alcoholes, aldehídos y ácidos

La primera fila muestra tres hidrocarburos saturados (alcanos): metano (CH_4), etano (C_2H_6) y propano (C_3H_8). La segunda fila muestra los alcoholes que pueden formarse por oxidación de estos alcanos: metanol (alcohol metílico), etanol (alcohol etílico) y propanol (alcohol propílico). Existen dos isómeros posibles del propanol, puesto que el grupo hidroxilo puede unirse, bien al carbono-1 o al carbono-2. La tercera fila muestra el resultado de una posterior oxidación del grupo alcohol ($-CH_2OH$) hasta grupo oxo ($-C{=}O$). Un compuesto con el grupo $HC{=}O$ es un aldehído. El producto de oxidación de *iso*-propanol hasta el oxo-compuesto es una cetona; se trata de la dimetilcetona, conocida comúnmente como acetona. La cuarta fila muestra el resultado de la oxidación posterior de los aldehídos hasta ácidos carboxílicos.

en dos moléculas del aminoácido cisteína pueden oxidarse, con lo que resulta la formación de un nuevo enlace, entre los dos átomos de azufre, lo que a su vez ocasiona que se unan entre sí las dos moléculas de cisteína para formar el aminoácido cistina. La oxidación de los grupos sulfhidrilo de las moléculas de cisteína en las proteínas, con la formación de cistina, juega un papel importante en la estructura de las proteínas (ver Figura 4.15 en página 98).

Grupos carbonilo: aldehídos y cetonas. Como se ve en la Figura 3.12, el grupo carbonilo (–C=O) es importante en dos grupos principales de compuestos:

a. **Aldehídos**, donde una valencia del carbono del grupo carbonilo es ocupada por un grupo alifático (a veces, por un grupo aromático), mientras que la otra valencia se ocupa con un átomo de hidrógeno;
b. **Cetonas**, donde dos grupos alifáticos están unidos al carbono del grupo carbonilo.

Aldehídos y cetonas provienen de la oxidación de alcoholes. Por ejemplo, la oxidación del alcohol etílico (etanol) forma acetaldehído:

$$CH_3\text{–}CH_2\text{–}OH + \text{portador} \leftrightarrows CH_3\text{–}HC\text{=}O + \text{portador-}H_2$$

La reacción es reversible, y la reducción de un aldehído produce el correspondiente alcohol.

Los grupos carbonilo también están presentes en un gran número de compuestos que no son estrictamente ni aldehídos ni cetonas. Este grupo C=0 presente en una molécula se conoce como **grupo ceto**, aunque sería más correcto denominarlo **grupo oxo**. Los oxo-ácidos son intermediarios importantes en el metabolismo de los aminoácidos (ver página 207), y en una serie de otras rutas metabólicas.

Ácidos carboxílicos. El grupo carbonilo es también importante en otra clase de compuestos, los ácidos carboxílicos. El grupo ácido procede de una ulterior oxidación de un aldehído. Así, la oxidación de acetaldehído forma ácido acético (ácido etanoico):

$$CH_3\text{–}HC\text{=}O + \text{aceptor} + H_2O \leftrightarrows CH_3\text{–}COOH + \text{aceptor-}H_2$$

El ácido acético es el ácido del vinagre. Aunque puede sintetizarse químicamente, la mayor parte del vinagre que utilizamos se produce por fermentación de los carbohidratos para formar etanol, primero (ver página 148), y a continuación a través de un nuevo proceso de fermentación, el alcohol se convierte en ácido acético.

En la reacción expuesta anteriormente, hemos representado al ácido como CH_3–COOH. Éste es un medio de taquigrafía química de escribir la estructura en una sola línea. Como se ve en la Figura 3.12, las cuatro valencias de los átomos de carbono se ocupan de la siguiente manera:

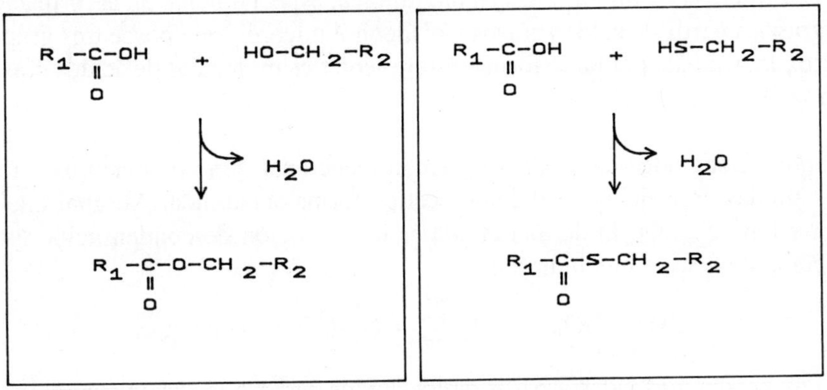

Figura 3.13 La formación de ésteres

Un ácido y un alcohol pueden experimentar una reacción, con eliminación de agua, para formar un nuevo compuesto, un éster. Esto se muestra en la parte izquierda, recuadro, de esta figura. Tal reacción, que implica la eliminación de agua, se conoce como reacción de condensación. La inversa, la rotura del enlace por introducción de los elementos del agua, se conoce como hidrólisis. Los compuestos sulfhidrilo (aquéllos con un grupo –SH en el lugar del grupo –OH de un alcohol) pueden experimentar una reacción similar, para formar un tioéster. Esto se muestra en el recuadro de la parte derecha de esta figura.

Un átomo de carbono tiene tres valencias ocupadas por hidrógeno, formando un grupo metilo (CH_3–), y la cuarta se ocupa por unión con otro carbono de la cadena.

El otro átomo de carbono tiene una valencia ocupada por unión al grupo metilo, otra al oxígeno del grupo hidroxilo (–OH), y las dos restantes por unión con oxígeno (C=O, grupo carbonilo).

El hidrógeno del grupo hidroxilo de los ácidos carboxílicos puede perderse fácilmente; ya hemos visto (ver página 49) que el ácido acético es un ácido (relativamente débil). Puede disociarse en disolución para formar el ion acetato (CH_3–COO^-) y un ion hidrógeno (H^+).

Casi todos los ácidos biológicamente importantes son ácidos carboxílicos, incluyendo los ácidos grasos (ver página 84), los aminoácidos (ver página 93) y una serie de compuestos que se forman como intermediarios en el metabolismo de las grasas, carbohidratos y proteínas.

Ésteres. Bajo condiciones apropiadas, pueden reaccionar entre sí un alcohol y un ácido, con eliminación de agua, formando un éster, como se muestra en la Figura 3.13. La reacción es reversible, y los ésteres pueden descomponerse para dar el ácido y el alcohol por adición de agua. La eliminación de agua para formar un éster es una reacción de **condensación**, mientras que la reacción inversa, la rotura de un enlace por adición de agua, es una reacción de **hidrólisis**.

Los ésteres son importantes en bioquímica, especialmente en la formación de grasas a partir de ácidos grasos y el alcohol glicerol (que posee tres grupos hidroxilo, y puede por tanto formar ésteres con tres moléculas de ácidos grasos a la vez) (ver página 84).

Amidas. Los ácidos carboxílicos pueden reaccionar con amoníaco para formar amidas. Por ejemplo, el ácido acético forma acetamida. Al igual que la formación del éster, la de una amida es una reacción de condensación, y la reacción inversa es una hidrólisis:

$$CH_3\text{–}COOH + NH_3 \leftrightarrows CH_3\text{–}CO\text{–}NH_2 + H_2O$$

Las amidas formadas a partir de los ácidos carboxílicos se encuentran en los aminoácidos glutamina y asparragina (ver página 93), y los coenzimas NAD y NADP (ver página 126).

Grupos amino y enlaces peptídicos. El más usual entre los grupos que contienen nitrógeno en compuestos metabólicamente importantes es el grupo amino, $-NH_2$. Los grupos amino se encuentran en los aminoácidos de las proteínas (ver página 93), y en las purinas y pirimidinas de los ácidos nucleicos (ver página 99).

Los grupos amino pueden experimentar una reacción de condensacióm con un ácido carboxílico similar a la de formación de ésteres (ver en páginas anteriores). La eliminación de agua entre un grupo amino y ácidos carboxílicos da lugar a la formación de un **enlace peptídico**:

$$R\text{–}CH_2\text{–}COOH + H_2N\text{–}CH_2\text{–}R' \leftrightarrows R\text{–}CH_2\text{–}CO\text{–}NH\text{–}CH_2\text{–}R' + H_2O$$

(Obsérvese que hacemos uso del símbolo –R o –R´ para representar el resto de la molécula cuando en el estudio estos restos no son relevantes para los grupos reactivos).

De nuevo, la reacción es reversible, y los enlaces peptídicos pueden hidrolizarse bajo condiciones apropiadas. La formación de enlaces peptídicos constituye la base para la formación de las proteínas a partir de los aminoácidos (ver página 95), y la hidrólisis de los enlaces peptídicos para liberar aminoácidos es la base o fundamento de la digestión de las proteínas (ver página 142).

La nomenclatura de los compuestos orgánicos

Existen reglas químicas sistemáticas para la nomenclatura de los compuestos orgánicos, que se basan en los grupos funcionales y en el tamaño y tipo de la estructura hidrocarbonada del compuesto. Tales nombres sistemáticos identifican inequívocamente un compuesto dado, de la misma manera que lo hace la fórmula estructural. Sin embargo, tienden a ser molestos, y muchos compuestos metabólicamente importantes se identifican de forma más conveniente, oficialmente aceptada, por sus nombres vulgares. En general, usaremos en esta obra estos nombres vulgares, en lugar de los nombres sistemáticos formales.

A menudo es necesario que seamos capaces de conocer cuál de los átomos de carbono de un compuesto es el que está unido al grupo reactivo. Aquí existe una sencilla regla. Los átomos de carbono se numeran desde uno de los extremos de la molécula. El carbono-1 es el que soporta el grupo reactivo, por el que se nombra al compuesto. Si el grupo reactivo es un aldehído o un ácido carboxílico, entonces el carbono-1 será el carbono del grupo carbonilo.

Hay también un sistema ligeramente diferente para la numeración de los átomos de carbono. Aquí utilizamos las letras del alfabeto griego. El carbono-α es el que está unido al grupo funcional por el que se nombra al compuesto. El próximo carbono sería el carbono-β, etc. Así, en un ácido graso o aldehído, el carbono-α realmente es el carbono-2, puesto que el grupo carbonilo como un todo es el grupo funcional. A veces denominamos al átomo de carbono que está más alejado del carbono-α, el carbono-ω; ω es la última letra del alfabeto griego. (Ver, por ejemplo, la Tabla 4.1 en página 85, donde se usa este sistema para nombrar los ácidos grasos insaturados).

En los compuestos cíclicos, las posiciones del anillo se numeran de tal forma que la posición correspondiente al grupo funcional, que identifica al compuesto, tenga el número más bajo. En los compuestos heterocíclicos, al heteroátomo se le asigna el número 1, y los átomos de carbono se numeran a partir de esta posición.

Asimetría y conformación de las moléculas

Ya hemos visto que la posición de los grupos alrededor de un doble enlace carbono-carbono puede ser de tal forma que tengamos dos reagrupamientos diferentes posibles, isómeros *cis-trans* (ver página 63), que tienen formas muy diferentes. Podemos también considerar un nuevo factor que afecta a la forma de la molécula, y que es especialmente importante en bioquímica. Si cuatro grupos diferentes se encuentran unidos a un mismo átomo de carbono, tenemos que considerar su disposición. Como se ve en la Figura 3.14, existen dos posibles disposiciones de los cuatro grupos. Y cada una de ellas se puede considerar que es la imagen en un espejo de la otra, no pudiéndose superponer, de la misma manera que las manos o los pies derecho e izquierdo son imágenes en un espejo entre ellos. En otras palabras, los compuestos son **asimétricos**. El átomo de carbono al que están unidos los cuatro grupos diferentes es un **centro de asimetría**.

Las dos formas de tales compuestos son los **isómeros conformacionales**. Químicamente reaccionan de la misma manera, pero tienen una conformación,

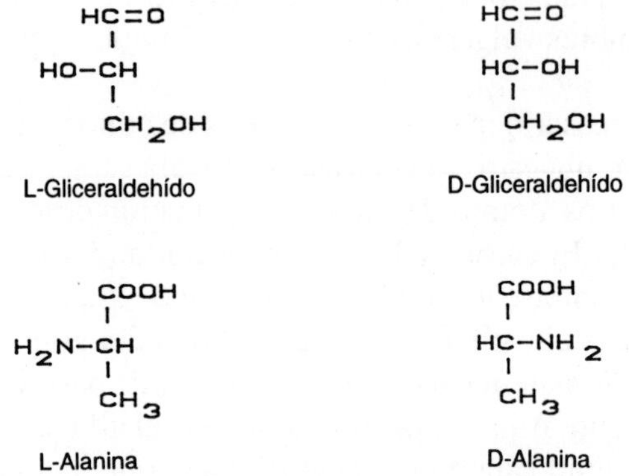

Figura 3.14 Isomería D- y L-

La asignación de una configuración D- ó L- a un compuesto asimétrico se decide por referencia a la disposición espacial de los átomos alrededor del carbono asimétrico en el gliceraldehído (mostrado en la fila superior de la figura). La conformación del aminoácido se relaciona con la del gliceraldehído por comparación con la alanina, mostrado en la fila inferior de la figura.

o distribución espacial de los grupos reactivos en la molécula, diferente. Esto es importante en los sistemas biológicos, puesto que, como ya se estudia en la página 113, las reacciones catalizadas por enzimas dependen de las uniones de los compuestos a las superficies de la enzima. Los dos isómeros no pueden unirse a la misma superficie de la misma forma, y así presentan diferente actividad en las reacciones catalizadas por enzimas.

Los dos isómeros conformacionales del azúcar gliceraldehído se muestran en la Figura 3.14. Se distinguen entre ellos mediante las letras D (del griego *dextro* = derecho) y L (del griego *laevo* = izquierdo). La asignación de la conformación a otros compuestos se basa en su relación con el D- o L-gliceraldehído.

Este sistema de asignación de la conformación tiene una ventaja significativa en bioquímica. Casi todos los azúcares metabólicamente importantes tienen la conformación D. Así, si necesitamos especificar que nos estamos refiriendo al D-isómero de la glucosa (que existe de forma natural), hablaremos de la D-glucosa. (A veces denominada dextrosa).

De forma similar, casi todos los aminoácidos que se encuentran normalmente en la Naturaleza tienen la conformación L. (Cantidades pequeñas de D-aminoácidos se encuentran en alguna bacteria, pero no son generalmente importantes en bioquímica humana y nutrición).

El isómero conformacional opuesto al que se encuentra de forma natural puede tener muy diferentes efectos en nuestro organismo. Esto ocurre porque no puede unirse a enzimas o receptores de la misma manera. Vemos esto, por ejemplo, con el aminoácido triptófano. El compuesto metabólicamente importante es el L-triptófano. El L-triptófano puro tiene un flavor amargo muy intenso y desagradable. Sin embargo, el D-triptófano tiene un sabor dulce agradable. En realidad, es 40 veces más dulce que el azúcar común (sacarosa).

La síntesis química de compuestos que tienen centros de asimetría ocasiona una mezcla de cantidades iguales de los D- y L- isómeros. Se la conoce como **mezcla racémica**, y se señala usando el prefijo DL- delante del nombre del compuesto. Frecuentemente hemos de separar los isómeros D- y L- de tales compuestos sintetizados antes de que vayan a usarse, ya que el isómero opuesto presenta efectos indeseables. Cada vez es más frecuente la síntesis de fármacos complejos mediante una mezcla de técnicas químicas y bioquímicas (generalmente microbiológicas), con el objeto de aislar uno solo de los isómeros.

Aunque el sistema de nominación de los compuestos asimétricos por su relación con la distribución espacial de los grupos en el gliceraldehído presenta ventajas en bioquímica, no sigue las reglas rigurosas de la química. Hay un sistema alternativo, basado en la asignación de una jerarquía estricta de los grupos químicamente reactivos alrededor del centro de asimetría, que es el fundamento de la nomenclatura química sistemática. En él, los dos posibles estereoisómeros son denominados *R* (de la palabra inglesa «right» = derecho) y *S* (del latín *sinistra* = izquierdo; ¡podría originar confusión con el sistema de nominación D- y L- el emplear también la letra *L* para referirnos a izquierdo(a)!

Este sistema de nomenclatura no ofrece la misma conformación para todos los aminoácidos, y se usa relativamente poco en bioquímica y nutrición. Sin embargo, algunas veces se hace uso de este sistema, sobre todo cuando se trata de moléculas complejas. Por ejemplo, existen tres centros asimétricos en la molécula de vitamina E (ver página 258). Para distinguir entre las posibilidades, la conformación para cada una de estas posiciones se da como *R* o *S*. La forma natural (no sintética) de la vitamina E, químicamente se nombraría *RRR*-α-tocoferol (también se conoce como todo-*R*-α-tocoferol).

Radicales libres

La formación de moléculas implica el que se compartan electrones para poder alcanzar una configuración de electrones estable en las capas más externas de los átomos individuales que forman el compuesto. Un compuesto que pierde o gana un único electrón, y por consiguiente tiene un electrón desapareado en su capa más externa, es extremadamente inestable, y muy altamente reactivo. Tales compuestos se conocen como **radicales libres**.

Los radicales libres tienen una existencia de períodos de tiempo extremadamente cortos, del orden de nanosegundos (1 nanosegundo = 10^{-9} segundos), o incluso menor, antes de que reaccionen con cualquier molécula. Pero esta reacción, a su vez, genera otra molécula con un electrón desapareado. Cada vez que un radical reacciona con una molécula, mientras que pierde su electrón desapareado y alcanza estabilidad, genera a su vez otro radical, que, de nuevo, presenta una vida corta y es altamente reactivo. Esto es una **reacción en cadena**.

Para señalar que un compuesto es un radical libre, usualmente escribimos su fórmula química con un punto (·) para representar el electrón desapareado.

Si dos radicales reaccionan entre sí, cada uno de ellos contribuye con su electrón desapareado a la formación de un nuevo y estable enlace. Esto significa que se detiene la reacción en cadena, en la que la reacción de radicales con otras moléculas genera nuevos radicales. Podemos llamar a esta circunstancia **terminación** de la reacción en cadena, o bien terminación de los radicales. Debido a que los radicales tienen, generalmente, una vida media muy corta, resulta raro que dos radicales se dirijan uno al otro para anularse mutuamente por esta vía.

Algunos radicales son relativamente estables. Esto ocurre especialmente con aquéllos formados a partir de moléculas con anillos aromáticos o sistemas de dobles enlaces conjugados. Un único electrón desapareado puede ser distribuido o deslocalizado a través de dicho sistema de dobles enlaces, y el radical resultante es menos reactivo, y tendrá una vida media mayor. Los compuestos que forman radicales relativamente estables, son importantes en la terminación de las reacciones en cadena de radicales. Éstos, frecuentemente, tienen una vida media lo suficientemente grande para permitir que dichos radicales estables se aproximen y reaccionen entre sí, con lo que se consigue la terminación de la reacción en cadena. La vitamina E (ver página 258) y el caroteno (ver página 248) son especialmente importantes en la terminación de las reacciones de radicales en sistemas biológicos.

Las reacciones en cadena de radicales libres pueden causar una lesión significativa del ADN de las células (ver página 102), que posiblemente originen mutaciones o la inducción del cáncer. Los radicales pueden también originar la muerte celular, por interacción con los lípidos de la membrana, que ocasiona la lisis de las membranas celulares. Estamos expuestos a un gravamen considerable de ataque por radicales libres, como resultado de la presencia de agentes químicos en el medio ambiente, y también como consecuencia del metabolismo oxidativo normal; la oxidación de las formas reducidas de los coenzimas de la riboflavina (ver página 128) implica la generación de radicales de oxígeno reactivos. Una serie de nutrientes, y sobre todo caroteno (ver página 248), vitaminas E (ver página 258) y C (ver página 284) y selenio (ver página 289) son importantes como protectores frente a la lesión tisular inducida por radicales.

CAPÍTULO 4

Compuestos biológicamente importantes: carbohidratos, lípidos, proteínas y ácidos nucleicos

Los tipos de compuestos biológicamente importantes se pueden dividir en cuatro grupos principales:

a. **Carbohidratos** – compuestos que contienen carbono, hidrógeno y oxígeno, normalmente en la relación $C_n:H_{2n}:O_n$;
b. **Lípidos** – compuestos principalmente consituidos por carbono e hidrógeno, la mayor parte en la relación $C_n:H_{2n}$, pero con pequeñas cantidades de oxígeno, y en algunos lípidos también fósforo y nitrógeno.
c. **Aminoácidos**, y las **proteínas** formadas a partir de ellos, los cuales contienen carbono, hidrógeno, oxígeno, nitrógeno y pequeñas cantidades de azufre;
d. **Nucleótidos**, y los ácidos nucleicos formados con ellos, que contienen carbono, hidrógeno, oxígeno nitrógeno y fósforo.

Evidentemente, hay muchos otros compuestos biológicamente importantes que no están dentro de estos cuatro grupos principales. Serán estudiados cuando sean relevantes, en posteriores capítulos.

Carbohidratos: azúcares y almidón

Los carbohidratos son compuestos de carbono, hidrógeno y oxígeno en la relación $C_n:H_{2n}:O_n$. La unidad básica de los carbohidratos es la molécula de azúcar o **monosacárido**. Obsérvese que **azúcar** se usa aquí en un sentido químico, e incluye una variedad de carbohidratos sencillos, los cuales son conocidos colectivamente como azúcares. El azúcar de mesa común (azúcar de caña o azúcar de remolacha) se conoce exactamente como sacarosa; como se estudia más adelante, es un disacárido. Y sólo es uno de los diferentes azúcares.

El tipo de azúcar más simple es un monosacárido, una unidad de azúcar sencilla. Los **monosacáridos** constan normalmente de entre 3-7 átomos de carbono (y el número correspondiente de átomos de hidrógeno y oxígeno). También se encuentran unos pocos monosacáridos de más peso molecular, aunque no son importantes generalmente en la nutrición y el metabolismo.

Dos monosacáridos pueden unirse para formar un **disacárido**. Esto es una reacción de condensación, es decir, esto ocurre por eliminación de agua, para formar un **enlace glicosídico** entre las dos unidades de monosacárido. La reacción inversa, la rotura de un enlace glicosídico para liberar los monosacáridos individuales, es una hidrólisis.

Ocasionalmente podemos encontrarnos con azúcares formados por tres o cuatro unidades de monosacáridos (**trisacáridos** y **tetrasacáridos**). Nutricionalmente éstos no son particularmente importantes, y además a menudo no se digieren, aunque pueden ser fermentados por bacterias intestinales y tener una contribución significativa en la producción de gases intestinales.

También podemos encontrar cadenas (polímeros) de un gran número de unidades de monosacáridos. Se conocen como **polisacáridos**. Los más importantes son almidón y glucógeno, (ver debajo), los cuales son polímeros del monosacárido glucosa. Hay también otros varios polisacáridos, compuestos de otros monosacáridos, o de glucosa unida de diferentes formas a como se encuentra en el almidón y el glucógeno. En conjunto, se conocen como **polisacáridos no amiláceos**. Normalmente no son digeridos, pero tienen importantes funciones en nutrición (ver página 81).

Monosacáridos

Los tipos de monosacáridos se nombran por el número de átomos de carbono del anillo, usando los nombres griegos para los números, con la terminación «-osa» para mostrar que son azúcares. Los nombres de todos los azúcares terminan en «-osa»; monosacáridos de 3 carbonos son triosas; monosacáridos de 4 carbonos son tetrosas; monosacáridos de 5 carbonos son pentosas; monosacáridos de 6 carbonos son hexosas; monosacáridos de 7 carbonos son heptosas.

En general, las triosas, tetrosas y heptosas son importantes como compuestos intermediarios en el metabolismo de pentosas y hexosas, los cuales son los azúcares importantes nutricionalmente.

Las pentosas y las hexosas pueden existir como compuestos de cadena lineal o pueden formar anillos heterocíclicos. Las dos formas se muestran en las Figuras 4.1 y 4.2. Por convención, el anillo de azúcares se dibuja con los enlaces de un lado más densos que el otro. Esto es así para mostrar que los anillos son planares, y puede considerarse que se disponen en ángulos rectos con el plano del papel. La parte de la molécula dibujada en negrita sale del papel

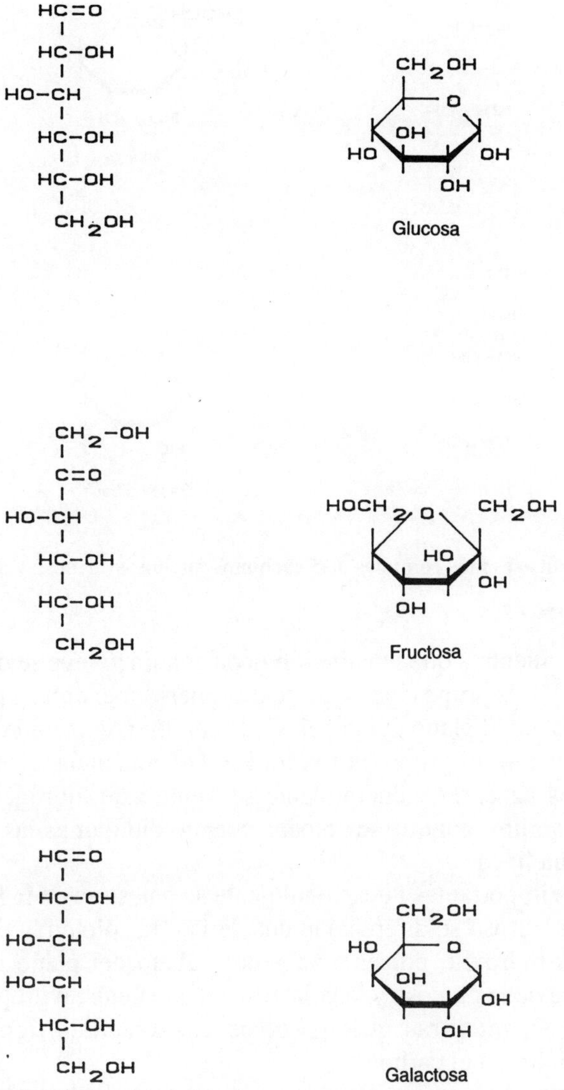

Figura 4.1 Azúcares de 6 carbonos más comunes (hexosas): glucosa, fructosa y galactosa Podemos dibujar las estructuras de los azúcares de dos formas: como una cadena lineal de átomos de carbono, mostrada a la izquierda, o como anillos, mostrada a la derecha. Las dos formas se usan en varios diagramas de este libro, ya que en algunos casos es más claro o más conveniente usar una forma de representar la estructura en lugar de la otra. En algunos diagramas también aparece el anillo de un azúcar dibujado de otra forma, porque ésta es la forma más conveniente de representarlo en una estructura compleja.

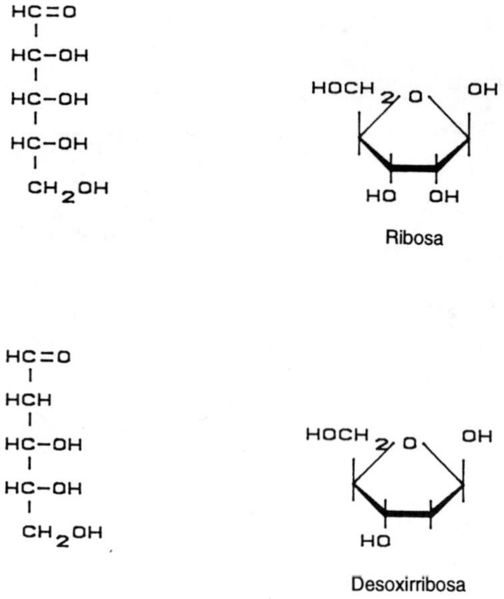

Figura 4.2 Azúcares más comunes de 5 carbonos (pentosas): ribosa y desoxirribosa

hacia el lector, mientras que la parte dibujada con trazo leve se desplaza hacia detrás del papel. Los grupos hidroxilo se disponen por encima o por debajo del plano del anillo, en el plano del papel. Cada carbono tiene unido un átomo de hidrógeno así como un grupo hidroxilo. Por conveniencia, al dibujar las estructuras de los azúcares, generalmente se omite este hidrógeno cuando se dibujan como anillos, aunque se colocan cuando dibujamos las moléculas en forma de cadena lineal.

Las hexosas importantes nutricionalmente se muestran en la Figura 4.1. La **glucosa** y la **galactosa** se diferencian una de la otra sólo en la disposición de los dos grupos hidroxilo por encima y por debajo del plano del anillo. La **fructosa** difiere de la glucosa y la galactosa en que tiene un grupo C=O (ceto) en el carbono 2, mientras que los otros dos azúcares tienen un grupo H–C=O (aldehído) en el carbono 1.

Hay dos azúcares pentosa importantes, la ribosa y la desoxirribosa. Como se puede observar en la Figura 4.2, la desoxirribosa es un azúcar inusual, ya que ha «perdido» uno de sus grupos hidroxilo. El papel principal de la ribosa y desoxirribosa reside en los ácidos nucleicos, ARN y ADN (ver página 99). La xilosa (no se muestra en la Figura 4.3) es un isómero de la ribosa.

Hay varios alcoholes de azúcares, formados por la reducción del grupo aldehído de un monosacárido a un grupo hidroxilo (–OH). El más importante

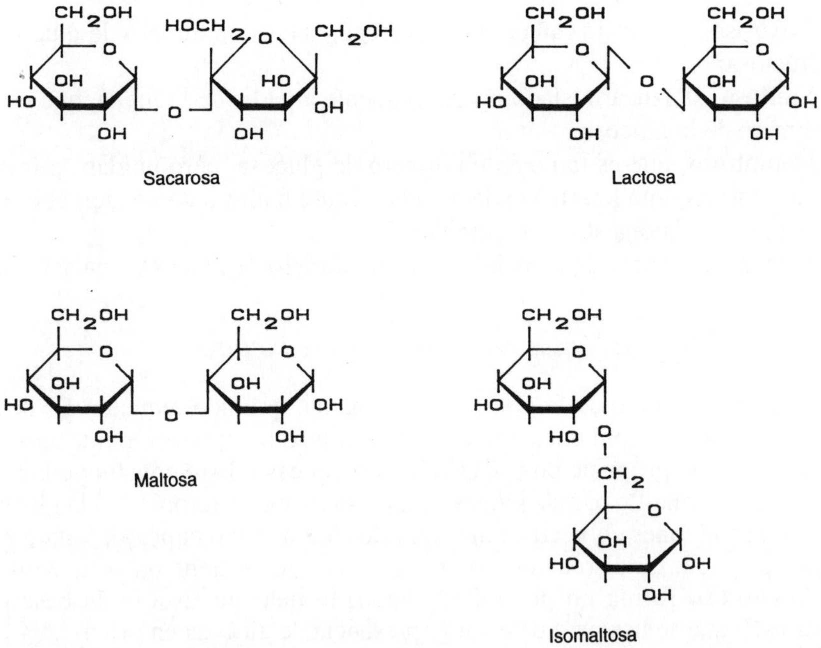

Figura 4.3 Los disacáridos más comunes: sacarosa, lactosa, maltosa e isomaltosa
La sacarosa es el azúcar común, de caña o de remolacha. Es un dímero de glucosa y fructosa. La lactosa es el azúcar de la leche. Es un dímero de glucosa y galactosa. La maltosa e isomaltosa provienen de la digestión del almidón. Ambos son dímeros de dos moléculas de glucosa, y difieren en la posición de la unión entre las dos unidades de glucosa.

de estos alcoholes es el **sorbitol**, formado por la reducción de la glucosa. Sólo lentamente es absorbido en el tracto gastrointestinal y metabolizado, de forma que tiene mucho menos efecto sobre la concentración de la glucosa en la sangre que otros carbohidratos. Es ampliamente usado en la preparación de alimentos adecuados para uso de diabéticos. Sin embargo, el sorbitol se metaboliza como un combustible metabólico, con un rendimiento energético aproximadamente igual al de la glucosa, de forma que no es adecuado para reemplazar a carbohidratos en dietas para reducir peso.

El **xilitol** es el alcohol formado por reducción del azúcar de 5 carbonos xilosa. Tiene interés porque, en tanto que otros azúcares promueven la caries dental (ver página 25), el xilitol tiene una acción anticariogénica. Las razones no están bien entendidas totalmente, pero tomar caramelos que contienen xilitol origina una reducción significativa de la incidencia de caries.

Disacáridos

Los cuatro disacáridos comunes se ofrecen en la Figura 4.3, y son:

a. **Sacarosa**, azúcar de caña o de remolacha, que es un dímero de glucosa y fructosa;
b. **Maltosa**, el azúcar aislado originariamente a partir de la malta, que es un dímero de la glucosa;
c **Isomaltosa**, que es también un dímero de glucosa, pero unidas de forma diferente a como lo están en la maltosa. Tanto maltosa como isomaltosa se originan en la digestión del almidón;
d. **Lactosa**, el azúcar de la leche, que es un dímero de glucosa y galactosa.

Azúcares reductores y no reductores

El grupo aldehído de la glucosa es un agente químico reductor. Es decir, puede reaccionar rápidamente para reducir a otro compuesto, oxidándose él mismo hasta un grupo ácido (–COOH) en el proceso. Esto constituye la base de un ensayo sencillo para la glucosa. Bajo condiciones apropiadas, la glucosa reacciona con iones cobre(II), reduciéndolos hasta óxido cuproso, siendo ella misma oxidada. La disolución original de iones cobre tiene un color azul; el óxido cuproso forma un precipitado amarillo marrón. Ésta es la base del **Clinitest**^{R}, que se usa para detectar la presencia de glucosa en orina.

Esta reacción no es específica para la glucosa. Otros azúcares con un grupo aldehído libre en el carbono 1 son también agentes reductores, y pueden sufrir la misma reacción. Esta pérdida de especificidad puede originar problemas cuando un resultado positivo de dicho ensayo se interpreta como significativo de la presencia de glucosa. Varios monosacáridos (incluyendo la vitamina C, ver página 284) y disacáridos (incluyendo maltosa y lactosa, pero no sacarosa) reaccionarán con iones cobre y darán un resultado positivo. Mientras que los reactivos de cobre se siguen empleando a veces, hay ensayos más específicos, que usan la enzima glucosa oxidasa, que detectan sólo glucosa.

Es importante darse cuenta de que cuando hablamos de azúcares reductores, estamos hablando de una reacción química de los azúcares: la capacidad de reducir a un aceptor adecuado como los iones cobre. No tiene nada que ver con la reducción de peso y el adelgazamiento, aunque alguna gente cree erróneamente que los azúcares reductores le ayudan de algún modo a reducir el excesivo peso. Esto no es correcto; el rendimiento energético de los azúcares reductores y no reductores es exactamente el mismo, y el exceso de cualquiera de ellos contribuirá a la obesidad.

Polisacáridos: almidones y glucógeno

El **almidón** es un polímero de glucosa que contiene un número elevado, pero variable, de unidades de glucosa. Es, por tanto, imposible de ofrecer una masa molecular relativa para el almidón; es muy variable, y si queremos hablar de cantidades de almidón, tenemos que hablar de gramos, no de moles. Podemos, sin embargo, hidrolizar el almidón hasta las moléculas de glucosa constituyentes, y expresar los resultados en términos de moles de glucosa.

La forma más simple de almidón es una cadena lineal de moléculas de glucosa, unidas «cola con cola», con uniones glucósido entre el carbono 1 de la molécula y el carbono 4 de la siguiente. Esto es la **amilosa** (ver Figura 4.4). Algunos tipos de almidón tienen una estructura ramificada, donde muy a menudo una molécula de glucosa tiene uniones glucosídicas con otras tres en lugar de sólo dos. La ramificación se origina por unión entre el carbono 1 de una unidad de glucosa y el carbono 6 de la siguiente. Esto es la **amilopectina** (ver Figura 4.5).

Los almidones son los carbohidratos de reserva de las plantas, y las cantidades relativas de amilosa y amilopectina difieren en los almidones de diferente fuentes, como de hecho lo hace el tamaño de la molécula de almidón global. Como promedio, alrededor del 20-25% del almidón de los alimentos está constituido por el polímero de cadena lineal amilosa, y el restante 75-80% es amilopectina.

El **glucógeno** es el carbohidrato de reserva del músculo y el hígado de los mamíferos. Es sintetizado a partir de la glucosa en estado de saciedad, y es hidrolizado para permitir que sus unidades de glucosa sean usadas como combustible metabólico en estado de ayuno. Al igual que la amilopectina, el glucógeno es un polímero ramificado, y tiene la misma estructura que la que se muestra en la Figura 4.5 para la amilopectina.

Hay otros polisacáridos en los alimentos. En conjunto, se conocen como **polisacáridos no amiláceos**, principales componentes de la fibra dietética (ver página 25). Ninguno de los polisacáridos no amiláceos es digerido por enzimas humanas, aunque todos pueden ser fermentados en algún grado por bacterias intestinales, y los productos de la fermentación bacteriana pueden ser absorbidos y metabolizados como combustibles metabólicos.

Los polisacáridos no amiláceos incluyen:

a. **Celulosa** – un polímero de glucosa en el que la configuración del enlace glucosídico entre las unidades de glucosa es la configuración opuesta a la que se encuentra en el almidón, y no puede ser hidrolizada por las enzimas humanas;

b. **Hemicelulosas** – polímeros ramificados de los azúcares pentosa (5 carbonos) y hexosa (6 carbonos);

c. **Inulina** – un polímero de fructosa, que es el carbohidrato de reserva de la alcachofa de Jerusalén y de otros vegetales, raíces fundamentalmente;

d. **Pectina** – un polímero complejo de varios monosacáridos, incluyendo algunos azúcares metilados;

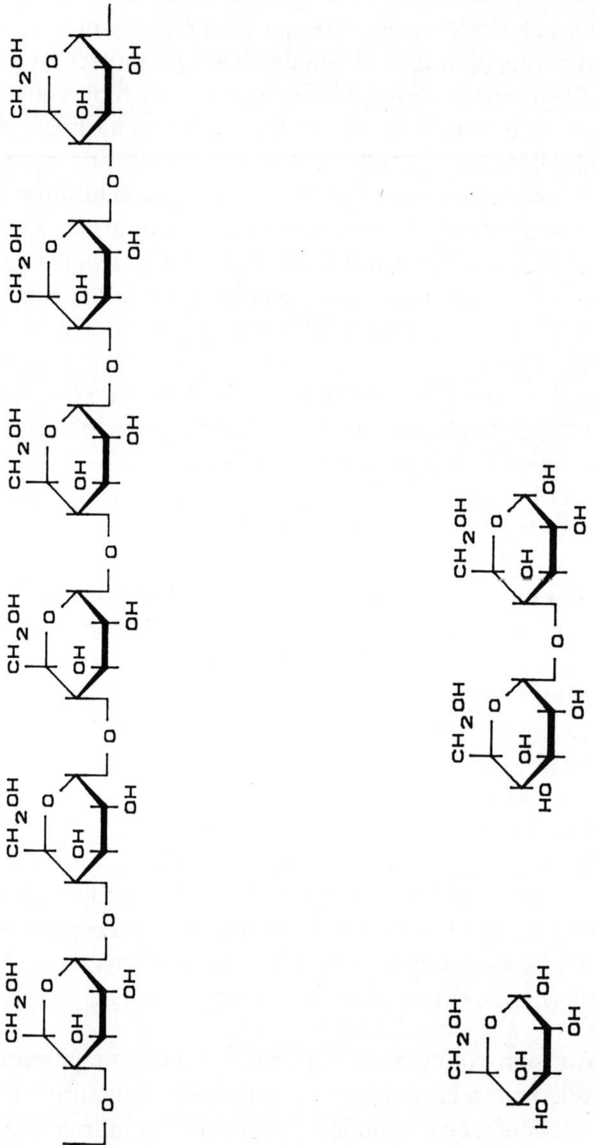

Figura 4.4 Amilosa – la forma del almidón de cadena lineal

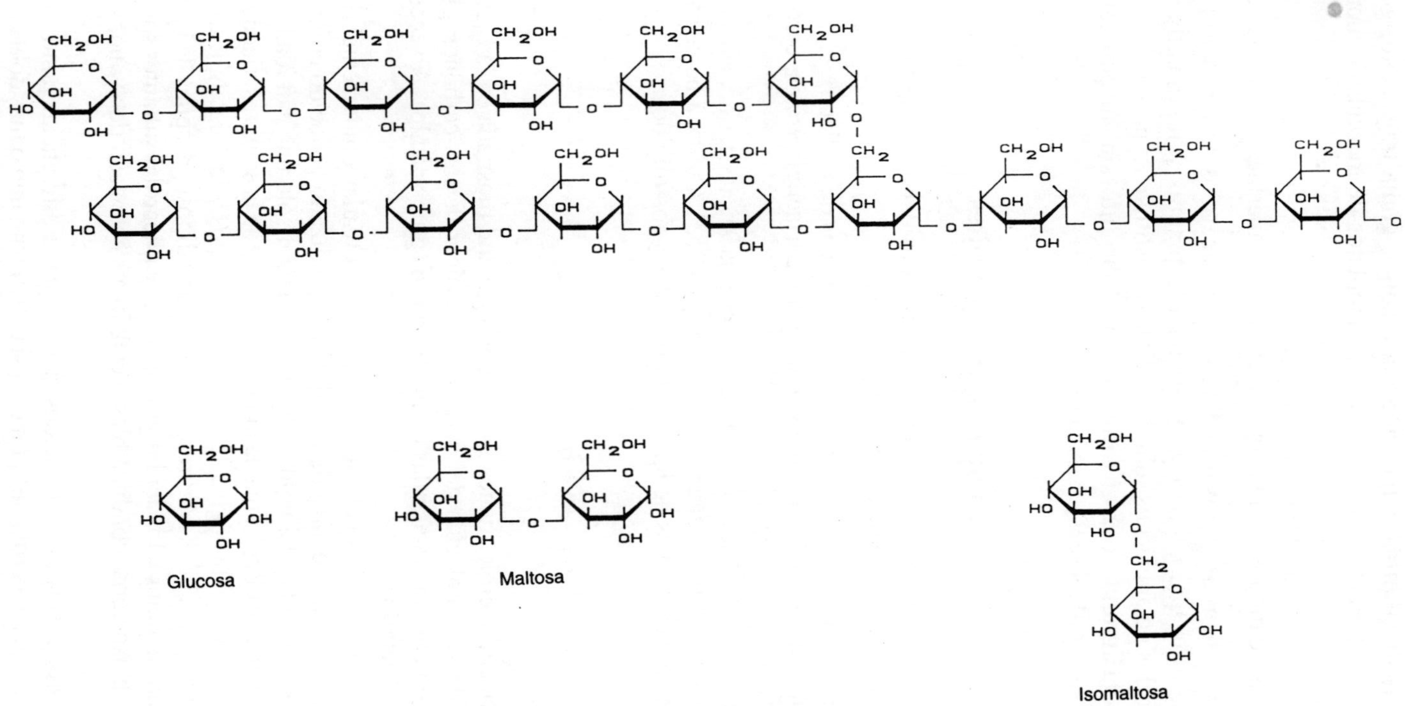

Figura 4.5 Amilopectina – la forma ramificada del almidón
El glucógeno, el carbohidrato de reserva del músculo e hígado de los mamíferos, tiene la misma estructura ramificada que la amilopectina (ver también Figura 6.14 en la página 160).

e. **Gomas de plantas** como la goma arábiga, goma tragacanto, goma de algarroba y goma guar – polímeros complejos de mezclas de monosacáridos;
f. **Mucílagos**, como alginatos, agar y carragenanos – polímeros complejos de mezclas de monosacáridos presentes en algas marinas y otras algas.

Celulosa, hemicelulosas e inulina son polisacáridos no amiláceos insolubles, mientras que pectina y las gomas de plantas y los mucílagos son polisacáridos no amiláceos solubles. El otro constituyente principal de la fibra dietética, la **lignina**, no es un carbohidrato en absoluto, sino un polímero complejo de varios alcoholes aromáticos.

Lípidos: grasas y aceites

Bajo el encabezamiento de lípidos pueden considerarse tres grupos de compuestos que son metabólicamente importantes:

a. Triacilgliceroles – los aceites y grasas comunes de la dieta;
b. Fosfolípidos – químicamente similares a los triacilgliceroles, pero con un grupo fosfato en la molécula;
c. Esteroides, incluyendo el colesterol (ver página 91), las hormonas esteroideas (ver página 229) y la vitamina D (ver página 253). Químicamente son completamente diferentes de los triacilgliceroles y fosfolípidos.

Triacilgliceroles

Los triacilgliceroles tienen la estructura general mostrada en la Figura 4.6. Constan de una molécula del derivado de azúcar de tres carbonos **glicerol**, esterificado con tres moléculas de **ácido graso** (grupos acilo). A veces se les llama **triglicéridos**.

Los triacilgliceroles constituyen una reserva tisular fundamental de combustible metabólico, dentro de un tejido especializado conocido como **tejido adiposo**. Las células del tejido adiposo contienen sólo una cantidad relativamente pequeña de citoplasma; la inmensa mayoría de la célula es triacilglicerol. Como se estudia en la página 158, los ácidos grasos y los triacilgliceroles son sintetizados, y añadidos a las reservas de tejido adiposo, después de una comida. Son hidrolizados y los ácidos grasos libres y glicerol resultantes son liberados para su uso como combustibles metabólicos en estado de ayuno.

Ácidos grasos. Hay diversos ácidos grasos, que se diferencian tanto en la longitud de la cadena carbonada como en si tienen o no uno o más dobles enlaces (–CH=CH–) en la cadena. Los que no presentan dobles enlaces se conocen

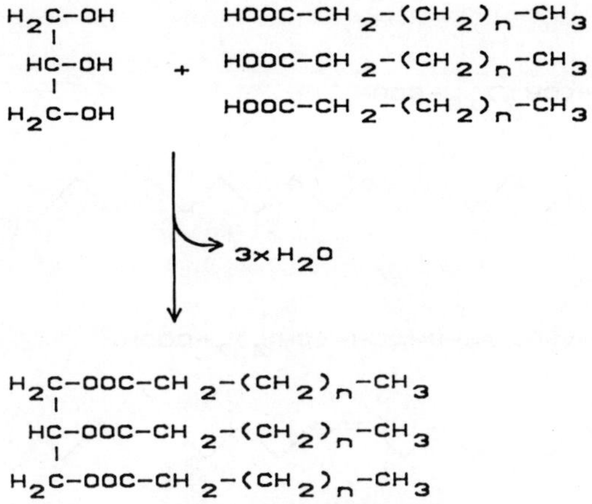

Figura 4.6 Triacilgliceroles

Los triacilgliceroles se forman por una reacción de condensación entre una molécula de glicerol y tres moléculas de ácidos grasos. Los tres ácidos grasos de cada molécula de cualquier triglicérido no tienen porqué ser el mismo. (Ver también Figura 6.13 en la página 159).

Tabla 4.1 La nomenclatura de los ácidos grasos

	átomos de carbono	*dobles enlaces*		*primer doble enlace*
Ácidos grasos saturados				
Butírico	4	0		C4:0
Caproico	6	0		C6:0
Caprílico	8	0		C8:0
Cáprico	10	0		C10:0
Láurico	12	0		C12:0
Mirístico	14	0		C14:0
Palmítico	16	0		C16:0
Esteárico	18	0		C18:0
Araquídico	20	0		C20:0
Ácidos grasos monoinsaturados				
Palmitoleico	16	1	6	C16:1 n-6
Oleico	18	1	9	C18:1 n-9
Ácidos grasos poliinsaturados				
Linoleico	18	2	6	C18:2 n-6
α-Linolénico	18	3	3	C18:3 n-3
γ-Linolénico	18	3	6	C18:3 n-6
Araquidónico	20	4	6	C20:4 n-6
Eicosapentaenoico	20	5	3	C20:5 n-3
Docosatetraenoico	22	4	6	C22:4 n-6
Docosapentaenoico	22	5	3	C22:5 n-3
Docosapentaenoico	22	5	6	C22:5 n-6
Docosahexaenoico	22	6	3	C22:6 n-3

$CH_3-(CH_2)_{16}-COOH$

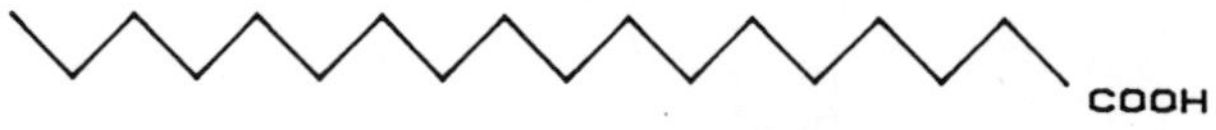

$CH_3-(CH_2)_7-CH=CH-(CH_2)_7-COOH$

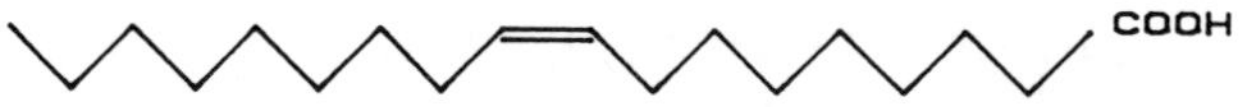

$CH_3-(CH_2)_3-(CH_2-CH=CH)_2-(CH_2)_7-COOH$

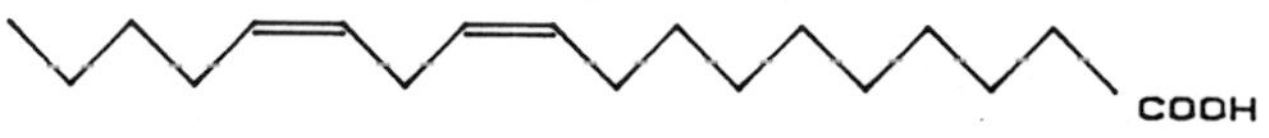

Figura 4.7 Tipos de ácido graso: saturado, monoinsaturado y poliinsaturado
Los ácidos grasos mostrados aquí tienen todos 18 átomos de carbono, y son: ácido esteárico (C18:0), ácido oleico (C18:1 ω-9) y ácido linoleico (C18:2 ω-6). Ver Tabla 4.1 para la nomenclatura de los ácidos grasos.

como **ácidos grasos saturados**, la cadena de carbonos está totalmente saturada con hidrógeno. Los que tienen dobles enlaces se conocen como ácidos grasos insaturados, la cadena carbonada no está completamente saturada con hidrógeno (ver página 42). Los ácidos grasos con sólo un doble enlace se conocen como **monoinsaturados**, mientras que los que tienen dos o más dobles enlaces como **poliinsaturados** (ver Figura 4.7).

Nótese que aunque correctamente son los ácidos grasos los que son saturados o insaturados, frecuentemente se habla de grasas saturadas e insaturadas. Esto no es realmente correcto y, en efecto, es improbable que las tres posiciones del glicerol de un triacilglicerol contuvieran ácidos grasos insaturados. La mayoría son una mezcla de diferentes tipos de ácidos grasos. Sin embargo, es útil hablar de que algunas grasas sean más o menos saturadas o insaturadas que otras. Lo que realmente significa es que las distintas grasas contienen diferentes proporciones de ácidos grasos saturados e insaturados, como se muestra en la Tabla 2.7 de la página 23.

Hay tres formas diferentes de nombrar a los ácidos grasos:

a. Muchos de ellos tienen nombres triviales, derivados del nombre de la fuente de donde fueron aislados originariamente; así el ácido oleico fue aislado por vez primera del aceite de oliva, el ácido esteárico del sebo de vaca, el ácido palmítico a partir del aceite de palma, etc.;

b. Todos ellos tienen nombres químicos sistemáticos, basados en el número de átomos de carbono de la cadena y el número de dobles enlaces (si los hay);

c. A menudo se usa una taquigrafía para mostrar simplemente el número de átomos de carbono de la molécula, seguido de dos puntos y del número de dobles enlaces. La posición del primer doble enlace a partir del grupo metilo del ácido graso se denota por n- o ω- (el carbono ω es el más alejado del carbono α, que es el carbono al cual está unido el grupo –COOH; ω es la última letra del alfabeto griego).

Ésta es la inversa de la forma química sistemática «correcta» de nombrar a los compuestos. La nomenclatura sistemática comienza en el átomo de carbono que contiene el grupo funcional por el cual el compuesto es nombrado (ver página 70). En la nomenclatura química sistemática, las posiciones de los dobles enlaces carbono-carbono de los ácidos grasos se numeran a partir del grupo carboxilo. Bioquímicamente, lo importante en los ácidos grasos insaturados es la posición del doble enlace carbono-carbono que esté más cercano al grupo metilo. Por tanto, para propósitos bioquímicos y nutricionales se numeran los átomos de carbono desde este extremo.

Ácidos grasos poliinsaturados. Los ácidos grasos poliinsaturados tienen dos o más dobles enlaces –CH=CH– en la molécula, y en los ácidos grasos poliinsaturados importantes nutricionalmente éstos están siempre en agrupamiento alternante con unidades $-CH_2-$, como:

$$-CH_2-CH=CH-CH_2-CH=CH-CH_2-$$

El grupo $-CH_2-$ es un grupo metileno, y este agrupamiento se conoce como «metileno-interrumpido».

En los ácidos grasos insaturados nutricionalmente importantes, y en la estructura de membrana, los dobles enlaces carbono-carbono están en configuración *cis-*, como se muestra en la Figura 4.7. Los isómeros *trans-* de ácidos grasos insaturados aparecen en los alimentos con alguna frecuencia, pero no tienen las funciones biológicas deseables de los isómeros *cis-*, y además los isómeros *trans-* de ácidos grasos insaturados tienen efectos nocivos, ya que distorsionan la estructura de las membranas celulares (ver página 89). Se recomienda que el consumo medio de ácidos grasos insaturados *trans-* no debe exceder el actual 2% de la ingesta energética.

Los ácidos grasos poliinsaturados tienen dos funciones principales en el organismo: en las membranas celulares (ver página 88), y como precursores para la síntesis de un grupo de compuestos que incluyen prostaglandinas, prostaciclinas y tromboxanos que funcionan como hormonas locales, siendo segregadas por las células en el fluido extracelular, y actúan sobre las células cercanas. Las prostaglandinas y los otros compuestos derivados de ácidos grasos poliinsaturados son importantes en la regulación de la agregación normal de las células sanguíneas, reacciones de inflamación, etc.

Los ácidos grasos poliinsaturados pueden ser interconvertidos en un cierto grado en el organismo, pero somos dependientes de la ingesta dietética de **ácido linoleico** (C18:2 ω-6) y **ácido linolénico** (C18:3 ω-3), ya que estos dos, que pueden considerarse cada uno de ellos como el padre de una familia de ácidos grasos relacionados, no pueden ser sintetizados en el organismo. Una ingesta de ácidos grasos poliinsaturados mayor de la cantidad que se necesita para satisfacer los requerimientos fisiológicos resulta beneficiosa en términos de disminuir la concentración plasmática de colesterol y reducir el riesgo de aterosclerosis y enfermedad isquémica cardíaca. El **requerimiento** es menos del 1% de la ingesta energética, pero se **recomienda** que el 6% de la ingesta energética provenga de ácidos grasos poliinsaturados.

Fosfolípidos

Los fosfolípidos son, como su nombre indica, lípidos que también contienen el elemento fósforo, como grupo fosfato. Constan de glicerol esterificado con dos moléculas de ácido graso, uno de los cuales (esterificando al carbono 2 del glicerol) es normalmente un ácido graso poliinsaturado. El tercer grupo hidroxílico del glicerol no está esterificado con un ácido graso como en los triacilgliceroles, sino con un fosfato. El fosfato a su vez está esterificado con uno de una variedad de compuestos, que incluyen el aminoácido serina (ver página 93), etanolamina (que se forma a partir de la serina), colina (que se forma a partir de etanolamina), inositol o algún otro compuesto.

Un fosfolípido que no tiene esterificado el fosfato se conoce como ácido fosfatídico, y los fosfolípidos completos se llaman fosfatidilserina, fosfatidiletanolamina, fosfatidilcolina (también llamada lecitina), fosfatidilinositol, etc.

Un tipo específico de fosfatidilcolina en el cual los dos ácidos grasos son palmitato, es el constituyente principal del **surfactante pulmonar**. La incapacidad para sintetizar surfactante pulmonar es la causa de la dificultad respiratoria en niños prematuros.

Además de su papel en la estructura de membranas celulares (estudiado más abajo), el fosfatidilinositol tiene un papel especializado en las membranas, liberando trifosfato de inositol y diacilglicerol como segundos mensajeros intracelulares en respuesta a la acción de las hormonas, etc., uniéndose a la superficie externa de las membranas celulares (ver página 234).

Agrupamiento de los lípidos para formar membranas celulares. Ya hemos visto que los ácidos grasos pueden interaccionar tanto con los lípidos como con el agua, porque tienen regiones tanto hidrófobas como hidrófilas en la

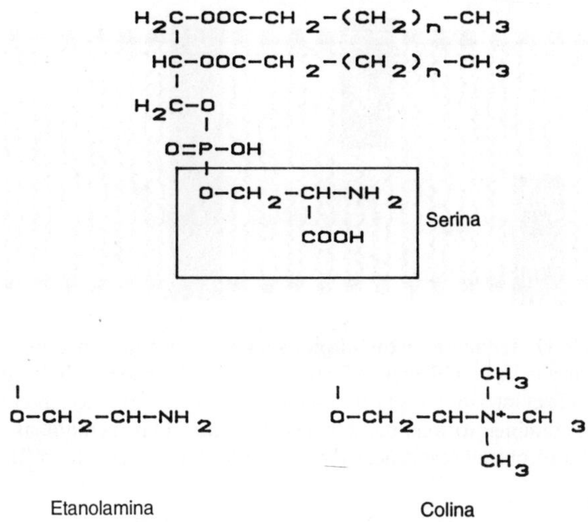

Figura 4.8 Estructura de los fosfolípidos
Los fosfolípidos están formados por glicerol, esterificado por dos ácidos grasos (como en los triacilgliceroles, ver Figura 4.6). El tercer grupo hidroxilo del glicerol está esterificado por un fosfato. A su vez, el fosfato está esterificado por uno de varios compuestos diferentes. En este ejemplo, el compuesto del recuadro es el aminoácido serina, y el fosfolípido resultante es la fosfatidilserina. Dos fosfolípidos adicionales derivan de la fosfatidilserina, por modificación de serina, para dar etanolamina (mostrada a la izquierda) o colina (mostrada a la derecha). Estos fosfolípidos se conocen como fosfatidiletanolamina y fosfatidilcolina, respectivamente.

molécula (ver Figura 3.8 en la página 60). Los fosfolípidos pueden interaccionar tanto con lípidos como con el agua de la misma manera; la molécula del fosfolípido tiene dos cadenas hidrófobas que proceden de sus dos ácidos grasos, y una región muy hidrófila formada por el fosfato y el grupo unido a él.

Los fosfolípidos forman rápidamente una doble capa (conocida como **bicapa lipídica**), con las cadenas hidrófobas de dos capas de moléculas interaccionando una con la otra en el centro de la bicapa. Ambas superficies de la bicapa están formadas por los grupos hidrófilos, los cuales interaccionan con el agua. Ésta es la base de la estructura de las membranas alrededor y en el interior de las células (ver Figura 4.9).

Además de fosfolípidos, la parte lipídica interior de la bicapa de membrana contiene colesterol (ver más adelante) y vitamina E (ver página 258). La presencia de ácidos grasos *cis*-poliinsaturados en los fosfolípidos de membrana es esencial para el empaquetamiento adecuado de los lípidos a la hora de formar la membrana y mantener su fluidez. Los isómeros *trans*- no pueden tener la misma disposición en la membrana y distorsionan la estructura.

Las membranas contienen también **proteínas**. Pueden estar localizadas en la superficie externa o interna de la membrana, y algunas de las proteínas de

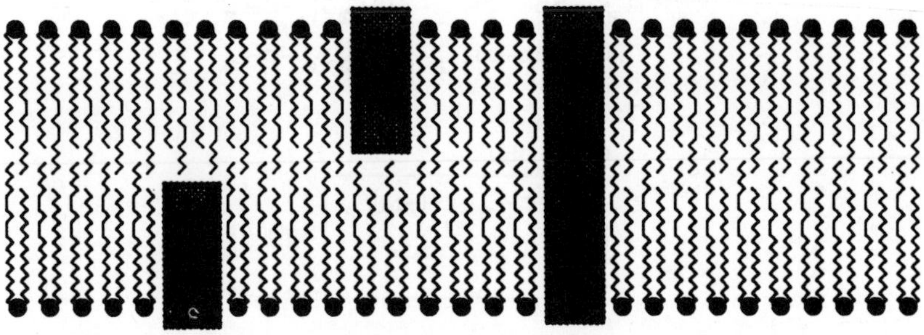

Figura 4.9 Ordenación de fosfolípidos para formar membranas celulares
Las membranas constan de una bicapa de fosfolípidos, con las cadenas hidrófobas de los ácidos grasos dirigidas hacia el interior y los grupos hidrófilos, hacia el exterior, interaccionando con el agua. Las proteínas también forman parte de la estructura de las membranas. Dichas proteínas tienen una región hidrófoba que está encajada en el lípido, y una región hidrófila que interacciona con el agua.

membrana más importantes se extienden a lo largo de la anchura total de la membrana, e interaccionan con el agua en ambas superficies. Todas las proteínas asociadas a membranas tienen regiones hidrófobas, que interaccionan con los lípidos, y regiones hidrófilas, que sobresalen de la capa lipídica e interaccionan con el agua. (Ver página 95 para un estudio de la estructura de la proteína y página 232 para el papel de las proteínas de membrana en las respuestas a las hormonas).

Las membranas, tanto las del interior de la célula como las que rodean a la célula, no son estructuras estáticas rígidas, sino que tienen un considerable grado de **fluidez**. Las proteínas pueden moverse alrededor de la bicapa lipídica y algunas regiones de membrana pueden formar vesículas para el transporte de compuestos hacia dentro y hacia afuera de la célula. Una región de la membrana celular puede invaginarse, para formar una depresión en la superficie celular que se profundiza, y el espacio que comunica con el exterior se cierra, hasta que se haya formado en el interior de la célula una vesícula separada, encerrada por membrana. Éste es el proceso de **endocitosis**.

El proceso inverso ocurre en la **secreción** de proteínas, hormonas y neurotransmisores desde la célula. Los compuestos que van a ser excretados son sintetizados o acumulados en vesículas rodeadas de membrana. Estas vesículas luego emigran a la superficie de la célula, donde la membrana de la vesícula se funde con la membrana celular, dando lugar a la formación de un poro en la membrana, a través del cual los contenidos de la vesícula pueden ser excretados hacia el fluido extracelular.

Colesterol y los esteroides

Como puede verse en la Figura 4.10, los esteroides son químicamente diferentes de los triacilgliceroles o fosfolípidos. Sin embargo, los esteroides son también moléculas hidrófobas, y poseen en común algunas propiedades químicas y físicas con otros lípidos.

El compuesto madre de todos los esteroides en el organismo es el **colesterol**; diferentes esteroides se forman por sustitución de uno o más de los hidrógenos por grupos hidroxilo o grupos cetónicos, y en algunos casos por acortamiento de la cadena lateral.

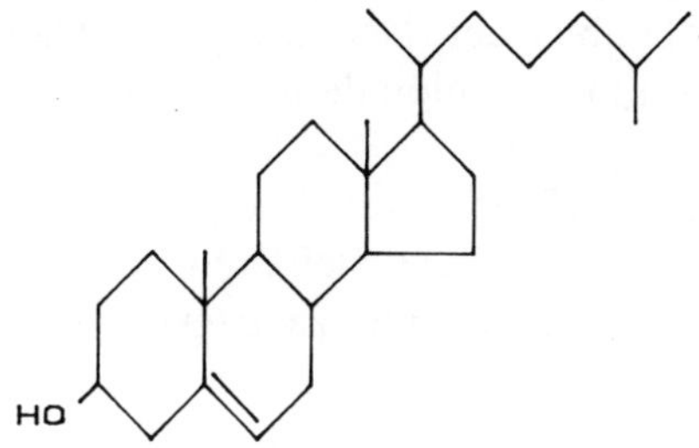

Colesterol

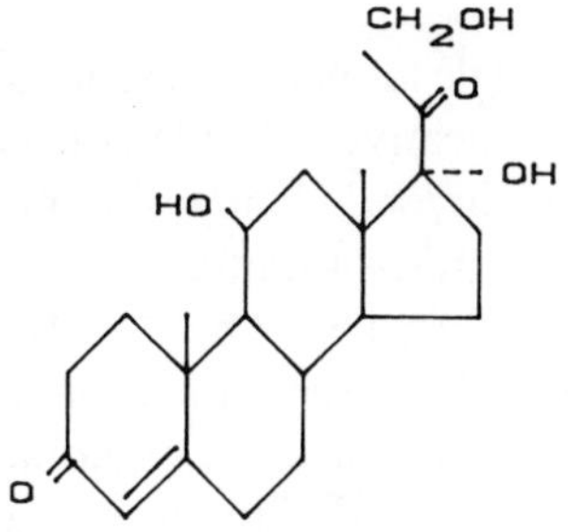

Cortisol

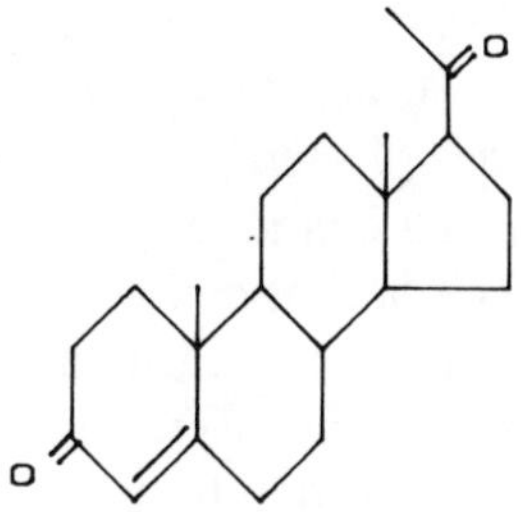

Progesterona

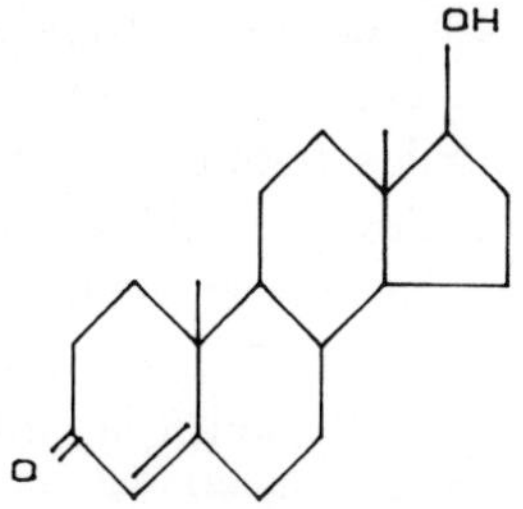

Testosterona

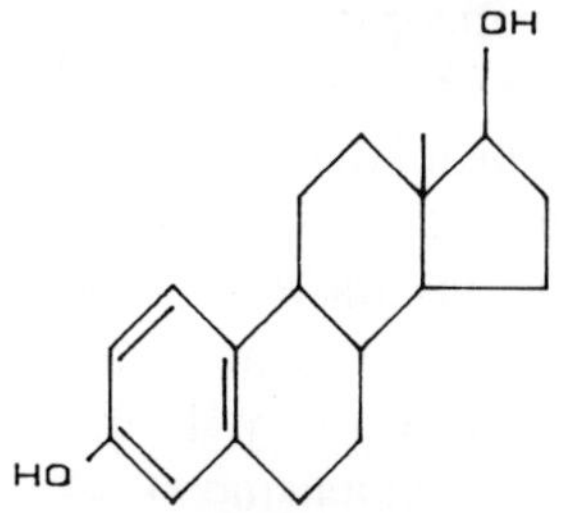

Estradiol

Figura 4.10 Colesterol y algunas hormonas esteroides

Todas las hormonas esteroides se sintetizan a partir del colesterol. Cambios relativamente sutiles (como la adición de un grupo oxo o hidroxilo) tienen importantes efectos sobre la capacidad de diferentes esteroides para interaccionar con receptores específicos, y sobre las acciones fisiológicas de las hormonas (ver página 235).

Aparte del colesterol, que tiene un papel principal en la estructura de la membrana y en la síntesis de sales biliares (ver página 141), los esteroides son **hormonas,** compuestos sintetizados en un tejido, y a continuación liberados a la circulación para actuar en una gran variedad de tejidos. Algunas de las hormonas esteroideas importantes incluyen el cortisol, y los esteroides sexuales, estrógenos y progesterona (las cuales son importantes en el control de la biología de la reproducción en las hembras) y testosterona (que es la principal hormona sexual masculina). La vitamina D es un derivado del colesterol, y puede ser también considerada como una hormona esteroidea (ver página 253). El mecanismo de acción de las hormonas esteroideas se estudia en la página 235.

El colesterol que se requiere para la síntesis de la membrana celular, y la cantidad mucho más pequeña que se necesita para la síntesis de hormonas esteroides, puede ser sintetizado en el organismo o proporcionado por la dieta. No hay requerimiento de colesterol en la dieta.

Una elevada concentración de colesterol en plasma es un factor de riesgo para la aterosclerosis y la enfermedad cardíaca isquémica; concentraciones de colesterol por encima de 5,2 mmol/l se asocian con incremento del riesgo, y entre 4-4,5 mmol/l con el mínimo riesgo.

Apenas hay evidencia de que para la mayoría de las personas sanas la ingesta dietética de colesterol tenga algún efecto significativo sobre la concentración plasmática de colesterol. Diversos factores, incluyendo la ingesta total de grasa dietética y las cantidades relativas de ácidos grasos saturados e insaturados, pueden afectar la cantidad de colesterol que se forma en el hígado. Los ácidos grasos saturados generalmente incrementan la velocidad de síntesis del colesterol y los ácidos grasos insaturados la reducen. Ésta es la base de la recomendación de que la grasa proporcione el 30% de la ingesta energética, con sólo un 10% a partir de los ácidos grasos saturados (ver página 20).

En general, si la ingesta dietética de colesterol preformado es relativamente elevada, entonces la síntesis en el hígado se reducirá. Sólo en las personas con defectos genéticos del control de la síntesis del colesterol (hiperlipidemia familiar) la ingesta dietética de colesterol tiene un efecto significativo sobre el colesterol plasmático. Sin embargo, las principales fuentes de colesterol preformado en la dieta son las mismas grasas animales que son las principales fuentes de ácidos grasos saturados (los cuales tienden a incrementar la síntesis de colesterol). Una menor ingesta de estos alimentos reducirá la ingesta de colesterol preformado y, lo que es más importante, reducirá la síntesis de colesterol en el organismo.

Aminoácidos, péptidos y proteínas

Las proteínas son grandes polímeros. A diferencia del almidón y el glucógeno, que son polímeros de un solo tipo de unidad monomérica (gluco-

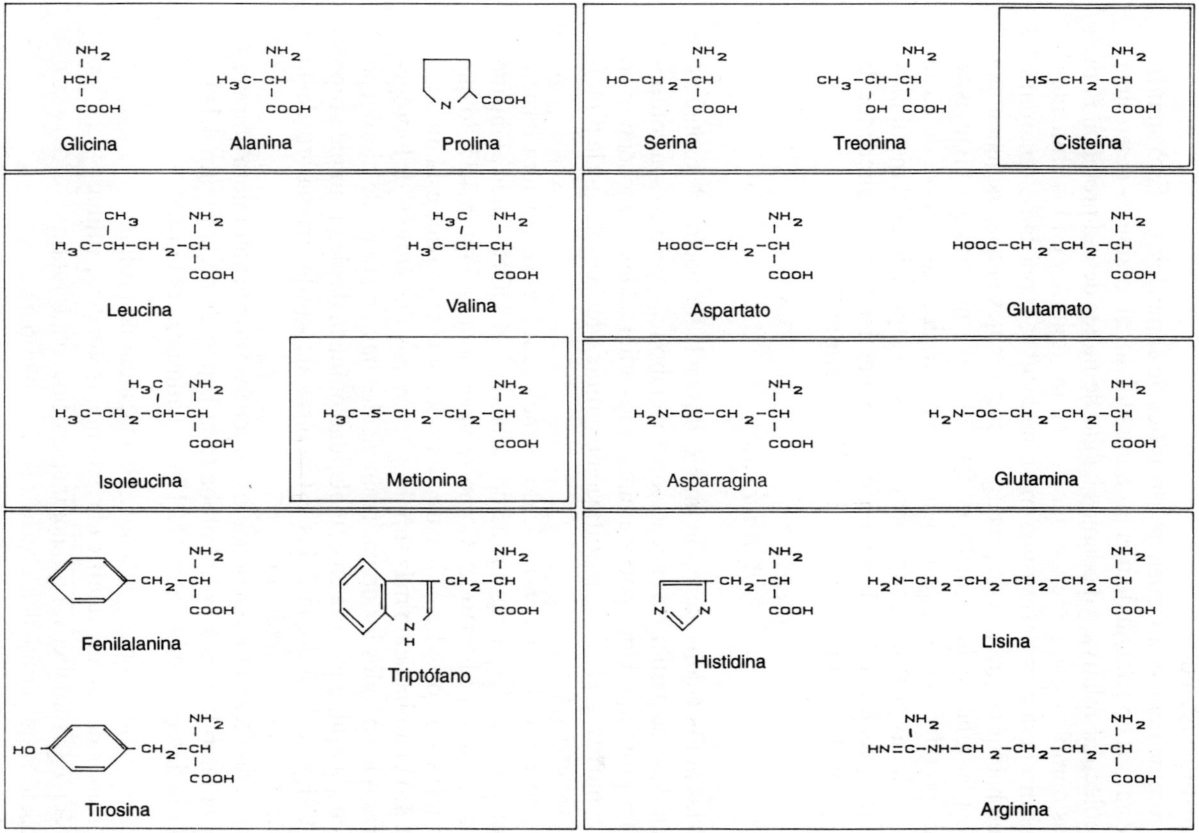

Figura 4.11 Los aminoácidos

Veinte aminoácidos forman las proteínas. Pueden clasificarse de acuerdo con la química de sus cadenas laterales. Los aminoácidos de los recuadros de la izquierda tienen cadenas laterales hidrófobas (aunque la tirosina tiene un grupo hidroxílico y puede, por tanto, interaccionar con agua de alguna manera), mientras que los aminoácidos de los recuadros de la derecha son hidrófilos.

sa), las proteínas constan de 20 aminoácidos diferentes. Hay casi una variedad infinita de proteínas, compuestas de diferente número de los distintos aminoácidos (entre 50-1.000 aminoácidos en una molécula de proteína sencilla), en diferente orden. Hay unas 50.000 proteínas y polipéptidos diferentes en el organismo humano.

Cada proteína tiene una secuencia específica de aminoácidos. Esto significa que si estamos considerando una proteína individual, podemos determinar su masa molecular relativa, y podemos hablar de moles de esa proteína. Para las mezclas complejas de proteínas que hay en los tejidos y en los alimentos, obviamente no podemos definir una masa molecular, y por tanto tendremos todavía que hablar de gramos de proteína. Las proteínas pequeñas tienen una masa molecular relativa de alrededor de $50\text{-}100 \times 10^3$, mientras que algunas de las grandes proteínas complejas tienen una masa molecular relativa de hasta 10^6. Además de las proteínas, son importantes en la regulación del metabolismo polímeros más pequeños de aminoácidos, conteniendo hasta alrededor de 50 aminoácidos. En conjunto se conocen como **polipéptidos**.

Aminoácidos

Son 20 los aminoácidos que están implicados en la formación de proteínas, y varios más los que participan en reacciones metabólicas, pero no son componentes de las proteínas. Unos pocos aminoácidos adicionales se encuentran en proteínas como resultado de su modificación química después de que la proteína ha sido sintetizada.

Químicamente todos los aminoácidos tienen la misma estructura básica: un grupo amino ($-NH_2$) y un grupo ácido carboxilo (–COOH) unido al mismo átomo de carbono (el carbono α). Como se muestra en la Figura 4.11, lo que difiere entre los aminoácidos es la naturaleza del otro grupo que está unido al carbono α. En el aminoácido más simple, glicina, hay dos átomos de hidrógeno, mientras que en todos los demás aminoácidos hay un átomo de hidrógeno y una cadena lateral, que varía en complejidad química desde el simple grupo metilo ($-CH_3$) de la alanina a las estructuras de anillo aromático de la fenilalanina, tirosina y triptófano.

Podemos clasificar a los aminoácidos de acuerdo con la naturaleza química de la cadena lateral; si ésta es hidrófoba (a la izquierda de la Figura 4.11) o hidrófila (a la derecha de la Figura 4.11) y la naturaleza del grupo:

a. Aminoácidos hidrófobos pequeños: glicina, alanina, prolina;
b. Aminoácidos de cadena ramificada: leucina, isoleucina, valina;
c. Aminoácidos aromáticos: fenilalanina, tirosina, triptófano;
d. Aminoácidos que contienen azufre: cisteína, metionina;
e. Aminoácidos hidrófilos neutros: serina y treonina;
f. Aminoácidos acídicos: ácidos glutámico y aspártico;
g. Amidas de los aminoácidos acídicos: glutamina y asparragina;
h. Aminoácidos básicos: lisina, arginina, histidina.

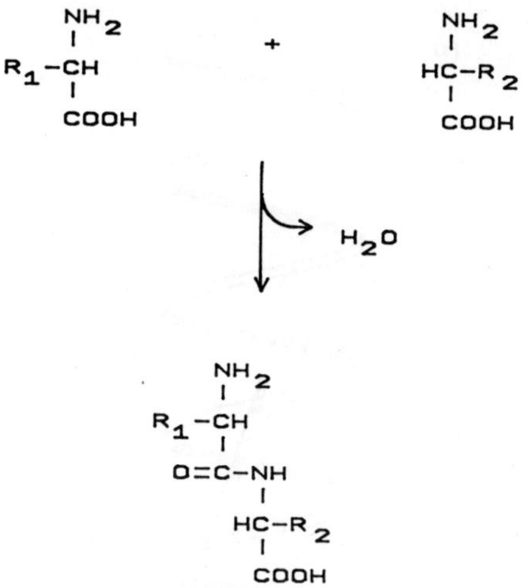

Figura 4.12 Enlace peptídico entre dos aminoácidos

El enlace peptídico se forma por una reacción de condensación entre el grupo carboxilo (–COOH) de un aminoácido y el grupo amino (–NH_2) de otro. Podemos describir un aminoácido usando «-R» para representar la cadena lateral cuando no importa qué aminoácido estamos considerando. Si deseamos mostrar que se trata de dos aminoácidos diferentes, podemos representar sus cadenas laterales como «–R_1» y «–R_2».

Estructura de las proteínas

Las proteínas están compuestas de cadenas lineales de aminoácidos, unidos por condensación del grupo carboxilo de uno con el grupo amino de otro, para formar un **enlace peptídico** (ver Figura 4.12). Las cadenas de aminoácidos unidos de esta forma se conocen como polipéptidos.

Estructura primaria. La secuencia de aminoácidos de una proteína es su estructura primaria, que es diferente para cada proteína, aunque proteínas que están estrechamente relacionadas con otras a menudo tienen estructuras primarias similares. La estructura primaria de una proteína está determinada por el gen que contiene la información para esa proteína (ver páginas 99 y 214).

Estructura secundaria. Las cadenas de polipéptidos se pliegan de varias formas. Dos tipos principles de interacción química son responsables de este plegamiento: los enlaces de hidrógeno entre el oxígeno de un enlace peptídico y el nitrógeno de otro (ver página 57) y las interacciones entre las cadenas laterales de los aminoácidos. Dependiendo de la naturaleza de las cadenas laterales, diferentes regiones de la cadena pueden plegarse en uno de los siguientes modelos:

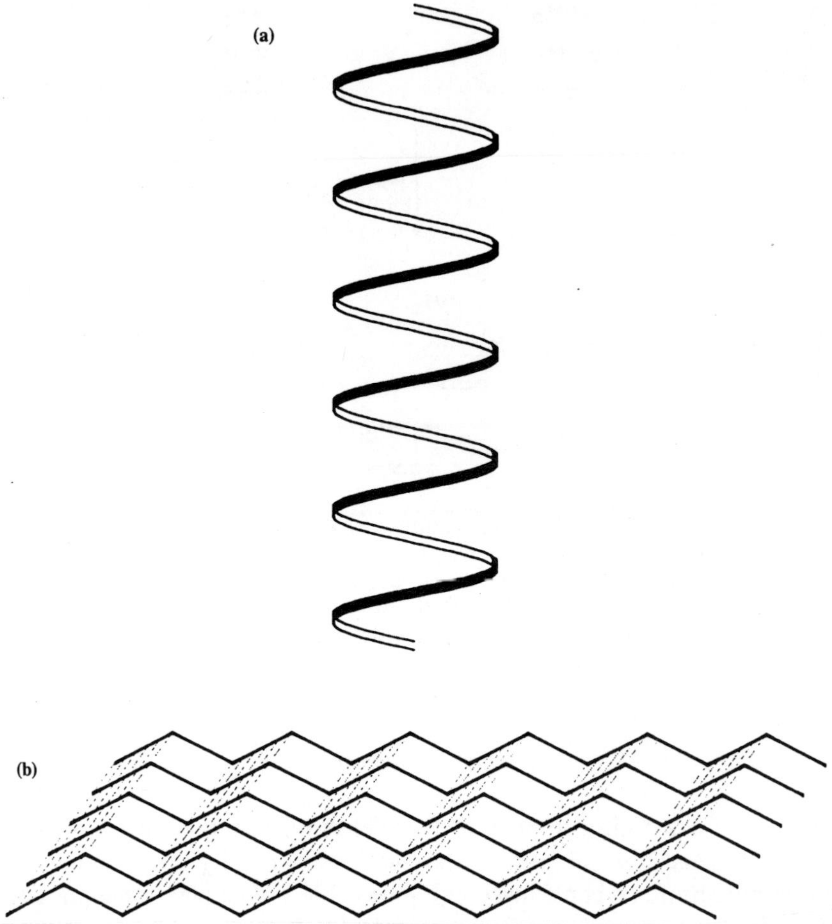

Figura 4.13 Estructura secundaria de las proteínas

a) En la α-hélice, mostrada a la izquierda, una cadena simple de aminoácidos está enrollada en forma de hélice.

b) En la β-hoja plegada, mostrada a la derecha, varias hebras de aminoácidos descansan unas a lo largo de las otras, formando una superficie plegada u ondulada.

a. **α-Hélice**, en la que el esqueleto dorsal peptídico de la proteína adopta una forma en espiral (hélice) (ver Figura 4.13a);
b. **β-Hoja plegada**, en la que algunas regiones de la cadena polipeptídica descansan una al lado de otra, formando una superficie plegada (ver Figura 4.13b). Hay dos tipos diferentes de hoja plegada, con las cadenas adyacentes de los polipéptidos situándose en la misma dirección (hoja plegada paralela) o en direcciones opuestas (cadena plegada antiparalela).

Estos dos tipos de estructura secundaria son debidos principalmente a los enlaces de hidrógeno entre el grupo C=O de un enlace peptídico (el oxígeno es electronegativo y tiene una carga parcial δ^-) y el H–N de otro enlace peptídico (el nitrógeno es también electronegativo, de forma que el hidrógeno tiene una carga parcial δ^+). En la α-hélice los enlaces de hidrógeno se forman entre enlaces peptídicos que están cerca unos de otros en la secuencia primaria. En la β-hoja plegada los enlaces de hidrógeno se forman entre uniones peptídicas de diferentes partes de la secuencia primaria.

Además, existen dos tipos adicionales de estructura secundaria:

a. **Horquillas y asas,** en las que pequeñas regiones de la cadena polipeptídica forman recodos muy apretados;
b. **Enrollamiento al azar,** en el que no hay estructura organizada reconocible. Aunque parezca que la disposición al azar no es una estructura organizada, para cualquier proteína dada la forma de una región en enrollamiento al azar será siempre la misma.

Una proteína puede tener varias regiones de α-hélice, β-hoja plegada (paralela y/o antiparalela), horquillas y enrollamiento al azar, todas en la misma molécula.

Estructura terciaria. Habiendo formado regiones de estructura secundaria, a continuación la molécula total de proteína se pliega dando lugar a una figura compacta. Éste es el tercer nivel de estructura (terciario).

Se debe en gran parte al resultado de interacciones de las cadenas laterales de los aminoácidos, tanto entre sí como con el entorno. Las proteínas que están en un medio acuoso en la célula adoptan generalmente una estructura terciaria en la que las cadenas laterales hidrófobas de aminoácidos están hacia el interior de la molécula y pueden interaccionar entre sí, mientras que las cadenas laterales hidrófilas se exponen al exterior para interaccionar con agua. En contraste, las proteínas que están encajadas en membranas (ver Figura 4.9) tienen una región hidrófoba en el exterior, para interaccionar con los lípidos de membrana.

En la formación de la estructura terciaria pueden estar implicadas dos interacciones adicionales entre las cadenas laterales de los aminoácidos:

a. El grupo amino de la cadena lateral de la lisina puede formar un enlace peptídico con el grupo carboxilo del aspartato o glutamato (ver Figura 4.14);
b. Los grupos sulfhidrilo de dos moléculas de cisteína pueden ser oxidados, para formar un puente disulfuro entre dos partes de la cadena proteica (ver Figura 4.15).

Puesto que la forma en la que se pliega una cadena de proteína está determinada por interacciones entre cadenas laterales de aminoácidos, obviamente

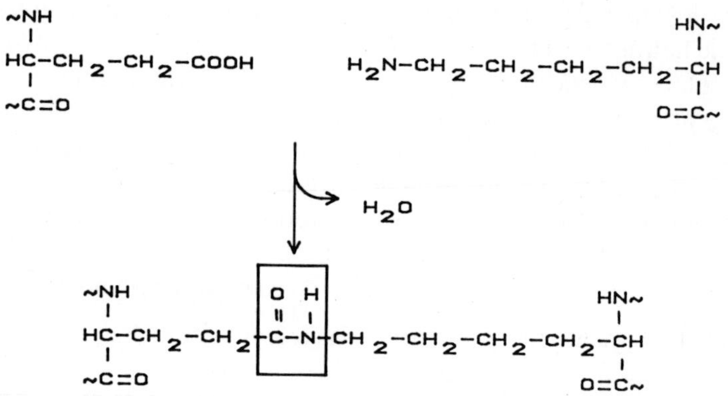

Figura 4.14 Uniones cruzadas entre cadenas de péptidos de las proteínas: La formación de puentes peptídicos

El grupo carboxilo de la cadena lateral de glutamato en una región de una proteína puede sufrir una condensación con el grupo amino de la cadena lateral de lisina de otra región, formando un enlace peptídico entre las dos cadenas laterales, uniéndose de esta forma las dos regiones de la proteína.

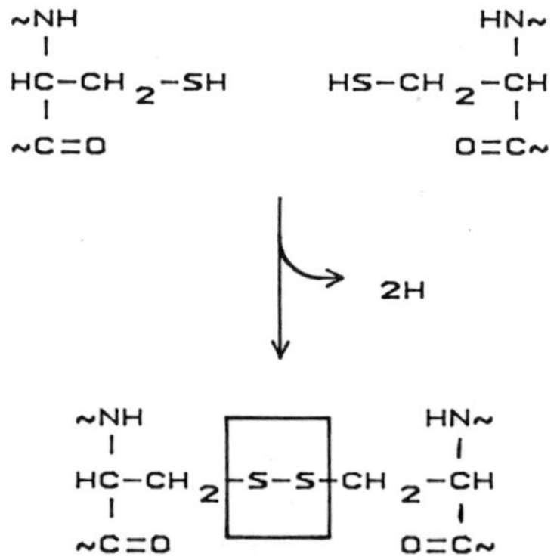

Figura 4.15 Uniones cruzadas entre cadenas de péptidos de las proteínas: Formación de puentes disulfuro

Los grupos sulfhidrilo (–SH) de dos moléculas de cisteína de diferentes regiones de una proteína pueden sufrir una reacción de oxidación (la pérdida de 2H captados por un aceptor de algún tipo) para formar un puente disulfuro (–S–S–) entre las dos cadenas laterales, uniendo así las dos regiones de la proteína.

depende tanto de la secuencia de aminoácidos (estructura primaria) como de la forma en que diferentes regiones se aproximen una a la otra en la estructura secundaria. La figura adoptada es característica de la proteína particular y es esencial para sus funciones estructurales y catalíticas (enzimas).

Estructura cuaternaria. Algunas proteínas constan de más de una cadena polipeptídica. La estructura cuaternaria es la forma en que estas cadenas polipeptídicas interaccionan entre sí después de que se hayan enrollado individualmente hasta sus estructuras secundarias y terciarias. Las interacciones entre las subunidades de proteínas complejas, implicando cambios en la estructura cuaternaria, son importantes en la hemoglobina y en un determinado número de enzimas (ver página 119).

Desnaturalización de proteínas. Aparte de los enlaces covalentes formados por reacción entre las cadenas laterales de lisina y aspartato o glutamato y los puentes disulfuro, la estructura de las proteínas se mantiene por fuerzas no covalentes relativamente débiles: interacciones iónicas, enlaces de hidrógeno y fuerzas de van der Waals.

Como todas las moléculas, las proteínas vibran, y cuando la temperatura aumenta, también aumenta la vibración. Finalmente, esta vibración rompe las débiles fuerzas no covalentes que sostienen la proteína en su estructura organizada. Cuando esto sucede, las proteínas se vuelven frecuentemente insolubles. A este proceso se le denomina desnaturalización, una pérdida de la primitiva estructura de la proteína. La desnaturalización puede observarse rápidamente cuando por ejemplo la clara de huevo que es líquida se vuelve sólida y opaca al cocerlo. Lo que está sucediendo es que las proteínas de la clara del huevo están desnaturalizándose e insolubilizándose. (Ver también el estudio de la desnaturalización de enzimas por el calor en la página 115).

La desnaturalización de las proteínas es importante en nutrición. La estructura compacta de las proteínas significa que son relativamente resistentes a la acción de enzimas digestivas, que actúan para hidrolizar los enlaces peptídicos entre aminoácidos individuales (ver página 142). Las proteínas que han sido desnaturalizadas han perdido su estructura compacta, y son accesibles a las enzimas digestivas muchos más enlaces peptídicos. Las proteínas cocinadas generalmente son digeridas más rápidamente. El ácido del jugo gástrico también es importante, ya que el ácido relativamente fuerte también rompe enlaces de hidrógeno y desnaturaliza las proteínas.

Los ácidos nucleicos

Purinas y pirimidinas: las bases de los ácidos nucleicos

Dos grupos de compuestos heterocíclicos son especialmente importantes en bioquímica: las purinas adenina y guanina, y las pirimidinas uracilo, citosina y timina (ver Figura 4.16).

Estos cinco compuestos forman **nucleósidos** por reacción con azúcares, bien ribosa o desoxirribosa. Estos nucleósidos se conocen como adenosina,

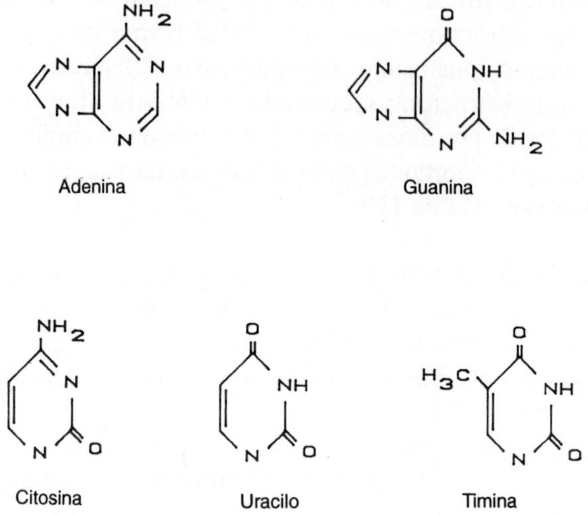

Figura 4.16 Purinas y pirimidinas (las bases de los ácidos nucleicos)
Las purinas son adenina y guanina. Las pirimidinas son citosina, uracilo y timina.

guanosina, uridina, citidina y timidina. Cuando el azúcar es la desoxirribosa, los nucleósidos (denominados de forma correcta desoxinucleósidos) se conocen como desoxiadenosina, etc.

La fracción de azúcar del nucleósido puede estar esterificada con el fosfato (fosforilada), para formar un **nucleótido** (o desoxinucleótido si el azúcar es la desoxirribosa). Los nucleótidos pueden tener uno, dos o tres grupos fosfato. Los nucleótidos de adenina se muestran en la Figura 4.17. Generalmente se abrevian los nombres, de forma que el trifosfato de adenosina es ATP, el difosfato de adenosina es ADP y el monofosfato de adenosina es AMP. Se usan abreviaturas similares para los otros fosfatos de nucleótidos: GTP, GDP y GMP para los nucleótidos de guanina; y similarmente, U para uridina; C para citidina y T para timidina.

Los nucleótidos de adenina (y de alguna manera también los nucleótidos de guanina) tienen un papel central en el metabolismo, como coenzimas, en una amplia variedad de reacciones. Proporcionan la unión entre la oxidación de combustibles metabólicos y el gasto de energía metabólica. La oxidación de combustibles metabólicos está acoplada a la fosforilación del ADP para formar ATP, mientras que en las reacciones biosintéticas, la bomba de iones a través de las membranas celulares y la contracción muscular están acopladas a la hidrólisis de ATP para proporcionar ADP y fosfato (ver página 133).

Los nucleótidos de adenina y guanina son también importantes en las señales intracelulares que se dan como respuesta a las acciones de hormonas y neurotransmisores sobre proteínas receptoras de la superficie celular. Esto lo estudiaremos en la página 233.

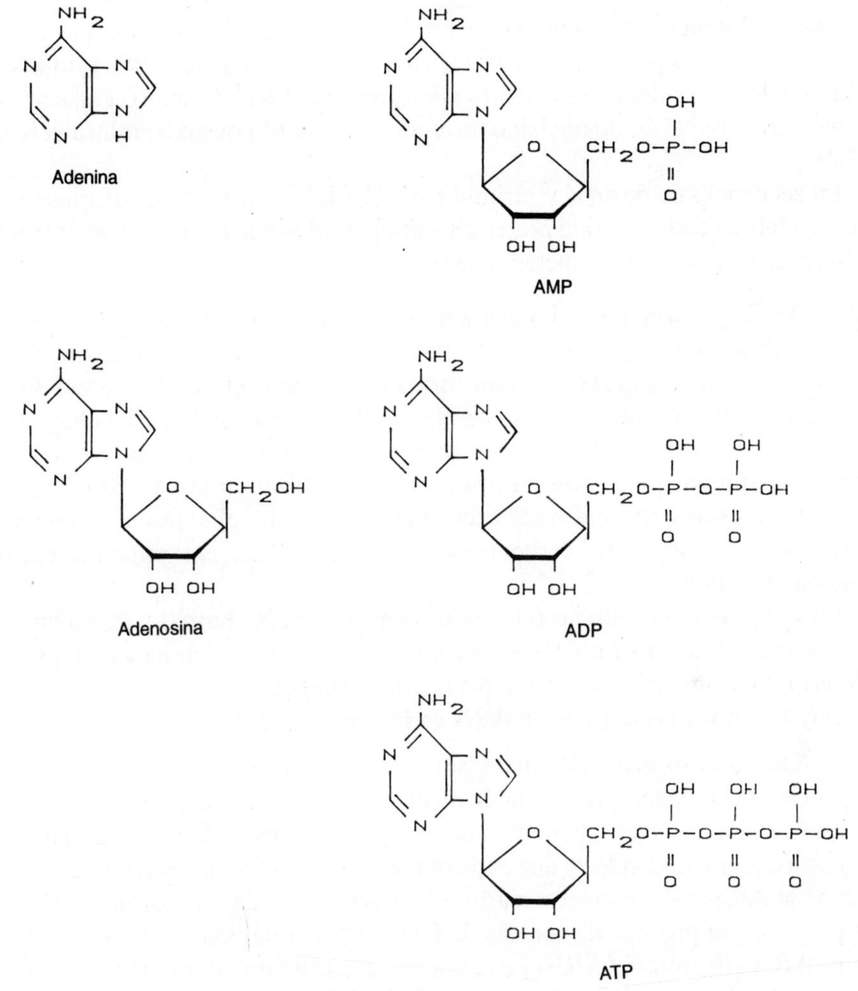

Figura 4.17 Adenina, adenosina y nucleótidos de adenina

La adenina puede unirse a la ribosa o a la desoxirribosa, para formar el nucleósido adenosina. Cuando el azúcar es fosforilado, el resultado es un nucleótido: con un fosfato, el producto es adenosina monofosfato, AMP; con dos fosfatos, el producto es adenosina difosfato, ADP; con tres fosfatos, el producto es adenosina trifosfato, ATP. Las otras purinas y pirimidinas pueden, de forma similar, formar nucleósidos y desoxinucleósidos:

Base	*Nucleósido*	*Nucleótidos*
adenina	adenosina	AMP, ADP, ATP
guanina	guanosina	GMP, GDP, GTP
citosina	citidina	CMP, CDP, CTP
uracilo	uridina	UMP, UDP, UTP
timina	timidina	TMP, TDP, TTP

Los ácidos nucleicos: ARN y ADN

Los ácidos nucleicos son polímeros lineales de nucleótidos de purina y pirimidina, unidos por enlaces diéster fosfato. Cuando el azúcar es la ribosa, el ácido nucleico resultante es el **ácido ribonucleico, ARN**. Cuando el azúcar es la desoxirribosa, el ácido nucleico resultante es el **ácido desoxirribonucleico, ADN**.

La secuencia de purinas y pirimidinas del ADN transporta la información para la síntesis de los 50.000 proteínas y polipéptidos que forman el organismo y controlan sus funciones metabólicas.

ARN: Ácido ribonucleico. La estructura de una pequeña región de ARN se muestra en la Figura 4.18; consta de un «eje» de unidades de ribosa y fosfato alternativas, con los grupos fosfato formando uniones entre el carbono 3 de una ribosa y el carbono 5 de la siguiente. En un extremo de la cadena hay una ribosa con un grupo hidroxilo libre en el carbono 3, mientras que en el otro extremo hay una ribosa con un grupo hidroxilo libre en el carbono 5. Nos referimos a estos extremos de la cadena de ARN como el extremo 3´(con un grupo hidroxilo libre en el carbono 3) y el extremo 5´(con un grupo hidroxilo libre en el carbono 5).

Las purinas y pirimidinas (en conjunto denominadas **bases**) sobresalen de la cadena de ribosa-fosfato. El ARN contiene las purinas adenina y guanina, y las pirimidinas uracilo y citosina. No contiene timina.

Hay tres tipos principales de ARN en la célula:

a. El **ARN mensajero (ARNm)** se sintetiza en el núcleo, como una copia de una hebra de ADN (proceso de **transcripción**, ver página 214). Después de esta edición del mensaje contenido en el ADN, dicha edición se transfiere hasta el citosol, donde se une a los ribosomas. La información transportada por el ARNm es entonces **traducida** a secuencia de aminoácidos de las proteínas, el proceso de síntesis de proteínas (ver página 221);
b. El **ARN ribosomal (ARNr)** es parte de la estructura de los ribosomas sobre la cual la proteína es sintetizada (ver página 218);
c. El **ARN de transferencia (ARNt)** proporciona la unión entre el ARNm y los aminoácidos requeridos para la síntesis de proteínas sobre el ribosoma (ver página 218).

ADN: Ácido desoxirribonucleico. La estructura de un corto segmento del ADN se muestra en la Figura 4.19. Al igual que el ARN, consta de un «eje» de unidades alternativas de azúcar y fosfato, con los grupos fosfato formando uniones entre el carbono 3 de un azúcar y el carbono 5 del siguiente. El azúcar del ADN es desoxirribosa. Como el ARN, la hebra de ADN tiene un hidroxilo 3´ libre en un extremo y un grupo hidroxilo 5´ libre en el otro. De nuevo las bases sobresalen del «eje» de azúcar-fosfato de la molécula.

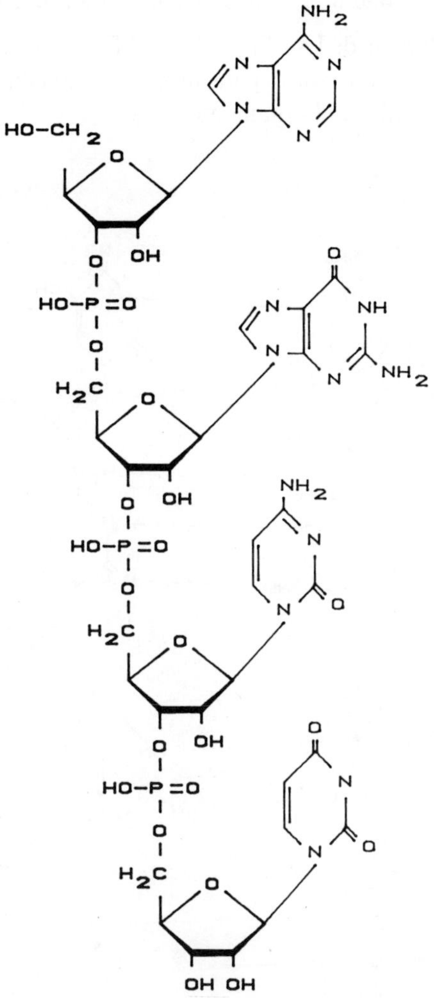

Figura 4.18 La estructura del ARN (ácido ribonucleico)

El ARN es un polímero lineal de nucleótidos, unidos por un puente fosfodiéster desde el carbono-3 de una ribosa hasta el carbono-5 de la siguiente. Las bases de purina y pirimidina de los nucleótidos «sobresalen» de este eje de azúcar-fosfato de la molécula. El extremo 3´de la molécula, con un grupo –OH libre en el C-3 de la ribosa, se muestra en la parte baja del diagrama, y el extremo 5´ en la parte alta del diagrama.

En el ADN las purinas son adenina y guanina, como en el ARN. Las pirimidinas son citosina (como en el ARN) y timina (en lugar de uracilo como en el ARN). El análisis químico del ADN muestra que dos pares de bases siempre aparecen en las mismas proporciones:

La cantidad de adenina = la cantidad de timina
La cantidad de guanina = la cantidad de citosina

Las cantidades relativas de [A+T] y [G+C] difieren de una especie de organismo a otro, pero son constantes para una determinada especie, y son las mismas en todas las células del organismo.

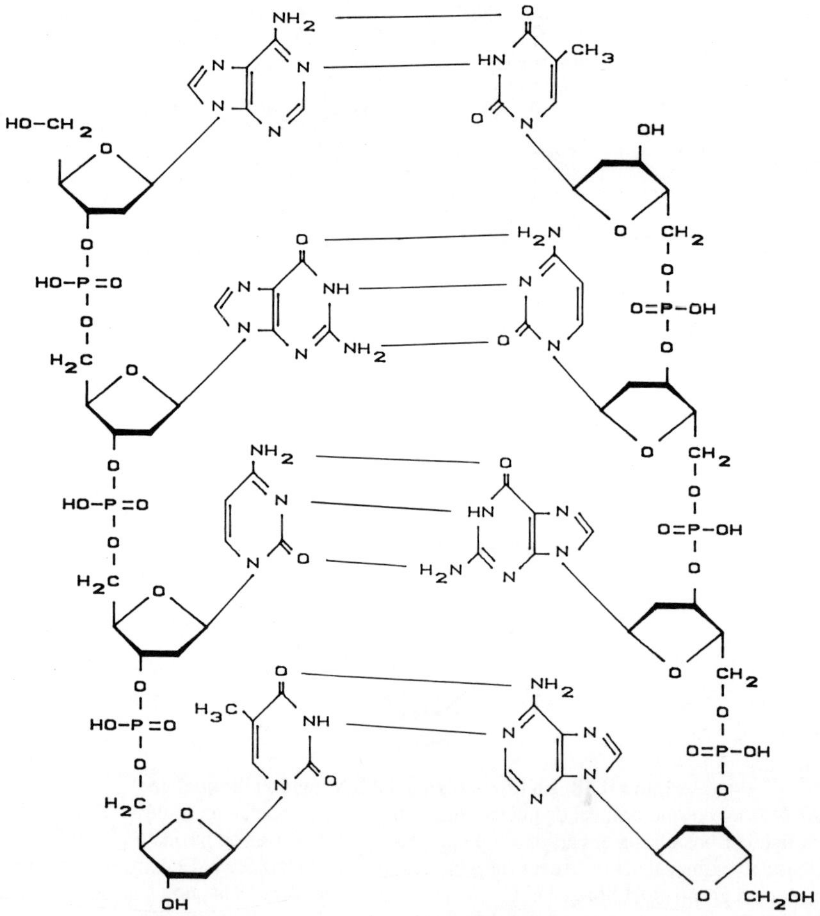

Figura 4.19 Estructura del ADN (ácido desoxirribonucleico)
El ADN es un polímero lineal de desoxinucleótidos unidos por un puente fosfodiéster desde el carbono-3 de una desoxirribosa al carbono-5 de la siguiente. Las bases de purina y pirimidina de los nucleótidos «sobresalen» de este eje de azúcar-fosfato de la molécula. El ADN aparece normalmente como dos hebras paralelas de desoxinucleótidos, que se mantienen unidas por enlaces de hidrógeno entre las bases púricas y pirimidínicas. En cada caso una purina forma enlaces de hidrógeno con una pirimidina (o viceversa). La adenina forma dos enlaces de hidrógeno con timina (A. . .T). La guanina forma tres enlaces de hidrógeno con citosina (G. . .C).

Esta igualdad en las cantidades de [A+T] y de [G+C] es debida a la estructura del ADN. A diferencia del ARN, no existe una hebra simple de nucleótidos, sino que el ADN está formado por dos hebras que interaccionan entre sí. Como se muestra en la Figura 4.19, las bases del ADN forman enlaces de hidrógeno entre las dos hebras. Cada molécula de A forma dos enlaces de hidrógeno con T, y cada G forma tres enlaces de hidrógeno con C. Estos enlaces de hidrógeno sirven para mantener juntas las dos hebras. Aunque individualmente los enlaces de hidrógeno son relativamente débiles (ver página 47), la suma del gran número de ellos en la molécula de ADN origina una fuerza muy grande para mantener la estructura de la molécula.

Las dos hebras de una molécula de ADN corren en direcciones opuestas. En otras palabras, donde una hebra tiene un grupo hidroxilo 3´ en el extremo, en la cadena complementaria hay un grupo hidroxilo 5´ libre. La información del ADN se lee siempre desde el extremo 3´ hacia el extremo 5´.

Podemos dibujar una representación simplificada de la estructura del ADN, usando figuras complementarias para representar las bases complementarias que forman enlaces de hidrógeno entre sí, como se muestra a la izquierda de la Figura 4.20.

Como se observa a la derecha de la Figura 4.20, las dos hebras de ADN están enrolladas alrededor de un eje común para formar una estructura en hélice. Debido a que la hélice se forma a partir de una doble hebra de ADN, se conoce como la **doble hélice**.

El ADN en una célula humana contiene unos $1{,}2 \times 10^{10}$ pares de bases. La longitud total en cada célula sería de unos 2 m si fueran estiradas. Evidentemente, ya que va a estar contenido dentro de un núcleo que tiene sólo 5 μm de diámetro, el ADN debe estar completamente plegado. La doble hélice puede estar curvada suavemente, o puede estar superenrrollada sobre sí misma, con poca o ninguna rotura de la conformación subyacente de la propia hélice. Esto es exactamente lo mismo que enrollar, torcer y atar una cuerda que está hecha de hebras arrolladas. La ordenación relativa de las hebras entre sí no se afecta, pero de esta forma una gran longitud de cuerda (o ADN) puede encajarse en un espacio muy pequeño.

El ADN del núcleo no sólo está enrollado sobre sí mismo, sino que está arropado por una variedad de proteínas. Al comienzo de la división celular, cuando el ADN está próximo a sufrir replicación (ver más adelante), podemos observar los complejos ADN-proteína al microscopio como «cuerpos» densamente coloreados dentro del núcleo: los **cromosomas**. En total hay 46 cromosomas en las células humanas; dos copias de cada uno de los 22 cromosomas y un par que se conocen como **cromosomas sexuales**; dos cromosomas X en hembras o uno X más uno Y en varones. Las células del óvulo y del espermatozoide contienen sólo una copia de cada cromosoma, y sólo un cromosoma sexual: siempre X en el óvulo, y X o Y en el espermatozoide.

No todo el ADN transporta información para los genes. En efecto, sólo el 10% del ADN de una célula humana transporta realmente información para

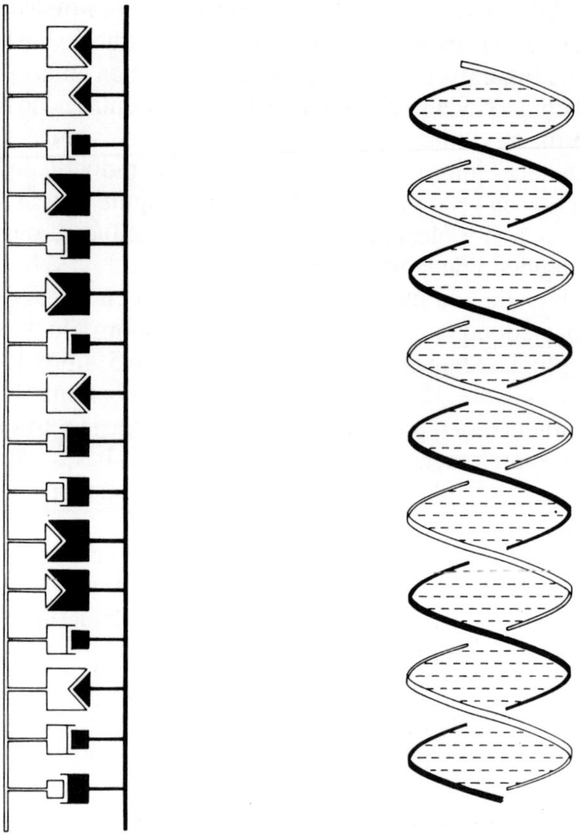

Figura 4.20 Estructura del ADN: la formación de la doble hélice
Podemos simplificar la representación de la estructura del ADN mostrada en la Figura 4.19, dibujando sólo una línea que represente al eje de azúcar-fosfato, y figuras que representen a las purinas y pirimidinas, como se muestra a la izquierda de este diagrama. Las dos hebras de ADN, unidas por los enlaces de hidrógeno entre las purinas y pirimidinas, forman una estructura espiral, o hélice, mostrada a la derecha de este diagrama.

los 50.000 genes que constituyen el genoma humano. El resto está constituido por:

a. **Regiones de control**, que promueven o realzan la expresión de genes individuales, e incluyen regiones que responden a hormonas y a otros factores que modulan la expresión de un gen (ver página 235), así como lugares para la iniciación y terminación de la replicación del ADN (ver más adelante);
b. **Regiones espaciadoras**, tanto entre los «genes» como dentro de los genes, que no transportan ningún mensaje traducible, pero sirven para unir aquellas regiones que son portadoras de un mensaje traducible. Cuando tales

regiones aparecen dentro de una secuencia de genes, son llamadas **intrones** (ver página 218);

c. **Pseudo-genes**, que parecen ser genes que han sufrido mutación en nuestro pasado evolutivo, y que ahora no son traducibles. Se supone que son simplemente una huella de nuestra historia evolutiva.

La replicación del ADN. Las células se replican por división. La célula sencilla que es el óvulo fertilizado crece y sufre repetidas divisiones para producir las aproximadamente 2×10^{12} células del organismo de un niño recién nacido. Después, la división celular continúa a lo largo de la vida, tanto para el crecimiento como porque hay un recambio y sustitución de células después de que el crecimiento haya cesado.

Cuando las células se dividen, cada una de las dos nuevas células tiene una copia completa del ADN de la célula padre. Esto significa que previamente a la división celular el total del ADN de la célula tiene que ser copiado.

La replicación del ADN requiere un grado extremadamente elevado de precisión y fidelidad. Cualquier cambio en la información transportada por el ADN será transmitida a futuras generaciones de células. Considerando el número de divisiones celulares que deben tener lugar a lo largo de la vida, es evidente que errores en la replicación del ADN podrían originar alteración de la información.

La clave de la tan elevada fidelidad en la replicación del ADN es el apareamiento de bases responsable de la estructura de doble hélice de la molécula. Como se observa en la Figura 4.21, la replicación implica el desenrollamiento de una sección de ADN, separación de los pares de bases unidas por enlaces de hidrógeno, y luego unión de bases complementarias dentro de cada hebra del ADN padre. El resultado de este proceso es que cada una de las dos copias de ADN que se forman (una de las cuales terminará en el núcleo de cada una de las nuevas células) tiene una hebra nueva sintetizada y una hebra que procede de la molécula padre.

Cuando las hebras de ADN son desenvueltas para la replicación, los trifosfatos de nucleótidos con bases complementarias a aquéllas presentes sobre la hebra a copiar, forman enlaces de hidrógeno. Si el enlace de hidrógeno para formar pares de bases es correcto (A se empareja con T y G se empareja con C), entonces los fosfatos sufren una reacción de condensación, formando el «eje» azúcar-fosfato de la nueva hebra de ADN. Si el emparejamiento de bases no es correcto, esto distorsionará la forma de la molécula, y los enlaces azúcar-fosfato no pueden formarse. La base errónea tiene que ser separada y sustituida por la base correcta antes de que la formación del enlace fosfato pueda ocurrir.

La síntesis de ADN siempre tiene lugar en la misma dirección – desde el extremo 3´ de la hebra que está siendo copiada, y por tanto el extremo 5´ de la hebra que está siendo sintetizada. Para una hebra esto no presenta problema, ya que ésta puede ser copiada en un turno, comenzando desde su extremo 3´, como se muestra a la derecha de la Figura 4.21. La hebra complementaria (mostrada a la izquierda de la Figura 4.21) corre en la dirección opuesta. Esta hebra es copiada a trozos pequeños, los cuales son después unidos unos con otros.

A pesar del control antes de la formación de los enlaces azúcar-fosfato, y de la «corrección de pruebas» del ADN sintetizado, la velocidad de replicación es del orden de 30.000 nucleótidos incorporados/minuto. Esto puede parecer una velocidad de reacción impresionante, hasta que recordamos que el ADN humano total que va a ser replicado consta de unas $1{,}2 \times 10^{10}$ pares de bases. Si la replicación del ADN simplemente comenzara en un extremo de la molécula, tardaría 6.700 horas en hacer una copia completa. Incluso teniendo en cuenta el hecho de que los 46 cromosomas pudieran ser copiados simultáneamente, se tardarían 6 días en fabricar una serie completa de copias. Lo que sucede es que la replicación comienza en varios cientos de sitios en cada molécula de ADN, de forma que en cualquier momento durante la replicación hay varios cientos de áreas de desenrollamiento y replicación como la que se muestra en la Figura 4.21. De esta forma la replicación de todo el ADN de una célula puede ocurrir en alrededor de sólo 7 horas.

En la replicación del ADN ocurren errores. Incluso una relación de sólo un error en mil millones de pares de bases significaría 12 errores cada vez que el ADN se replicara. Además de errores ocasionales en la replicación, pueden ocurrir cambios en la secuencia de bases del ADN, como resultado de los efectos de varios agentes químicos y radicales libres producidos por radiación, los cuales causan cambios químicos de las bases. Esto significa que una base distinta a aquélla deseada formará un par de bases inapropiado, y así será incorporado a la nueva hebra de ADN. La alteración de la secuencia de bases del ADN se perpetuará en futuras replicaciones.

Tales cambios en el ADN, acumulándose gradualmente durante toda la vida, son uno de los mecanismos implicados en la causa del **cáncer**, y los agentes químicos que originan lesiones del ADN de esta forma son **carcinógenos**: sustancias químicas que originan cáncer. Si los cambios en el ADN ocurren en células que dan lugar a óvulos o espermatozoides, entonces, el ADN alterado es heredado por la siguiente generación; ahora lo que tenemos es una **mutación**. La mayoría de las mutaciones son indeseables, y son la base de las enfermedades congénitas (ver página 299), pero debemos también tener en mente que el proceso de evolución se basa en las (relativamente pocas) mutaciones que han originado cambios beneficiosos.

Frecuentemente, los cambios químicos que podrían conducir a emparejamiento incorrecto de las bases en la replicación también conducirán a una distorsión de la estructura del ADN, y activarían una serie de **enzimas reparadoras del ADN**, que retiran la base que causa la distorsión, y la sustituirán con una base que forme un emparejamiento de base correcto con la hebra com-

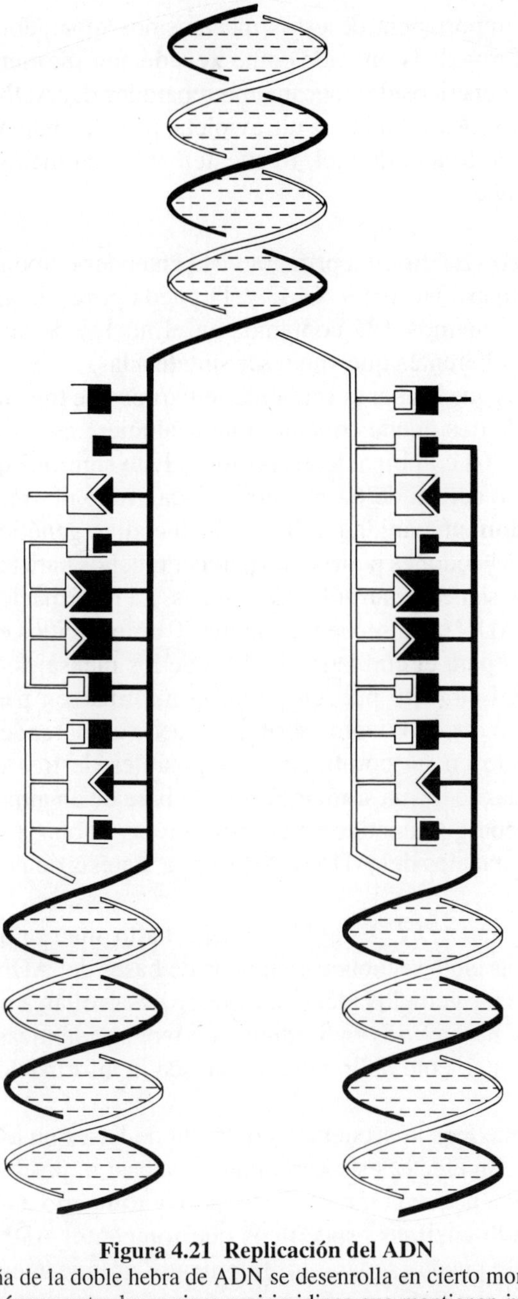

Figura 4.21 Replicación del ADN

Una región pequeña de la doble hebra de ADN se desenrolla en cierto momento, por rotura de los enlaces de hidrógeno entre las purinas y pirimidinas que mantienen juntas las dos hebras. Entonces, cada base forma enlaces de hidrógeno con el trifosfato de desoxinucleósido complementario: la adenina se une al trifosfato de timidina; la guanina se une al trifosfato de citidina; la citosina se une al trifosfato de guanosina; la timina se une al trifosfato de adenosina. Cuando cada base se empareja con un trifosfato de desoxinucleósido, se forma un enlace fosfato con la desoxirribosa adyacente, con eliminación de pirofosfato.

plementaria. La importancia de estos mecanismos reparadores del ADN se observa en la enfermedad conocida como **xeroderma pigmentosum**, que resulta de defectos genéticos del mecanismo reparador del ADN. Los enfermos son inusualmente sensibles a la luz ultravioleta, produciendo atrofia de la dermis y desarrollo de cáncer de piel, frecuentemente con metástasis letal antes de la edad de 30 años.

El código genético. Es difícil a primera vista entender cómo un código construido con sólo cuatro letras (A, G, C y T) pueda portar la gran cantidad de información que sabemos está contenida en el núcleo de la célula, para las 50.000 proteínas diferentes que van a ser sintetizadas.

La respuesta es que las bases son leídas en grupos de tres, no una a una. Ya que cada grupo de tres puede contener una cualquiera de las cuatro bases en cada posición, hay 64 combinaciones posibles. Esto significa que cuatro bases dan un código que consta de 64 palabras. Cada grupo de tres nucleótidos se denomina un **codon**, una unidad individual del código genético.

Mientras que 64 codones podrían no parecer muchos para transportar información compleja, se necesitan sólo 22 codones. La información que tiene que ser cifrada en el ADN es la secuencia de los 20 aminoácidos en las proteínas, junto con códigos para el comienzo y el fin de los mensajes. Si se considera cómo 26 letras del alfabeto pueden portar la información para el total de la literatura y nuestro conocimiento escrito, se puede comprender cómo un simple código, basado en 64 combinaciones posibles de tres de entre cuatro nucleótidos, puede, de forma similar, formar la base de un almacén con mucha información. El código genético se muestra en las Tablas 9.6 y 9.7, con un estudio sobre los papeles del ADN y ARN en la síntesis de proteína.

La huella dactilar del ADN. Es evidente del estudio anterior que puede haber muchas diferencias en la secuencia detallada de bases del ADN entre los individuos. Aparte de los gemelos idénticos, que se desarrollan a partir del mismo óvulo fertilizado, no hay dos individuos que tengan idénticas secuencias de ADN, independientemente de lo similar que sea la información contenida en ese ADN.

No tenemos que leer la secuencia completa de bases en el ADN para ver estas diferencias. En efecto, esto sería una tarea casi imposible. Se puede tomar el ADN de una pequeña muestra de tejido, y romperlo en varios miles de fragmentos, usando enzimas específicos que rompen el ADN a secuencias definidas. Luego se pueden separar los fragmentos químicamente sobre un gel, y observar un modelo. Si hemos fragmentado suficientemente el ADN, podemos ver que cada individuo tiene un único modelo. Esto es como el uso de las huellas dactilares para distinguir entre individuos, y el proceso se conoce como la impresión dactilar del ADN.

La impresión dactilar tiene dos aplicaciones importantes:

a. En el trabajo policial, donde el ADN de los fluidos corporales (por ejemplo en el lugar de un crimen) puede compararse con el de los sospechosos, de la misma forma que las huellas dactilares normales pueden usarse para establecer la identidad;
b. En el establecimiento de paternidad. El niño recibe una serie de cromosomas (y por tanto una copia de ADN) de cada progenitor. Esto significa que se pueden comparar las impresiones dactilares del ADN del niño, su madre y su supuesto padre, para ver si el modelo que ha heredado el niño coincide con el del supuesto padre.

CAPÍTULO 5

Enzimas y rutas metabólicas

Las enzimas son proteínas que catalizan reacciones metabólicas. Ya que todo el metabolismo depende de reacciones catalizadas por enzimas, el conocimiento de la acción de las enzimas y de las formas en que la actividad de las enzimas puede ser alterada es evidentemente esencial para la comprensión de la nutrición y el metabolismo.

Un **catalizador** incrementa la velocidad a la que una reacción química alcanza el equilibrio. Si bien el catalizador puede estar implicado en el proceso de rotura y formación de enlaces químicos durante la reacción, permanece inalterado al finalizar la misma.

El plegamiento de la cadena peptídica de una proteína da como resultado que los grupos reactivos de las cadenas laterales de diversos aminoácidos, que se encuentran separados en la secuencia primaria de la proteína, se aproximen entre sí (ver página 95). Esto crea un lugar en la superficie de la proteína que tiene una forma definida y una disposición de grupos químicamente reactivos, constituidos por las cadenas laterales de los aminoácidos que pueden estar muy separados. Es el **centro activo** de la enzima. Es el sitio donde se unen los compuestos que van a reaccionar (los **sustratos**) y que cataliza la reacción.

La unión de los sustratos a las enzimas implica interacciones entre el sustrato y los grupos activos de las cadenas laterales de los aminoácidos que constituyen el centro activo de la enzima. Esto significa que las enzimas presentan un grado considerable de **especificidad** para los sustratos a los que se unen. Normalmente tienen lugar varias interacciones diferentes antes de que el sustrato pueda unirse en la orientación correcta para sufrir la reacción. Las enzimas distinguen entre los isómeros D- y L-, y entre los isómeros *cis-* y *trans-* del sustrato, porque tienen una configuración o agrupamiento espacial diferente, aunque en reacciones químicas no enzimáticas los isómeros pueden comportarse de forma idéntica. La forma y configuración del sustrato tienen una importancia crítica para la unión con una enzima.

Las enzimas no son sólo superficies pasivas que se unen a los sustratos. El centro activo de la enzima juega un papel importante en el proceso de reacción. Varias cadenas laterales de aminoácidos en el centro activo de la molécula de la enzima proporcionan grupos reactivos que pueden facilitar la formación o rotura de enlaces químicos específicos en el sustrato por donación o captación de electrones. De esta forma la enzima puede disminuir la energía de activación de una reacción química (ver página 54). Más que necesitar un aporte de energía para excitar los electrones de un enlace, la enzima alcanza esta excitación por interacciones entre el sustrato y los grupos reactivos del centro activo.

Esto significa que una enzima puede conseguir un incremento mucho mayor de la velocidad a la que una reacción alcanza el equilibrio que un simple catalizador químico, y frecuentemente bajo condiciones más suaves. Si queremos hidrolizar una proteína hasta sus aminoácidos constituyentes en el laboratorio, normalmente se usa ácido concentrado como catalizador, y calentamiento de la muestra a 105°C desde la noche a la mañana siguiente para proporcionar la energía de activación de la hidrólisis. Como se estudia en la página 142, esto es el proceso de digestión de las proteínas, el cual tiene lugar en el intestino humano sólo bajo condiciones ligeramente ácidas o alcalinas, a 37°C, y se completa a las pocas horas de tomar una comida.

Se puede escribir la secuencia de etapas de una reacción catalizada por enzimas como sigue:

$$E+S \leftrightarrows E\text{-}S \leftrightarrows E\text{-}P \leftrightarrows E+P$$

Donde E es la enzima, S el sustrato y P el producto. La reacción ocurre en tres etapas, todas las cuales son reversibles:

a. unión del sustrato a la enzima, para formar el complejo enzima-sustrato

$$E+S \leftrightarrows E\text{-}S$$

b. reacción del complejo enzima-sustrato para formar el complejo enzima-producto

$$E\text{-}S \leftrightarrows E\text{-}P$$

c. rotura del complejo enzima-producto, con liberación del producto

$$E\text{-}P \leftrightarrows E+P$$

El hecho de que las enzimas no sólo se unan a los sustratos, sino que también participen en la reacción (aunque quedan inalteradas al final de la misma) significa que así como confieren especificidad por los sustratos, una enzima también confiere especificidad para la reacción que se lleva a cabo. Vamos a considerar una reacción entre dos sustratos, A y B, para dar dos series diferentes de productos, X e Y o P y Q. Con un catalizador químico, se esperaría una mezcla compleja en el equilibrio, conteniendo A, B, P, Q, X e Y. Ambas reacciones ocurren a la vez, y cada una transcurre hacia su propio equilibrio. Con una enzima sólo tiene lugar una reacción, A y B reaccionan para formar sólo P y Q con una enzima y sólo X e Y con otra enzima diferente.

Factores que afectan a la actividad de las enzimas

Cuando una enzima ha sido purificada, es posible expresar la cantidad de esa enzima en los tejidos, etc., como el número de moles presentes. Sin embargo, lo más importante no es qué cantidad de la proteína enzimática está presente en la célula, sino cuánta es la actividad catalítica; cuánto sustrato puede ser transformado en producto en un tiempo dado. Por tanto, las cantidades de enzima se expresan normalmente en términos de unidades de actividad:

1 unidad de actividad = 1 μmol de sustrato transformado/min, determinada bajo condiciones óptimas especificadas para esa enzima.

pH

Tanto la unión del sustrato a la enzima como la catálisis de la reacción depende de interacciones entre los sustratos y los grupos reactivos de las cadenas laterales de los aminoácidos que constituyen el centro activo. Esto significa que tanto los sustratos como estos distintos grupos reactivos tienen que estar en la forma ionizada apropiada, para unirse y que la reacción tenga lugar. El estado de ionización depende del pH del medio. Esto significa que una enzima tendrá actividad máxima a un pH específico. Éste es el **pH óptimo** para esa enzima; evidentemente, éste será diferente para enzimas diferentes. Cuando el pH aumenta o disminuye desde el óptimo, la actividad de la enzima disminuirá. La mayoría de las enzimas tienen poca o ninguna actividad 2-3 unidades de pH más allá de su pH óptimo. Esto se muestra para tres enzimas diferentes, con diferentes pH óptimos, en la Figura 5.1.

El organismo controla de modo muy preciso el pH. Como se estudia en la página 51, un cambio relativamente pequeño del pH del plasma sanguíneo del valor normal de 7,4 origina serios problemas de acidosis (cuando el pH del plasma está por debajo de 7,2) o alcalosis (cuando el pH del plasma está por encima de 7,6). Sin embargo, enzimas con pH óptimo muy diferente de 7,4, y que puede que no tengan actividad significativa a pH 7,4, son importantes en el organismo. Esto es así porque el pH en diferentes regiones y compartimentos de la célula puede ser muy diferente del pH medio de la célula como un todo, o del pH del plasma.

Temperatura

Las reacciones químicas ocurren de forma más rápida cuanto más elevada es la temperatura. La velocidad de reacción generalmente se duplica por cada

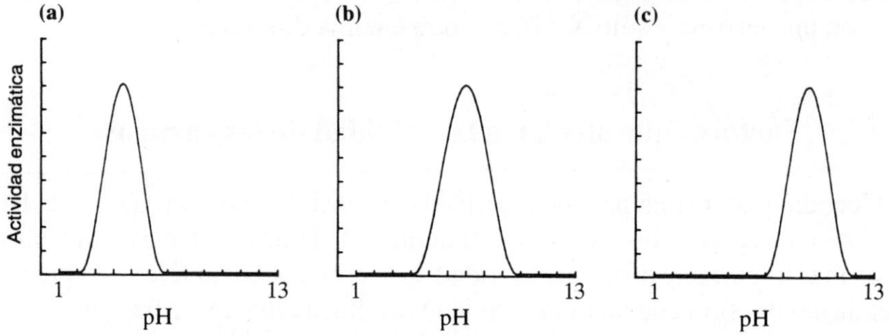

Figura 5.1 Efecto del pH sobre la actividad enzimática
El pH del medio afecta a la actividad de las enzimas. Para cualquier enzima hay un rango relativamente estrecho de pH en el cual ésta tiene máxima actividad. En estos ejemplos la enzima (a) tiene un pH óptimo de 4,5, que es relativamente ácido; la enzima (b) tiene un pH óptimo de 7, que es neutro, mientras que la enzima (c) tiene un pH óptimo de 9,5, que es alcalino.

10°C de elevación de la temperatura. Esto es debido a que las moléculas se mueven más rápido a temperaturas más elevadas, y por tanto tienen una mayor probabilidad de colisionar para reaccionar. A una temperatura mayor también es más fácil para los electrones conseguir energía de activación y, por tanto, los orbitales excitados pasar a orbitales inestables para reaccionar.

Las enzimas también tienen una velocidad de reacción mayor a mayores temperaturas. Sin embargo, debido a que son proteínas, las enzimas también se desnaturalizan a temperaturas elevadas (ver página 99). Esto significa que mientras pequeños incrementos de temperatura aumentan la velocidad de reacción, cuando la enzima comienza a ser desnaturalizada, hay un brusco descenso en la velocidad de reacción si la temperatura se eleva por encima de unos 50°C (ver Figura 5.2). La desnaturalización es irreversible, de forma que una vez

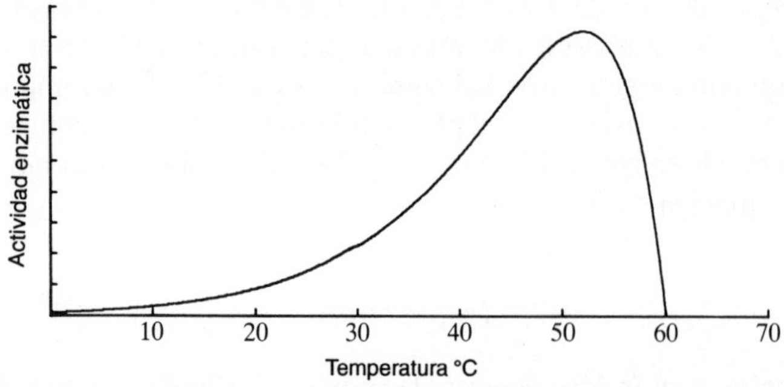

Figura 5.2 Efecto de la temperatura sobre la velocidad de una reacción enzimática

que una enzima ha sido desnaturalizada por el calor, queda permanentemente inactivada.

En el organismo, este efecto de la temperatura no es importante ordinariamente. La temperatura corporal se mantiene normalmente a 37°C. Sin embargo, algunos de los efectos de la fiebre (cuando la temperatura corporal puede elevarse hasta los 40°C) pueden deberse a cambios en las velocidades de reacciones enzimáticas. Debido a que las distintas enzimas responden de distintas formas a cambios de temperatura, puede haber pérdida considerable de la normal integración entre diferentes reacciones enzimáticas y rutas metabólicas.

Se aprovecha la lentificación de la velocidad de las reacciones enzimáticas al disminuir las temperaturas, por ejemplo, en el caso de la cirugía a corazón abierto, disminuyendo deliberadamente la temperatura corporal, para reducir la velocidad del metabolismo.

La concentración de sustrato

En una reacción química sencilla, la velocidad a la que se forma el producto aumenta de forma lineal al aumentar la concentración del sustrato (ver Figura 5.3a). Hay más sustrato disponible para reaccionar y, cuando la concentración se incrementa, es mayor la posibilidad de que las moléculas colisionen para reaccionar.

En las reacciones enzimáticas, el cambio de la velocidad de formación del producto al aumentar la concentración de sustrato no es lineal, sino en forma de curva, como se muestra en la Figura 5.3b. A concentraciones relativamente bajas de sustrato (zona (i) de la Figura 5.3b), el centro catalítico de la enzima puede estar libre a veces, hasta que se una más sustrato y reaccione. Bajo estas condiciones, lo que limita la velocidad de formación de producto es el tiempo transcurrido para que otra molécula de sustrato se una a la enzima. La adición de más sustrato acorta este tiempo, y de esta forma aumenta la velocidad de formación del producto. Un cambio relativamente pequeño en la concentración de sustrato tiene un gran efecto sobre la velocidad a la que se forma el producto en esta zona de la curva.

Para altas concentraciones de sustrato (zona (ii) de la Figura 5.3b), tan pronto como el producto abandona el centro catalítico, se une otra molécula de sustrato. Bajo estas condiciones, cuando la enzima está saturada con sustrato, ésta actúa tan rápidamente como puede. El factor limitante en la formación del producto es ahora la velocidad a la cual la enzima puede catalizar la reacción, y no la disponibilidad de sustrato. La enzima está actuando a su **velocidad máxima**. Incluso un cambio relativamente grande en la concentración de sustrato tiene poco efecto sobre la velocidad de formación de producto en esta zona de la curva. La velocidad máxima o velocidad de una reacción enzimática se expresa normalmente como $V_{máx}$, y es una propiedad intrínseca de la enzima.

A partir de una gráfica de la velocidad de formación de producto frente a la concentración de sustrato (Figura 5.3b y c), es fácil observar cuál es la veloci-

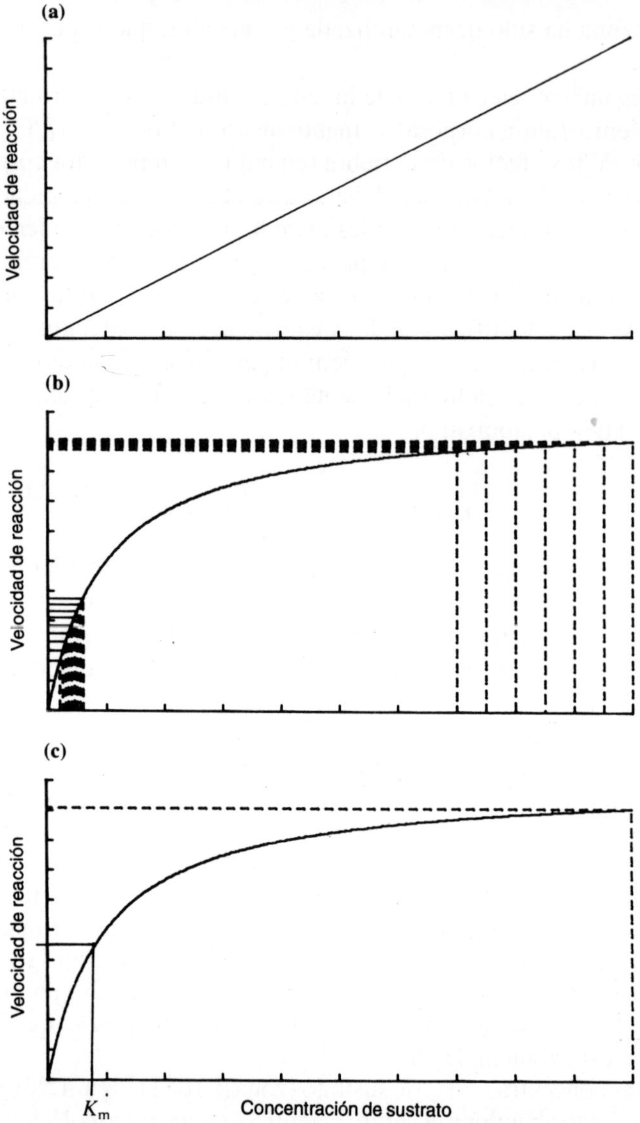

Figura 5.3 Efecto de la concentración de sustrato sobre la velocidad de reacción
a) En una reacción química sencilla la velocidad a la que se forma producto aumenta linealmente con la cantidad de sustrato disponible para sufrir la reacción. b) Con una reacción catalizada por enzimas hay una dependencia no lineal de la velocidad de reacción con la concentración de sustrato disponible para sufrir la reacción: (i) A bajas concentraciones de sustrato, el factor limitante es el tiempo para que la enzima «encuentre» una molécula de sustrato sobre la que actuar, y por tanto la cantidad de sustrato disponible; (ii) A elevadas concentraciones de sustrato, tan pronto como una molécula de sustrato se ha convertido en producto, y el producto se ha soltado de la enzima, otra molécula de sustrato está disponible para unirse a la enzima y sufrir la reacción. Bajo estas condiciones, la enzima está saturada de sustrato. El factor limitante aquí es la propia actividad de la enzima. Incluso cambios relativamente grandes en la concentración de sustrato en esta región tienen poco efecto sobre la velocidad de formación del producto. c) La determinación de $V_{máx}$, la velocidad máxima de reacción de una enzima y K_m, la concentración de sustrato a la cual tiene la mitad de su velocidad máxima de reacción.

dad de reacción máxima que una enzima puede alcanzar ($V_{máx}$) cuando ésta está saturada con sustrato. Sin embargo, no es posible determinar a partir de esta gráfica la concentración de sustrato requerida para alcanzar la saturación, porque la enzima va alcanzando gradualmente su velocidad de reacción máxima cuando la concentración de sustrato aumenta.

Es más fácil determinar la concentración de sustrato a la cual la enzima presenta la mitad de su velocidad máxima. La concentración de sustrato para alcanzar la mitad de $V_{máx}$ se denomina constante de Michaelis para la enzima (abreviadamente $\boldsymbol{K_m}$), como recuerdo a Michaelis quien, junto con Menten, formuló por primera vez un modelo matemático de la dependencia de la velocidad de las reacciones enzimáticas y la concentración de sustrato.

La K_m de una enzima es una propiedad intrínseca de la enzima y no está afectada por la cantidad de la enzima que está presente. Es un índice (inverso) de la facilidad con la que una enzima puede unirse al sustrato. Una enzima que tenga una elevada K_m tiene una capacidad relativamente pequeña para unirse a su sustrato comparada con una enzima que tenga una K_m menor. Cuanto mayor sea el valor de K_m, mayor es la concentración de sustrato requerido para alcanzar la mitad de saturación de la enzima.

En general, enzimas que tienen una K_m baja comparada con la concentración normal de sustrato en la célula, probablemente van a estar actuando a sus velocidades máximas o próximas a ellas, y por tanto van a tener una velocidad de reacción más o menos constante a pesar de cambios (moderados) en la concentración de sustrato. En contraste, una enzima que tenga una elevada K_m, comparada con la concentración de sustrato normal en la célula, mostrará un gran cambio en la velocidad de reacción con cambios relativamente pequeños en la concentración del sustrato.

Si dos enzimas de una célula pueden ambas actuar sobre el mismo sustrato, catalizando diferentes reacciones, la enzima con la menor K_m será capaz de retener más sustrato, y por tanto su reacción estará favorecida a concentraciones relativamente bajas de sustrato.

Enzimas cooperativas (alostéricas). No todas las enzimas tienen la dependencia sencilla de la velocidad de reacción sobre la concentración de sustrato mostrada en la Figura 5.3. Algunas enzimas constan de varias cadenas proteicas separadas, cada una con un centro activo. En muchas de tales enzimas, la unión del sustrato a un centro activo origina cambios en la estructura cuaternaria (esto es, la conformación del armazón total, ver página 99). Esto altera la facilidad con la que el sustrato puede unirse a los otros centros activos. Esto se llama **cooperatividad**: las diferentes subunidades de la enzima completa cooperan entre sí. Debido a que hay un cambio en la conformación (o configuración) de la molécula de la enzima, el fenómeno se denomina también **alostericidad** (del griego, «diferente configuración»), y tales enzimas son denominadas **enzimas alostéricas**.

La Figura 5.4a muestra el cambio en la velocidad de reacción con el aumento de la concentración de sustrato para una enzima que exhibe cooperatividad para el sustrato. A bajas concentraciones de sustrato la enzima presenta poca actividad. Cuando uno de los centros de unión es ocupado, esto origina un cambio conformacional en la enzima, y así aumenta la facilidad con la cual los otros centros pueden unirse al sustrato. Por tanto, hay un incremento brusco en la velocidad de reacción al aumentar la concentración del sustrato. Por supuesto, cuando todos los centros estén saturados, la velocidad de reacción no puede incrementarse más al aumentar la concentración de sustrato; la enzima alcanza su velocidad de reacción máxima.

Las enzimas que exhiben cooperatividad para el sustrato son frecuentemente importantes en el control de la velocidad global de vías metabólicas. Son muy sensibles a la concentración de sustrato y, quizás de forma más importante, su sensibilidad puede modificarse fácilmente. Una diversidad de compuestos puede unirse a los centros reguladores específicos sobre la enzima y afectar a su conformación. Productos finales y precursores de rutas metabólicas actúan frecuentemente de esta forma para modificar la actividad de enzimas «clave».

Como se muestra en la Figura 5.4b, algunos compuestos pueden reducir la cooperatividad entre los centros activos, y por tanto reducir la actividad de la enzima a la misma concentración de sustrato. La gráfica de la velocidad de reacción frente a la concentración de sustrato está desplazada hacia la derecha. La enzima está inhibida; tiene menor actividad a una concentración de sustrato dada en presencia del inhibidor.

Otros compuestos pueden aumentar la actividad de la enzima, por imitación de la cooperatividad, asociada normalmente con una elevada concentración de sustrato. Cuando tales compuestos se unen a la enzima, originan el mismo cambio conformacional que el que se alcanza aumentando la concentración de sustrato. Como se muestra en la Figura 5.4c, en presencia de tal compuesto todos los centros activos han incrementado su afinidad por el sustrato, y la enzima tiene mayor actividad a bajas concentraciones del mismo.

Inhibición de enzimas

Compuestos que son similares estructuralmente al sustrato pueden a menudo competir con él por el centro activo de la enzima, aunque ellos no reaccionen para formar productos. Tales compuestos se denominan **inhibidores competitivos** de la enzima. Éstos reducen su velocidad de reacción, simplemente porque en cualquier momento algunas moléculas de la enzima se han unido al inhibidor, y por tanto no están libres para unirse al sustrato. Se puede escribir la secuencia de sucesos en presencia de un inhibidor competitivo como:

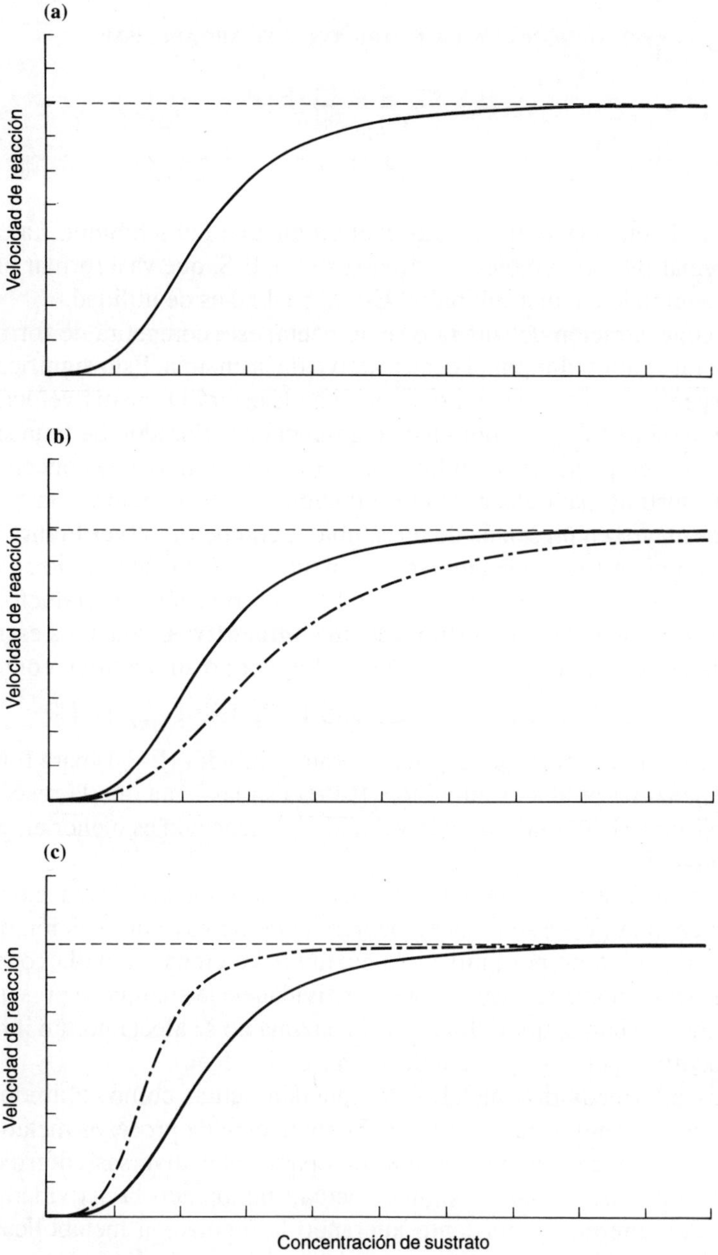

Figura 5.4 Relación entre concentración de sustrato y la velocidad de reacción para una enzima que muestra unión cooperativa del sustrato

a) A bajas concentraciones de sustrato la enzima tiene muy poca actividad. Sin embargo, la unión del sustrato a un centro de la enzima facilita la unión a otros centros, y cuando el primer centro se satura, se incrementa la unión a los otros centros, y la velocidad de formación del producto aumenta muy bruscamente al aumentar la concentración de sustrato. Cuando la concentración de sustrato se incrementa más, todos los centros se saturan, y el factor limitante es la actividad de la enzima. b) La línea discontinua muestra el efecto de la adición de un compuesto que altera la cooperatividad entre los centros de la enzima. Ésta requiere ahora más sustrato para alcanzar la misma velocidad de formación de producto. c) La línea discontinua muestra el efecto de la adición de un compuesto que aumenta la cooperatividad entre los centros de la enzima. Ahora existe mayor actividad de la enzima a bajas concentraciones del sustrato.

$$E\text{-}S \leftrightarrows E\text{-}P \leftrightarrows E+P$$
$$E+I+S$$
$$E\text{–}I$$

donde E es la enzima, S el sustrato, P el producto e I el inhibidor. La enzima puede formar bien el complejo enzima-sustrato, E-S, que va a formar productos, o el complejo enzima-inhibidor, E-I, el cual no es de utilidad.

Si la concentración del sustrato se aumenta, éste competirá de forma más efectiva con el inhibidor por el centro activo de la enzima. Esto significa que a altas concentraciones de sustrato la enzima alcanzará la misma velocidad de reacción máxima ($V_{máx}$) en presencia o ausencia de inhibidor. Se trata simplemente de que en presencia de inhibidor la enzima requiere una concentración mayor de sustrato para alcanzar la saturación; en otras palabras, la K_m de la enzima es mayor en presencia de un inhibidor competitivo (ver Figura 5.5b).

Otros compuestos pueden unirse a la enzima junto con el sustrato, y disminuir la velocidad a la que la enzima cataliza la formación de producto. Estos compuestos se denominan **inhibidores no competitivos**. Podemos escribir la secuencia de sucesos en presencia de un inhibidor no competitivo como:

$$E+I+S \leftrightarrows E\text{-}S+I \leftrightarrows E\text{-}S\text{-}I \leftrightarrows E\text{-}P\text{-}I \leftrightarrows E+I+P$$

La reacción del complejo enzima-sustrato-inhibidor (E-S-I) para formar el complejo enzima-producto-inhibidor (E-P-I) es más lenta que la reacción de E-S para formar E-P, y por tanto la velocidad de reacción es menor en presencia del inhibidor.

En presencia de un inhibidor no competitivo, la velocidad de reacción máxima de la enzima ($V_{máx}$) se reduce. Debido a que no hay competición entre el inhibidor y el sustrato por unirse a la enzima, el incremento de la concentración de sustrato no tiene efecto sobre la actividad de la enzima en presencia de un inhibidor no competitivo. La K_m de la enzima no se afecta por un inhibidor no competitivo, pero la $V_{máx}$ se reduce (ver Figura 5.5c).

Varios intermediarios metabólicos pueden actuar como inhibidores de enzimas, y por tanto pueden actuar en la regulación de procesos metabólicos. Muchos de los medicamentos empleados para tratar diversas enfermedades son inhibidores de enzimas. Algunos actúan inhibiendo la actividad de las enzimas del enfermo, y por tanto alterando la regulación metabólica; otros actúan inhibiendo preferentemente las enzimas de bacterias u otros microorganismos causantes de la enfermedad.

Coenzimas y grupos prostéticos

Aunque las enzimas son proteínas, muchas contienen pequeñas moléculas no proteicas como parte integrante de su estructura. Éstas pueden ser com-

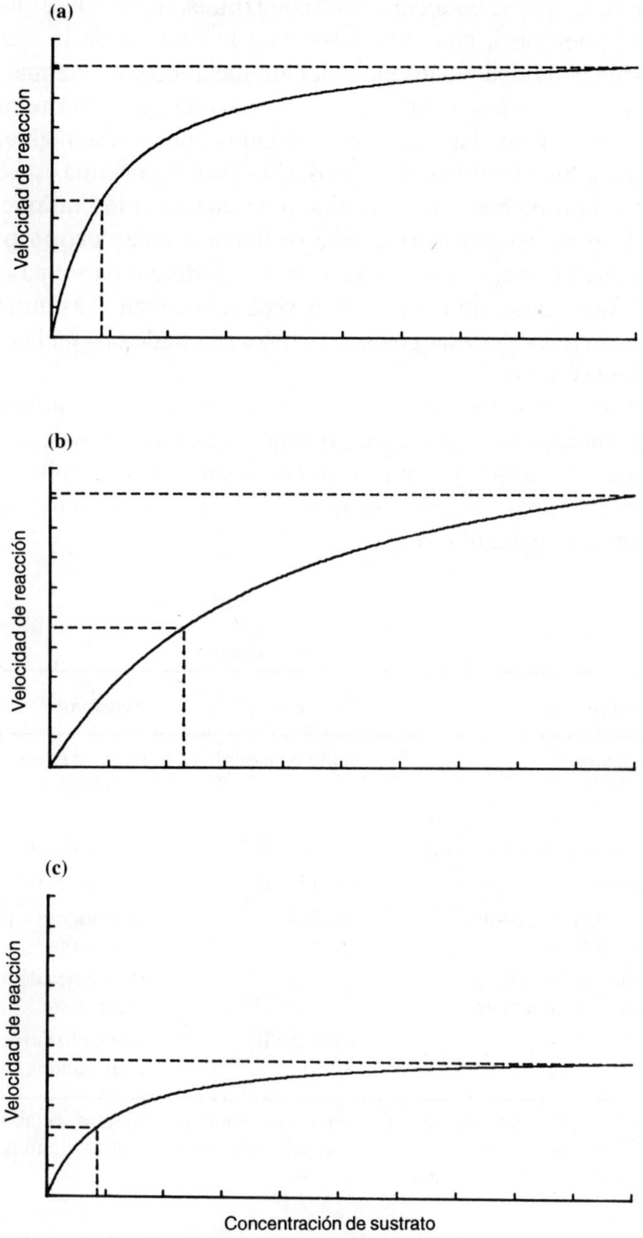

Figura 5.5 Inhibición de enzimas

a) Relación entre la concentración de sustrato y la velocidad de formación de producto en ausencia de inhibidor. b) Efecto de la adición de un inhibidor competitivo. Cuando aumenta la concentración de sustrato, éste puede competir con el inhibidor. La $V_{máx}$ es la misma que cuando no había inhibidor presente, pero la K_m es mayor. c) Efecto de la adición de un inhibidor no competitivo. La $V_{máx}$ de la enzima se reduce por la adición del inhibidor, pero la K_m no se afecta.

puestos orgánicos, que se conocen como **coenzimas**, o pueden ser iones metálicos. En cualquier caso, son esenciales para la función de la enzima, y la enzima no tiene actividad en ausencia del ion metálico o coenzima.

Los coenzimas pueden estar unidos a la enzima de forma relativamente laxa, de manera que pueden ser intercambiados entre diferentes enzimas, o bien pueden estar muy fuertemente unidos. Cuando un coenzima está covalentemente unido a la proteína, como resultado de una reacción química entre el coenzima y la proteína enzimática, éste se llama a veces **grupo prostético**. Como la enzima misma, el coenzima o grupo prostético participa en la reacción, pero al final queda sin modificar. A veces el coenzima es químicamente modificado en la reacción y luego es devuelto a su estado original por reacción con una segunda enzima.

Muchos coenzimas derivan de vitaminas; a pesar de su importancia, no pueden ser formadas en el organismo, sino que deben ser proporcionadas en la dieta. La Tabla 5.1 muestra los principales coenzimas, las vitaminas de las que derivan, y sus principales funciones metabólicas. Las vitaminas y los minerales se estudiarán en el Capítulo 11.

Tabla 5.1 Principales coenzimas

	Nombre	*Fuente*	*Funciones*
CoA	coenzima A	ácido pantoténico	reacciones de transferencia de grupos acilo
FAD	flavín adenín dinucleótido	vitamina B_2	reacciones de oxidación
FMN	flavín mononucleótido	vitamina B_2	reacciones de oxidación
NAD	nicotinamida adenín dinucleótido	niacina	reacciones de oxidación y reducción
NADP	nicotinamida adenín dinucleótido fosfato	niacina	reacciones de oxidación y reducción
PLP	piridoxal fosfato	vitamina B_6	metabolismo de aminoácidos

Hay otros coenzimas, de los cuales se trata cuando son importantes en rutas metabólicas específicas. Además de las que se muestran en esta tabla, la mayoría de las otras vitaminas funcionan también como coenzimas: ver Capítulo 11.

Papel de los coenzimas y metales en reacciones de oxidación y reducción

Las reacciones metabólicas que implican la oxidación y reducción de sustratos necesitan un aceptor del hidrógeno (o electrones) sustraido del sustrato en la oxidación, o un donador del hidrógeno (o electrones) añadido en las reacciones de reducción (ver página 60). En algunos casos el aceptor o donador de hidrógeno es parte integrante de la molécula de la enzima que cataliza la reacción; en otros casos el aceptor o donador de hidrógeno es un sustrato alternativo.

El aceptor o donador de electrones puede ser un ion metálico que tiene dos configuraciones electrónicas diferentes estables. Frecuentemente se trata del hierro (el cual puede formar iones Fe^{2+} o Fe^{3+}) y el cobre (que puede formar iones Cu^{+} o Cu^{2+}), aunque diversos iones metálicos, incluyendo el molibdeno, pueden participar en algunos sistemas. En ciertas enzimas el ion metálico está simplemente unido a la enzima; en otras, es incorporado en una molécula orgánica, la cual a su vez está unida a la enzima. Por ejemplo, el hemo es un compuesto orgánico que contiene hierro que es el coenzima de numerosas enzimas conocidas en conjunto como los citocromos (ver página 136). Hemo es también el grupo prostético de la hemoglobina, la proteína de los glóbulos rojos sanguíneos, el cual se une y transporta el oxígeno desde los pulmones y los tejidos.

Coenzimas nucleótidos de nicotinamida, NAD y NADP. Como se muestra en la Figura 5.6 hay dos compuestos estrechamente relacionados a los cuales, globalmente, nos referimos como los coenzimas nucleótidos de nicotinamida. Son el nicotinamida adenín dinucleótido (NAD) y el nicotinamida adenín dinucleótido fosfato (NADP). Se diferencian sólo en que el NADP tiene un grupo fosfato adicional unido a la ribosa. Toda la molécula del coenzima es esencial para unirse a las enzimas, y la mayoría de las enzimas pueden unirse y usar sólo uno de estos coenzimas, bien NAD o bien NADP, a pesar de la semejanza global de sus estructuras.

La parte funcionalmente importante de los coenzimas nucleótidos de nicotinamida es el anillo de nicotinamida, que deriva de la vitamina niacina (ver página 270). Como se muestra en la Figura 5.6, ésta puede reducirse. En los coenzimas oxidados hay una carga positiva asociada al átomo de nitrógeno del anillo de nicotinamida. A veces se escriben las formas oxidadas de los coenzimas como NAD^{+} y $NADP^{+}$ para mostrarlo. La reducción implica la transferencia de dos electrones y dos iones hidrógeno (H^{+}) desde el sustrato al coenzima. Un electrón neutraliza la carga positiva del átomo de nitrógeno. El otro, con su ion H^{+} asociado, es incorporado al anillo como un segundo hidrógeno en el carbono 4. En el coenzima oxidado había un hidrógeno en el carbono 4, pero normalmente no se muestra éste cuando se dibujan estructuras químicas. En los coenzimas reducidos se muestran ambos hidrógenos, como en la Figura 5.6.

Generalmente se dibuja un enlace punteado con un hidrógeno, y un enlace en negrita con el otro, para mostrar que el anillo es plano en su conjunto, y descansa en el plano de la página, con un hidrógeno en el carbono 4 por encima del plano del anillo y el otro por debajo.

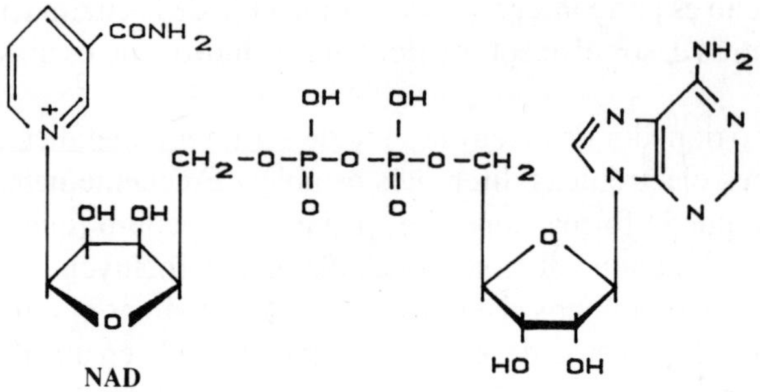

NAD

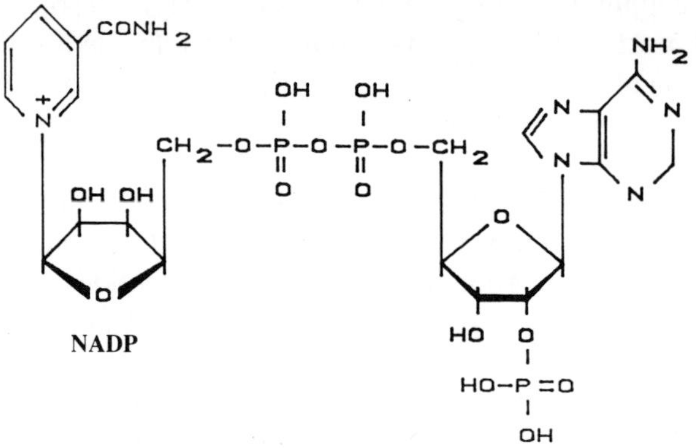

NADP

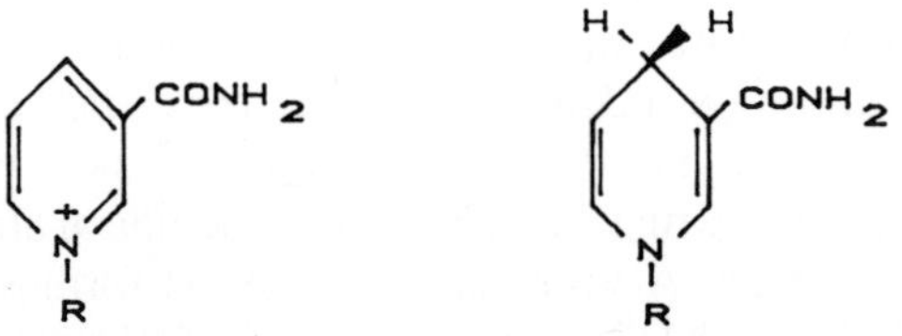

Oxidado Reducido

Figura 5.6 Coenzimas de los nucleótidos de nicotinamida, NAD y NADP
Los dos coenzimas derivan de la vitamina niacina; difieren en que el NADP (nicotinamida adenín dinucleótido fosfato) tiene un grupo fosfato adicional. La parte funcionalmente importante de ambos coenzimas es el anillo de nicotinamida; la forma oxidada se muestra a la izquierda, y la forma reducida a la derecha.

El segundo ion H^+ retirado del sustrato queda asociado al coenzima. Esto significa que podemos escribir la reacción como:

$$X\text{-}H_2 + NAD^+ \leftrightarrows X + NADH + H^+$$

donde $X\text{-}H_2$ es el sustrato y X es el producto (la forma oxidada del sustrato).

Obsérvese que la reacción es reversible, y el NADH puede actuar como un agente reductor:

$$X + NADH + H^+ \leftrightarrows X\text{-}H_2 + NAD^+$$

donde X es ahora el sustrato y X-H_2 es el producto (la forma reducida del sustrato).

No siempre se suele mostrar la carga positiva sobre el anillo de nicotinamida de los coenzimas oxidados, o el H^+ asociado con el coenzima reducido. En general en este libro mostraremos los coenzimas oxidados como NAD y NADP, y los coenzimas reducidos como NADH y NADPH.

Las flavinas – riboflavina y flavoproteínas. La vitamina B_2 (riboflavina, ver página 268) es también importante en un número muy elevado de reacciones de reducción. Generalmente está unida de forma covalente a las enzimas, y las enzimas resultantes que contienen riboflavina se conocen en general como **flavoproteínas**. Como se muestra en la Figura 5.7, la riboflavina (o la parte de riboflavina de las flavoproteínas) pueden sufrir dos reducciones. Puede aceptar un hidrógeno, para formar el radical flavina (generalmente aparece escrito como flavín-H·), seguido de un segundo hidrógeno formando flavín-H_2 totalmente reducido.

Algunas reacciones implican transferencia de un solo hidrógeno a una flavina, formando flavín-H·, que luego es reciclado en otra reacción distinta. Algunas veces dos moléculas de flavina aceptan cada una un átomo de hidrógeno del sustrato que va a oxidarse.

Otras reacciones implican la transferencia secuencial de dos hidrógenos a la flavina, formando primero el radical flavín-H·, y luego la forma flavín-H_2 totalmente reducida.

Papel del ATP en las reacciones enzimáticas

Ya hemos estudiado que las enzimas disminuyen la energía de activación de las reacciones que catalizan. Sin embargo, como se estudia en la página 52, algunas reacciones químicas, especialmente aquéllas que son reacciones de síntesis, formando compuestos más grandes a partir de sustratos pequeños, son endergónicas. En el tubo de ensayo requieren un considerable aporte de energía, normalmente como calor.

Como se estudia en la página 55, la posición del equilibrio entre sustratos y productos en cualquier reacción está determinada por dos factores:

a. El grado en que la reacción es endergónica (en una dirección, y exergónica en la otra);
b. Las concentraciones relativas de los sustratos y productos.

El ATP (adenosín trifosfato, ver Figura 4.17 de la página 101) proporciona un nexo de unión entre las reacciones exergónicas de la oxidación de combus-

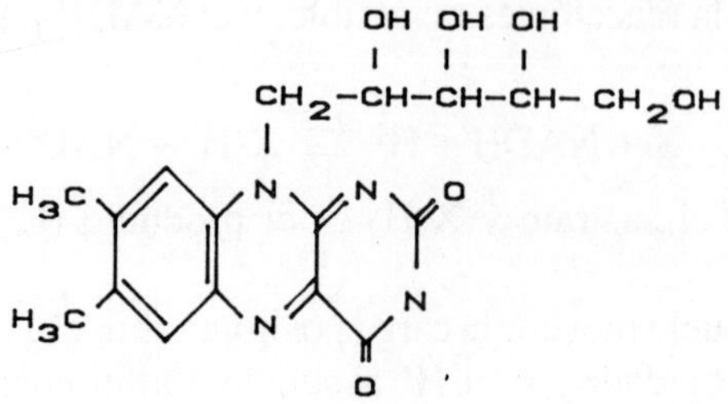

Riboflavina (oxidada)

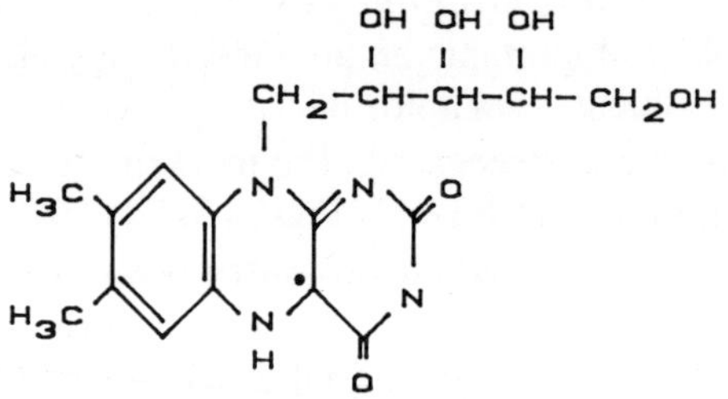

Radical de riboflavina (flavín-H•)

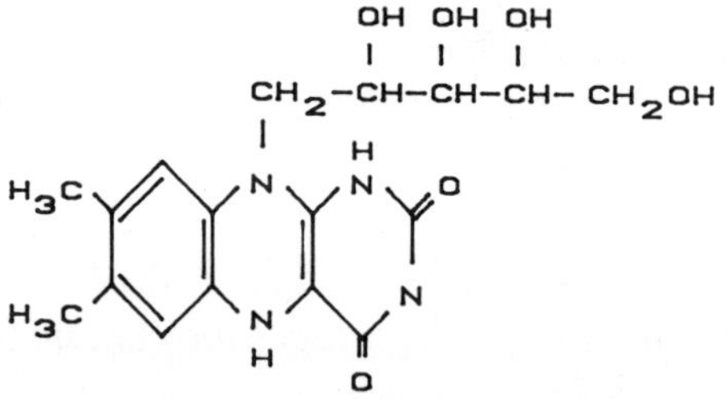

Riboflavina totalmente reducida (flavín-H_2)

Figura 5.7 Papel de la riboflavina como coenzima en reacciones de oxidación y reducción La riboflavina es la vitamina B_2. Puede incorporarse a enzimas como tal riboflavina, como el fosfato o como flavín adenín dinucleótido. La riboflavina oxidada, mostrada en la parte superior de la figura, puede reducirse por un único electrón (junto con un ion hidrógeno), para proporcionar el radical flavín-H•, mostrado en el centro de la figura, o reducción por dos electrones (junto con dos iones hidrógeno) para formar la flavina-H_2, totalmente reducida, y mostrada en la parte inferior de la figura.

tibles metabólicos y las distintas reacciones endergónicas del organismo. La hidrólisis del ATP:

$$ATP + H_2O \rightarrow ADP + fosfato$$

es exergónica, mientras que la reacción inversa, la fosforilación del ADP (la reacción de condensación entre ADP y fosfato para formar ATP):

$$ADP + fosfato \rightarrow ATP + H_2O$$

es endergónica.

Si consideramos una reacción

$$A \rightarrow X$$

que es endergónica, normalmente no se debe esperar mucha formación de X a partir de A a la temperatura corporal. Si esta reacción se acopla a la hidrólisis del ATP, de tal forma que ambas reacciones tengan que transcurrir al mismo tiempo:

$$ATP + H_2O \rightarrow ADP + fosfato$$
$$A \rightarrow X$$

entonces si la concentración de ATP es mucho mayor que la de ADP, esto desplazará el equilibrio de ambas reacciones hacia la derecha. Bajo estas condiciones, se debe esperar una formación significativa de X a partir de A, ligada a la hidrólisis de ATP hasta ADP y fosfato.

Tal unión entre dos reacciones aparentemente no relacionadas es bastante fácil en sistemas enzimáticos. La reacción podría, por ejemplo, implicar la formación intermedia de un complejo entre el sustrato A y fosfato, o podría implicar la transferencia de un grupo fosfato desde el ATP hasta la enzima como una etapa transitoria.

La concentración de ATP en las células es siempre mucho mayor que la de ADP (la relación de ATP:ADP es alrededor de 500:1), de forma que en el ejemplo mostrado arriba, el equilibrio de las reacciones acopladas se desplaza en efecto hacia la derecha. Muchas de las reacciones estudiadas en capítulos posteriores están asociadas a la hidrólisis de ATP a ADP y fosfato de esta forma, de manera que reacciones que podrían parecer a primera vista que están desfavorecidas pueden tener lugar bajo condiciones fisiológicas.

No sólo la concentración de ADP en las células es mucho menor que la de ATP, sino que el ADP se mantiene bajo debido a la rápida refosforilación de ADP hasta ATP, acoplada a la oxidación de combustibles metabólicos (ver página 134). Por tanto, mientras haya un aporte de combustibles metabólicos para ser oxidados, la relación ATP:ADP permanece alta y el ATP estará disponible para desplazar el equilibrio de reacciones que de otra forma estarían desfavorecidas.

Clasificación y nomenclatura de las enzimas

Existe un sistema formal de nomenclatura de enzimas, en el que cada enzima tiene un número, y las distintas enzimas se clasifican de acuerdo con el tipo de reacción catalizada y los sustratos, productos y coenzimas de la reacción.

Esto se usa en artículos de investigación, cuando hay necesidad de identificar una enzima sin ambigüedades, pero para uso general se utiliza un sistema menos formal de nombrar a las enzimas. Casi todos los nombres de enzimas terminan en «-asa», y muchos derivan simplemente del nombre del sustrato sobre el que actúan, con el sufijo «-asa». En algunos casos, también se considera el tipo de reacción catalizada.

Aunque la variedad de rutas metabólicas, y por tanto el número de enzimas diferentes que participan en el metabolismo humano, parezca enorme a primera vista, las enzimas pueden clasificarse en sólo seis grupos, dependiendo de los tipos de reacción química que catalizan:

1. reacciones de oxidación y reducción;
2. transferencia de un grupo reactivo desde un sustrato a otro;
3. hidrólisis de enlaces;
4. adición a dobles enlaces carbono-carbono;
5. reordenación de grupos en una molécula de sustrato;
6. formación de enlaces entre dos sustratos, frecuentemente acoplada a la hidrólisis de ATP a ADP y fosfato

Esta clasificación de enzimas se desarrolla en la Tabla 5.2, ofreciendo algunos ejemplos de los tipos de reacciones catalizadas.

Rutas metabólicas

Las reacciones metabólicas más importantes no tienen lugar en una sola etapa, sino en una serie de reacciones asociadas, originando cada una de ellas un pequeño cambio en el sustrato. El producto de cada reacción individual es el sustrato para la enzima siguiente. Tal grupo de reacciones asociadas constituye una ruta metabólica.

Las rutas metabólicas pueden dividirse en dos amplios grupos:

a. **Rutas catabólicas**, en las que se destruyen compuestos relativamente complejos, implicando a menudo la oxidación hasta agua, dióxido de carbono y otros productos finales que se excretan. Las rutas catabólicas suponen generalmente la rotura de enlaces químicos, a menudo por hidrólisis, y normalmente van unidas a la fosforilación de ADP hasta ATP. Éstas son las rutas para la oxidación de los combustibles metabólicos.
b. **Rutas biosintéticas (o anabólicas)**, que originan la formación de los compuestos especializados requeridos en el organismo, tanto moléculas pequeñas relativamente sencillas como grandes moléculas complejas tales como ADN, ARN y proteínas.

Las reacciones biosintéticas son frecuentemente reducciones; a menudo implican la eliminación de agua (reacciones de condensación) y están acopladas generalmente a la hidrólisis de ATP a ADP y fosfato.

Tabla 5.2 Clasificación de enzimas según las reacciones catalizadas

Tipo	*Reacción catalizada*
Oxidorreductasas	reacciones de oxidación y reducción
deshidrogenasas	adición o eliminación de H
oxidasas	transferencia de 2 electrones a O_2 formando H_2O_2
	transferencia de 2 electrones a $\frac{1}{2}O_2$ formando H_2O
oxigenasas	incorporan O_2 en el producto
hidroxilasas	incorporan $\frac{1}{2}O_2$ en el producto como –OH para formar H_2O
peroxidasas	usan H_2O_2 como donador de oxígeno, formando H_2O
Transferasas	transfieren un grupo químico desde un sustrato a otro
quinasas	transfieren grupos fosfato desde el ATP al sustrato
Hidrolasas	hidrólisis de enlaces C–O, C–N, O–P y C–S (por ejemplo, esterasas, proteasas, fosfatasas, desamidasas)
Liasas	adición de grupos que implican a un doble enlace carbono-carbono (por ejemplo, deshidratasas, hidratasas, descarboxilasas)
Isomerasas	reagrupamientos intramoleculares
Ligasas (sintetasas)	formación de enlaces entre dos sustratos frecuentemente asociada a la utilización de ATP, con formación intermediaria de enzima o sustrato fosforilado

Las reacciones biosintéticas participan también en el metabolismo de medicamentos y otros compuestos xenobióticos, y de hormonas y neurotransmisores, para dar lugar a compuestos no reactivos que pueden ser excretados por la orina.

Rutas lineales y ramificadas

El tipo más sencillo de ruta metabólica es una secuencia sencilla de reacciones en las que el material de partida se convierte en el producto final sin posibilidad de reacciones alternativas o ramificaciones en la ruta.

Las rutas lineales simples son raras, ya que muchos de los compuestos intermediarios del metabolismo pueden usarse en varias rutas diferentes, dependiendo de la necesidad que tenga el organismo de distintos productos finales. Muchas rutas metabólicas implican puntos de ramificación, donde un intermediario puede seguir una ramificación u otra. Las enzimas que catalizan reacciones en tales puntos de ramificación están sometidas frecuentemente a regulación, como sustratos «directos» hacia una ramificación o la otra.

Secuencias de reacción enlazadas

A veces una ruta metabólica completa implica la repetición de una serie de reacciones similares una y otra vez. Así, la síntesis de ácidos grasos (ver Figura 6.12 en la página 157) implica la adición repetida de unidades de dos carbonos hasta que se alcanza la longitud final de la cadena (normalmente 14, 16 ó 18 unidades de carbonos). La adición de cada unidad de dos carbonos implica cuatro etapas de reacción independientes, que se repiten cada vez. De forma similar, la oxidación de los ácidos grasos procede a través de la liberación secuencial de unidades de dos carbonos (ver Figura 6.9 en la página 153). De nuevo, la separación de cada unidad de dos carbonos implica una secuencia de reacciones repetida.

Rutas cíclicas

El tercer tipo de ruta metabólica es la cíclica: el producto final es el mismo compuesto que el material de partida. Así, en la síntesis de urea (ver Figura 9.7 en la página 213), la molécula de urea se forma en una serie de etapas como parte de una molécula portadora mayor. Al final de la secuencia de reacción, la urea se libera por hidrólisis, originando la formación del material de partida para sufrir un ciclo posterior de reacción. De forma similar, en el ciclo del ácido cítrico (ver Figura 6.8 de la página 151) el compuesto de cuatro carbonos oxalacetato puede considerarse que es el comienzo de la ruta. Éste reacciona con el compuesto de dos carbonos acetato, para formar un compuesto de seis carbonos, citrato. Se pierden dos átomos de carbono como dióxido de carbono en la secuencia de reacción, de forma que al final vuelve a formarse oxalacetato.

Se puede considerar que los intermediarios en una ruta cíclica son catalizadores, ya que participan en la secuencia de reacción, pero al final quedan sin modificar.

Una nota sobre rutas metabólicas

Una ruta metabólica no es más que un mapa que muestra las etapas por las cuales un compuesto es convertido en otro. A lo largo de la andadura son puntos de interés los siguientes: etapas «clave» que permiten la regulación y la integración de diferentes rutas; enzimas que son diana para medicamentos o venenos; enzimas que son afectadas por una enfermedad, etc.

No hay más pautas para «aprender» una ruta metabólica que las que hay para «aprender» un mapa de carreteras.

Lo importante es ser capaz de leer las rutas de la misma manera que se lee un mapa. De esta forma se puede ver cómo los intermediarios metabólicos están relacionados unos con otros, cómo cambios en un sistema afectan a otros sistemas, y cuáles son los puntos de interés.

En Capítulos subsiguientes de este libro, los diagramas muestran rutas metabólicas con gran detalle. El texto describe las características clave y servirá de guía a través de las rutas representadas en los diagramas.

CAPÍTULO 6

Nutrición energética

El primer requerimiento nutricional del organismo es una fuente de energía capaz de ser usada metabólicamente, que es proporcionada por la oxidación de combustibles metabólicos: carbohidratos, grasas, proteínas y alcohol, unido a la formación de ATP a partir de ADP y de iones fosfato.

El gasto de energía metabólica (la biosíntesis de los constituyentes corporales, sustituir aquéllos que continuamente son destruidos; el mantenimiento de gradientes de iones a través de las membranas de los nervios y músculos; transporte de compuestos hacia dentro y fuera de las células; y la contracción del músculo para el desarrollo de trabajo físico) origina la hidrólisis de ATP hasta ADP y fosfato.

Se estudió en la página 129 cómo el mantenimiento de una relación ATP:ADP elevada permite que transcurran reacciones biosintéticas aparentemente desfavorables, por acoplamiento de la reacción a la hidrólisis de ATP a ADP y fosfato. Ya que la relación de ATP:ADP es 500:1, el equilibrio de esta reacción transcurre normalmente hacia la hidrólisis de ATP. Esto significa que el equilibrio de la reacción acoplada estará desplazado por la hidrólisis de ATP a ADP y fosfato.

El **bombeo de iones** a través de membranas celulares, de forma que hay una mayor concentración de iones potasio (K^+) dentro de las células que en el fluido extracelular, y una mayor concentración de iones sodio (Na^+) fuera de las células que dentro, está acoplado a la hidrólisis de ATP a ADP y fosfato, de la misma forma. Este gradiente de iones sodio a través de la membrana celular puede usarse para el transporte de sustratos hacia el interior de las células, y de productos hacia el exterior de las células. Los compuestos son transportados hacia el interior junto con sodio, mientras que otros compuestos son transportados hacia el exterior en intercambio con sodio, el cual es transportado hacia el interior (ver Figura 6.1).

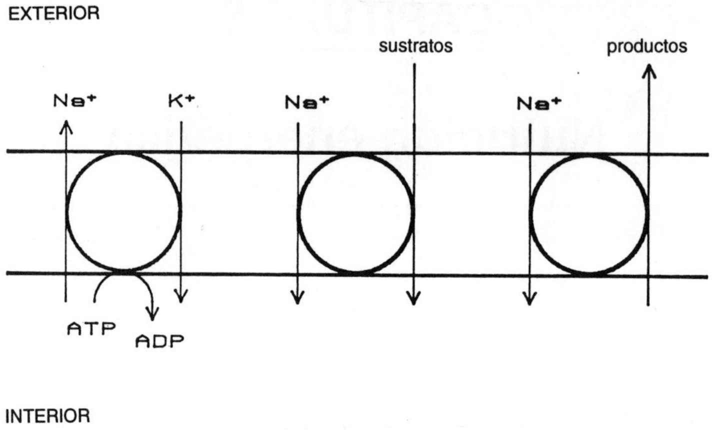

Figura 6.1 Papel del ATP en el transporte a través de membranas celulares
La bomba de sodio transporta iones sodio (Na^+) fuera de la célula, intercambiándolos por iones potasio (K^+), que son bombeados hacia el interior, acoplado a la hidrólisis de ATP hasta ADP y fosfato. Los iones sodio vuelven a entrar en la célula, bien junto con sustratos como aminoácidos y glucosa, o en intercambio de productos metabólicos segregados por la célula.

La **contracción del músculo** también está acoplada a la hidrólisis de ATP a ADP y fosfato. Las proteínas del músculo están estructuradas en filamentos, que se deslizan unos sobre otros cuando el músculo se contrae. Este movimiento de los filamentos tiene lugar por la formación de puentes de fosfato entre dos proteínas; el fosfato es aportado por transferencia a partir del ATP. Como se muestra en la Figura 6.2, el puente de fosfato se forma entre un grupo reactivo de cada proteína, y la formación del puente lleva a los dos grupos reactivos a estar más próximos uno del otro. Esto significa que cuando se forma cada puente, las dos proteínas se desplacen ligeramente. Una vez que esto ha sucedido, el puente de fosfato es hidrolizado, liberando fosfato, y puede formarse otro puente, provocando que las cadenas se muevan un poco más.

Fosforilación oxidativa: la fosforilación de ADP a ATP acoplada a la oxidación de combustibles metabólicos

Unas pocas reacciones están acopladas directamente a la fosforilación de ADP a ATP, transfiriéndose un grupo fosfato desde el sustrato de la reacción hasta el ADP. Sin embargo, de los 37 moles de ADP que son fosforilados hasta ATP por cada mol de glucosa que se oxida hasta dióxido de carbono y agua, sólo 2 moles son fosforilados de esta forma (ver Figura 6.4). El resto son fosforilados en la mitocondria, por el proceso de **fosforilación oxidativa**.

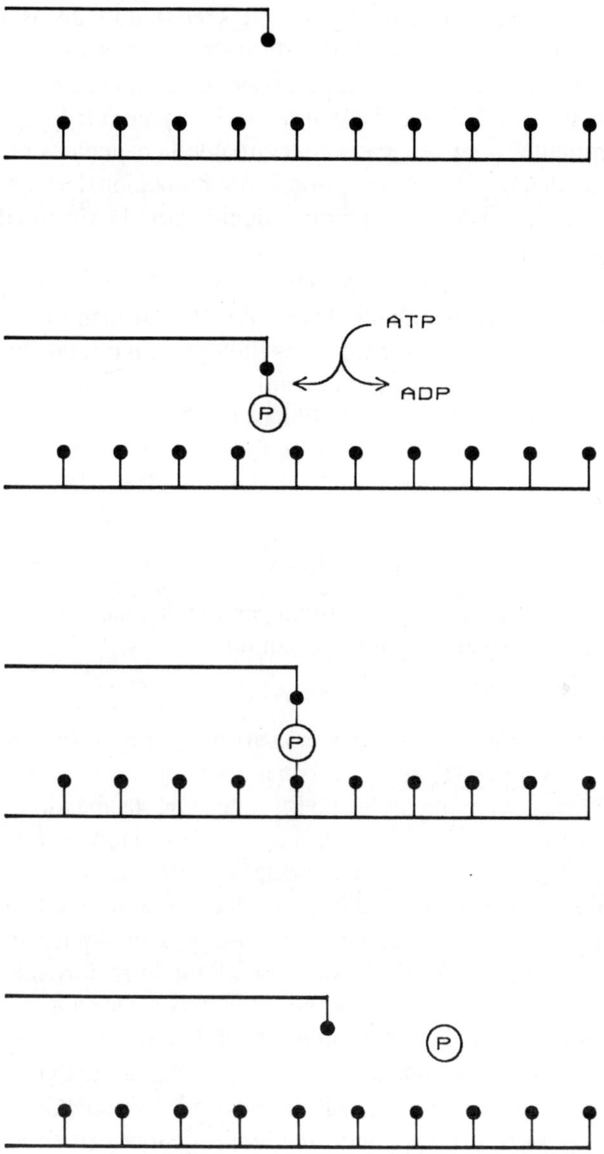

Figura 6.2 El papel del ATP en la contracción muscular

Las proteínas contráctiles del músculo se deslizan una sobre otra en una serie de pequeños movimientos durante la contracción muscular. Una de las proteínas es fosforilada por el ATP (liberando ADP). Esta proteína fosforilada forma entonces una unión fosfodiéster con la otra proteína. Este proceso hace que las proteínas se muevan una con relación a la otra. Finalmente, la unión fosfodiéster es hidrolizada, liberándose fosfato, y dejando las dos moléculas de proteína listas para sufrir otro ciclo de fosforilación y movimiento.

Muchas de las reacciones del metabolismo de carbohidratos, grasas y aminoácidos originan la reducción de NAD a NADH, o la reducción de flavoproteínas. Estos coenzimas reducidos son después reoxidados en las mitocondrias. Dentro de la membrana más interna de mitocondrias existe una serie de coenzimas que se reducen y oxidan. El primer coenzima de la cadena es reducido por reacción con NADH, y a continuación es reoxidado reduciéndose el coenzima siguiente. A su vez, cada coenzima de la cadena es reducido por el coenzima precedente, y después reoxidado por reducción del siguiente. La etapa final es la oxidación de un coenzima reducido por el oxígeno, dando lugar a la formación de agua.

Esta oxidación por etapas de NADH y reducción de oxígeno hasta agua está acoplada a la fosforilación de ADP a ATP. Se forman tres moles de ATP por cada mol de NADH que se oxida. Las flavoproteínas reducen un coenzima intermediario de la cadena, y por cada mol de flavoproteínas reducidas que es oxidado, se fosforilan 2 moles de ADP hasta ATP.

La reacción entre ADP y fosfato para formar ATP es una reacción de condensación, así como la reacción inversa, desde ATP a ADP y fosfato es una hidrólisis:

$$\text{ADP} + \text{fosfato} \rightarrow \text{ATP} + \text{II}_2\text{O}$$

Se puede considerar que el agua toma parte en la reacción como iones H^+ y OH^-, más que simplemente como H_2O sin ionizar:

$$\text{ADP} + \text{fosfato} \rightarrow \text{ATP} + H^+ + OH^-$$

La enzima que cataliza esta reacción forma parte de la membrana de la mitocondria. Los iones H^+ que se forman abandonan la enzima por la parte interior de la membrana, mientras que los iones OH^- la abandonan por la parte externa de la membrana. Esto significa que la enzima tiende a crear un gradiente de pH a través de la membrana mitocondrial, con una acumulación de iones H^+ en el interior y de iones OH^- en el exterior. Esto es improbable que suceda en grado significativo bajo condiciones de reposo, y de cualquier forma el equilibrio de la reacción entre ADP y fosfato es tal que la fosforilación del ADP a ATP está desfavorecida. Por tanto se necesita encontrar alguna forma de desplazar este equilibrio hacia la formación de ATP a partir de ADP y fosfato.

Ya hemos visto que se puede desplazar la posición del equilibrio de una reacción química retirando uno o más de los productos cuando se forman (ver página 55). Si se pudiera disponer de una fuente de iones H^+ en el exterior de la membrana, éstos podrían reaccionar con los iones OH^- producidos en la reacción entre ADP y fosfato, formando H_2O. De forma similar, una fuente de iones OH^- en el interior de la membrana reaccionaría con los iones H^+ formados por reacción entre ADP y fosfato, formando nuevamente H_2O. Esto desplazaría el equilibrio en la dirección de la formación de ATP mientras hubiera una fuente de ADP y fosfato, ya que dos de los productos, H^+ y OH^-, están siendo retirados a medida que son formados. Esto es lo que sucede.

Algunos de los coenzimas de la membrana mitocondrial que acoplan la oxidación de NADH o de flavoproteínas reducidas con la reducción del oxígeno hasta agua, transportan átomos de hidrógeno (es decir, iones H^+ y electrones), mientras que otros transportan sólo electrones. Dos iones hidrógeno y 2 electrones son eliminados del NADH en el proceso de reoxidación a NAD, y son transportados a través de la membrana mitocondrial como átomos de hidrógeno. En la superficie externa reaccionan con un portador de electrones, que transporta los electrones de nuevo a la superficie interna de la membrana mitocondrial, dejando dos iones H^+ en el exterior.

En la superficie interna de la membrana mitocondrial, este portador de electrones interacciona con un portador de hidrógeno, el cual transporta de nuevo los átomos de hidrógeno hacia la superficie externa. Estos átomos de hidrógeno se originan a partir de la reacción con agua en la capa interna de la membrana, proporcionando iones H^+ para ser transportados con los electrones dejando en el interior los iones OH^-.

Esta secuencia de reacciones se repite dos veces más, de forma que en total se transportan tres iones H^+ hacia la superficie externa de la membrana mitocondrial, y tres iones OH^- se quedan en la superficie interna, por cada mol de NADH oxidado. Los coenzimas de flavina reducidos reaccionan con un portador intermediario, dando lugar al transporte de dos H^+ por cada flavina-H_2 oxidada. En la etapa final, el último portador de hidrógeno reacciona con oxígeno para formar agua (Ver Figura 6.3).

Así, la oxidación de NADH o de flavinas reducidas produce una separación de los iones del agua a través de la membrana mitocondrial, con un gradiente de H^+ y OH^- en la dirección opuesta del producido por la reacción entre ADP + fosfato $\rightarrow$ ATP. El resultado neto es la formación de agua por reacción entre iones H^+ y OH^- a ambos lados de la membrana mitocondrial. Esto da lugar a un continuo desplazamiento del equilibrio de la reacción entre ADP + fosfato $\rightarrow$ ATP, hacia la formación de ATP.

Los dos procesos de la oxidación del NADH o de las flavinas reducidas y la fosforilación del ADP a ATP normalmente están estrechamante **acoplados**. La fosforilación del ADP no puede tener lugar en la mitocondria a menos que tenga lugar la creación del gradiente de iones H^+ a través de la membrana, como resultado de la oxidación de NADH o flavinas reducidas.

Igualmente, si no hay ADP disponible o hay poco, está inhibida la oxidación de NADH y flavinas reducidas, porque se establece el gradiente de H^+ e inhibe las reacciones de transporte. Esto significa que NADH y las flavoproteínas reducidas sólo son oxidados cuando hay ADP disponible.

A su vez, los combustibles metabólicos sólo pueden oxidarse cuando están disponibles NAD y flavoproteínas oxidadas. Por lo tanto, si no hay ADP disponible o hay poco en la mitocondria (por ejemplo, cuando todo se ha fosforilado hasta ATP), habrá una acumulación de coenzimas reducidos, y por tanto una ralentización de la oxidación de combustibles metabólicos. En otras palabras,

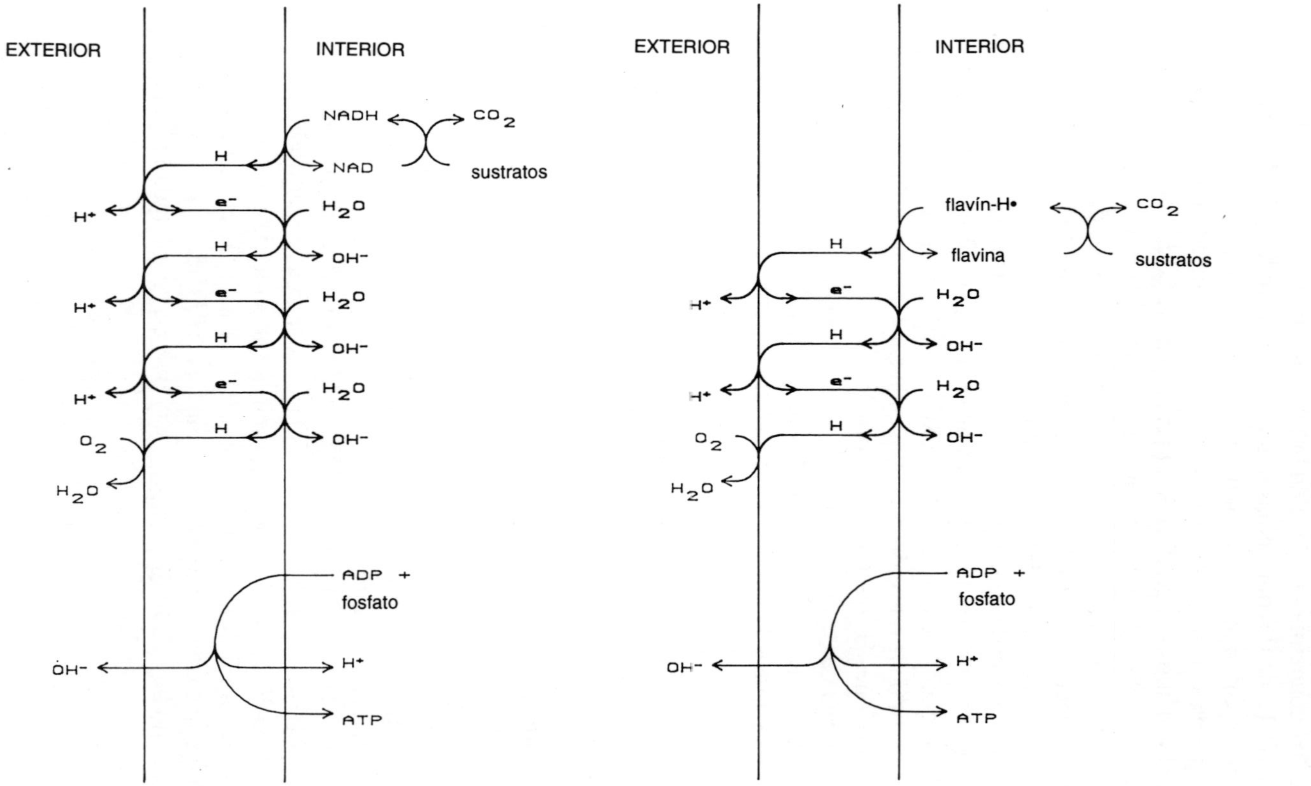

Figura 6.3 Fosforilación oxidativa: La fosforilación de ADP a ATP, acoplada a la oxidación de sustratos
En el interior de la mitocondria, los sustratos son oxidados hasta dióxido de carbono, bien con la reducción de NAD a NADH (en la parte izquierda del diagrama) o de flavina a flavina-H_2 (en la parte derecha del diagrama). La oxidación de NADH o flavina-H_2 se acopla a la reducción de oxígeno hasta agua por una serie de transportadores que se extienden sobre la membrana mitocondrial, y transportan iones H^+ hacia el exterior, dejando dentro los iones OH^-. La reacción entre ADP y fosfato para formar ATP es una condensación; el agua se elimina de tal forma que por cada mol de ATP formado, se transfiere un ion OH^- a la superficie externa de la membrana, y un ion H^+ a la superficie interna.

los combustibles metabólicos sólo son oxidados cuando hay necesidad de la fosforilación de ADP a ATP. Esto quiere decir que los combustibles metabólicos sólo son oxidados cuando el ATP ha sido hidrolizado hasta ADP y fosfato, en reacciones de síntesis, transporte de compuestos a través de membranas celulares o contracción muscular.

Es posible romper este estrecho acoplamiento entre transporte de electrones y fosforilación del ADP, añadiendo compuestos que hacen a la membrana mitocondrial libremente permeable a los iones H^+. En presencia de tales compuestos, los iones H^+ transportados fuera no se acumulan, sino que cruzan de regreso al interior, donde reaccionan con los iones OH^-, formando agua. Bajo estas condiciones el ADP no se fosforila a ATP, y la oxidación de NADH y flavinas reducidas puede continuar sin problemas.

El resultado de este **desacoplamiento** entre el transporte de electrones y la fosforilación de ADP es que se oxida mucho sustrato, con poca producción de ATP, aunque se produce calor. Éste es uno de los mecanismos fisiológicos de la producción de calor para mantener la temperatura corporal sin desarrollar trabajo físico, también llamado **termogénesis sin escalofrío**. El proceso es especialmente importante en niños, pero también ocurre en grado limitado en adultos. El tejido adiposo marrón de diversas partes del organismo puede, bajo condiciones apropiadas, desacoplar los procesos de transporte de electrones y fosforilación del ADP en un grado limitado, y así oxidar sustratos para la producción de calor sin el control normal de la disponiblidad de ADP.

Digestión y absorción de combustibles metabólicos

Los componentes principales de la dieta son almidones, azúcares, grasas y proteínas. Estos componentes tienen que ser hidrolizados hasta sus moléculas constituyentes más pequeñas para su absorción y metabolismo. Almidones y azúcares se absorben como monosacáridos; las grasas pueden ser absorbidas intactas o como ácidos grasos libres y colesterol; las proteínas son absorbidas como sus aminoácidos constituyentes o como péptidos pequeños.

Digestión de carbohidratos

Hay tres grupos de carbohidratos en la dieta que funcionan como combustibles metabólicos: almidones, disacáridos y monosacáridos (ver página 75). Los polisacáridos no amiláceos son importantes para el funcionamiento saludable normal del tracto gastrointestinal (ver página 80), pero no son metabolizados en grado significativo. Una pequeña proporción de los polisacáridos no amiláceos de la dieta es fermentada por las bacterias intestinales, y algunos de los productos de esta fermentación pueden absorberse y contribuir a la ingesta energética.

Digestión del almidón. Como se estudió en la página 80, los almidones son polímeros de glucosa, bien de cadenas lineales o ramificadas (ver Figura 4.4 en la página 82 y Figura 4.5 en la página 83). El proceso de digestión es simplemente un proceso de hidrólisis de los enlaces entre moléculas adyacentes para liberar glucosa, la cual puede entonces ser absorbida. También se forma algo de maltosa en la hidrólisis del almidón. Donde la molécula de almidón tiene un punto de ramificación, se libera el disacárido isomaltosa. La digestión de los disacáridos se considera más adelante. Las enzimas que catalizan la hidrólisis del almidón son amilasas. La amilasa es segregada en la saliva, y también por el páncreas, en el intestino delgado. Esto significa que la digestión del almidón comienza cuando se mastica el alimento, y continúa, al menos durante un tiempo, en el estómago. Sin embargo, el jugo gástrico es muy ácido (alrededor de pH 1,5-2), y la amilasa es inactiva a este pH. Esto quiere decir que aunque la digestión del almidón continúa en el centro del bolo alimenticio en el estómago, cuando los contenidos se mezclan con jugo gástrico, la digestión del almidón se detiene. Cuando el alimento abandona el estómago y entra en el intestino delgado, es neutralizado por el jugo pancreático alcalino (pH 8,8) y la bilis (pH 8). La amilasa segregada por el páncreas continúa la digestión del almidón comenzada por la amilasa salivar.

La glucosa liberada en la digestión del almidón (así como cualquier glucosa, fructosa y otros monosacáridos libres de los alimentos) se absorbe a lo largo del intestino delgado, siendo transportada desde la mucosa intestinal hacia el torrente sanguíneo por proteínas de transporte específicas de las membranas de las células de la mucosa.

No todo el almidón de la dieta es digerido por la amilasa. El almidón no cocido es especialmente resistente a la acción de la amilasa, porque está presente como pequeños gránulos insolubles. El proceso de cocinado hincha los gránulos de almidón, dando lugar a un gel sobre el cual puede actuar la amilasa. Una proporción de los polisacáridos de los alimentos se encuentra encerrada en las paredes celulares vegetales, las cuales se componen principalmente de celulosa. La celulosa no se digiere por las enzimas humanas, e igualmente este polisacárido está protegido frente a la digestión. Parte de estos polisacáridos resistentes es metabolizada por las bacterias del intestino grueso, y una proporción de los productos del metabolismo bacteriano, incluyendo ácidos grasos, puede ser absorbida y metabolizada.

Digestión de disacáridos. Como se muestra en la Figura 4.3 de la página 79, los disacáridos nutricionalmente importantes son sacarosa (azúcar común, de caña o remolacha), maltosa e isomaltosa (provenientes de la digestión del almidón) y lactosa (el azúcar de la leche). Éstos atraviesan el borde en cepillo de las células de la mucosa intestinal, donde son hidrolizados hasta sus monosacáridos constituyentes: **maltosa e isomaltosa** son hidrolizadas por la enzima maltasa para dar dos moléculas de glucosa; la **sacarosa** es hidrolizada por la enzima sacarasa para dar glucosa y fructosa; la **lactosa** es hidrolizada por la enzima lactasa para originar glucosa y galactosa.

Intolerancias a disacáridos. La deficiencia de la enzima lactasa es común. En efecto, sólo en personas de origen europeo la lactasa persiste después de la niñez. En la mayoría del resto de las personas, y en algunos europeos, la lactasa se va perdiendo gradualmente a lo largo de la adolescencia; esto se denomina **alactasia**. El resultado es que la lactosa no puede ser absorbida. Queda en el lumen intestinal, donde es un sustrato para la fermentación bacteriana. El resultado de la fermentación bacteriana es una explosiva diarrea acuosa e intenso dolor abdominal. Incluso las cantidades relativamente pequeñas de lactosa de la leche pueden originar los síntomas en las personas con una deficiencia completa de lactasa. Tales personas pueden tolerar normalmente el yogur y otros derivados lácteos fermentados, ya que gran parte de la lactosa ha sido transformada en ácido láctico. Afortunadamente para las personas que padecen alactasia, la leche es la única fuente significativa de lactosa de la dieta, de forma que es relativamente fácil evitar el consumo de lactosa.

Una dolencia distinta, que se trata igualmente por exclusión de lactosa de la dieta, es la **galactosemia**. Se trata de una incapacidad para metabolizar la fracción de galactosa presente en la molécula de lactosa, y origina retraso mental y desarrollo de fallo hepático y cataratas. Es un error congénito raro del metabolismo, que ocurre en alrededor de 1/40.000 de los nacidos vivos.

Raramente la gente carece de sacarasa y/o maltasa. Esto puede deberse bien a un fallo genético de la enzima, o a una pérdida adquirida como resultado de infección intestinal. Estas personas son intolerantes a la sacarosa y/o maltosa, y sufren de la misma forma que los individuos alactásicos a los que se les administra lactosa. Es relativamente fácil evitar la maltosa, ya que hay pocas fuentes de ésta en la dieta; la pequeña cantidad formada en la digestión del almidón no parece causar problemas significativos. Los individuos que carecen de sacarasa tienen un problema más serio, ya que además del azúcar presente en pasteles y bizcochos, confituras, etc., muchos alimentos procesados contienen sacarosa añadida.

Digestión y absorción de la grasa

Las principales grasas de la dieta son triacilgliceroles y, en menor extensión, fosfolípidos (ver Figura 4.6 en la página 85 y Figura 4.8 en la página 89). El problema de la digestión y absorción de las grasas es que no son miscibles con los contenidos acuosos del lumen intestinal. Por lo tanto, la primera etapa es la **emulsificación**, rompiendo la grasa en pequeñas gotas que después pueden ser dispersadas en agua. Ésta es la función de las sales biliares. Como los ácidos grasos y fosfolípidos, las sales biliares tienen tanto regiones hidrófobas como hidrófilas, y pueden así emulsificar lípidos por formación de pequeñas micelas que se dispersan en agua (ver página 60).

Parte de la grasa de la dieta es hidrolizada en el lumen intestinal por la enzima **lipasa**, que es segregada por el páncreas. Los productos de la hidrólisis son glicerol y ácidos grasos libres. El glicerol es soluble en agua, y es rápidamente absorbido por el intestino delgado. Los ácidos grasos se disuelven en las gotitas de lípidos, y ayudan al proceso de emulsificación.

Las gotitas de lípidos emulsionadas, conteniendo triacilgliceroles intactos, fosfolípidos y ácidos grasos libres, son absorbidas a través de la pared intestinal por los conductos linfáticos, formando **quilomicrones** que pasan al torrente sanguíneo y son retirados de la circulación por el hígado y tejido adiposo.

Las vitaminas liposolubles, A, D, E y K, así como el caroteno (ver Capítulo 11) se absorben disueltas en los lípidos de los quilomicrones; esto es, además de ser un combustible metabólico, la grasa de la dieta es esencial para la absorción de estas vitaminas.

Digestión de las proteínas

Se puede decir que la digestión proteica comienza durante el cocinado, donde las proteínas son desnaturalizadas por el calor; esto las hace más susceptibles a la hidrólisis por las enzimas. La acidez del estómago tiene un efecto similar, continuando la desnaturalización de las proteínas, y liberando también algunas de las vitaminas unidas a proteínas, especialmente la vitamina B_{12} (ver página 275).

La digestión proteica ocurre por hidrólisis de los enlaces peptídicos entre aminoácidos (ver Figura 4.12 en la página 95). Hay dos clases principales de enzimas digestivas proteicas: las **endopeptidasas**, que rompen las proteínas por hidrólisis de los enlaces peptídicos entre aminoácidos específicos a lo largo de la molécula, y las **exopeptidasas**, que van separando un aminoácido cada vez del extremo de la molécula, de nuevo por hidrólisis del enlace peptídico (ver Tabla 6.1).

Las primeras enzimas que actúan sobre las proteínas de la dieta son las endopeptidasas: **pepsina** del jugo gástrico y **tripsina**, **quimotripsina** y **elastasa** segregadas por el páncreas en el intestino delgado. El resultado de la acción combinada de estas enzimas es que las largas moléculas de proteínas se rompen en varios polipéptidos de tamaño medio, con un gran número de extremos sobre los cuales actúan las exopeptidasas.

Hay dos tipos de exopeptidasas: las **carboxipeptidasas** son segregadas en el jugo pancreático, y liberan secuencialmente aminoácidos a partir del grupo carboxilo libre terminal de los péptidos; las **aminopeptidasas** son segregadas por las células de la mucosa intestinal y liberan secuencialmente aminoácidos a partir del grupo amino terminal de los péptidos.

El producto final de la acción de estas distintas peptidasas es una mezcla de aminoácidos libres, dipéptidos y tripéptidos. Los aminoácidos libres son absorbidos a través de la mucosa intestinal por transportadores específicos. Los dipéptidos y tripéptidos entran en el borde en cepillo de las células de la mucosa intestinal, donde son hidrolizados hasta aminoácidos libres, los cuales son

Tabla 6.1 Las principales enzimas digestivas proteicas

	Segregada por	*Especificidad*
Endopeptidasas		
pepsina	mucosa gástrica	adyacente a un aminoácido aromático, leucina o metionina
tripsina	páncreas	ésteres de lisina o arginina
quimotripsina	páncreas	ésteres aromáticos
elastasa	páncreas	ésteres alifáticos neutros
enteropeptidasa	mucosa intestinal	tripsinógeno → tripsina
Exopeptidasas		
carboxipeptidasas	páncreas	grupo carboxilo terminal de aminoácidos
aminopeptidasas	mucosa intestinal	grupo amino terminal de aminoácidos
tripeptidasas	intracelular en la mucosa intestinal	tripéptidos
dipeptidasas	intracelular en la mucosa intestinal	dipéptidos

entonces transportados hacia la circulación sanguínea junto con aminoácidos libres absorbidos directamente del lumen intestinal.

Las distintas enzimas digestivas proteicas son segregadas como **precursores enzimáticos inactivos** o **zimógenos**; esto es esencial para que no se digieran a sí mismas, entre sí, ni digieran a proteínas tisulares, antes de que sean segregadas. En cada caso el centro activo de la enzima está ocultado por un fragmento pequeño de proteína que tiene que ser eliminado para que la enzima tenga actividad. Esto se consigue por hidrólisis de un enlace peptídico específico en la molécula del precursor, liberando el péptido bloqueante y poniendo al descubierto el centro activo de la enzima.

La pepsina es segregada en el estómago como pepsinógeno, el cual es activado por la acción del ácido gástrico, y también por la acción de la pepsina ya activada. En el intestino delgado el tripsinógeno, precursor de tripsina, es activado por la acción de una enzima específica, la enteropeptidasa, segregada por las células epiteliales del duodeno; la tripsina puede entonces activar a los precursores de otras enzimas digestivas proteicas, y también al tripsinógeno.

Metabolismo productor de energía

Metabolismo de la glucosa: glucolisis

La reacción global del metabolismo de la glucosa es la oxidación hasta dióxido de carbono y agua:

$$C_6H_{12}O_6 + 6\ O_2 \rightarrow 6\ CO_2 + 6\ H_2O$$

En el proceso, el NAD es reducido hasta NADH, y es la reoxidación de este NADH lo que ocurre en la fosforilación de ADP hasta ATP, como se estudió en la página 134. Además, hay etapas donde se transfiere directamente un grupo fosfato desde un intermediario hasta el ADP, formándose más ATP.

Como se muestra en la Figura 6.4, aunque el propósito de la oxidación de la glucosa es fosforilar ADP hasta ATP, la ruta implica dos etapas en las que se usa ATP, una para formar glucosa-6-fosfato y la otra para formar fructosa difosfato. En otras palabras, hay un modesto coste de ATP para que comience el metabolismo de la glucosa. El rendimiento final de ATP es lo suficientemente grande como para que esta inversión valga la pena; en conjunto, hay un rendimiento neto de 37 moles de ATP por cada mol de glucosa oxidada hasta dióxido de carbono y agua.

La fructosa difosfato se escinde en dos compuestos de tres átomos de carbono, los cuales son interconvertibles. El metabolismo de estos azúcares de tres carbonos está unido tanto a la reducción de NAD a NADH, como a la fosforilación directa de ADP a ATP. El resultado es la formación de dos moles de piruvato a partir de cada mol de glucosa.

La oxidación de glucosa hasta piruvato requiere, por tanto, la utilización de dos moles de ATP (dando ADP) por mol de glucosa metabolizada, pero se forman 4 × ATP por fosforilación directa de ADP, y 2 × NADH (formado a partir de NAD), lo cual es equivalente a 6 × ATP adicionales cuando se oxide en la cadena de transporte de electrones (ver página 134). Hay, por tanto, un rendimiento neto de 8 ×ADP + fosfato → ATP a partir de la oxidación de 1 mol de glucosa hasta 2 moles de piruvato.

Esta vía proporciona una ruta para el metabolismo no sólo de glucosa, sino también de:

a. **Glucógeno**, que se escinde para dar glucosa-1-fosfato (ver página 158). Glucosa-1-fosfato y glucosa-6-fosfato son rápidamente interconvertibles;
b. **Fructosa**, que puede ser fosforilada directamente hasta fructosa-6-fosfato;
c. **Glicerol**, procedente de la hidrólisis de triacilgliceroles. El glicerol puede ser fosforilado y oxidado hasta dihidroxiacetona fosfato.

La secuencia global de reacciones desde glucosa hasta piruvato se conoce como **glucolisis:** el proceso de rotura de la glucosa. Como se estudia en la página 161, la ruta inversa es importante como un medio de síntesis de glucosa: el proceso de **gluconeogénesis**. La mayoría de las reacciones de glucolisis son fácilmente reversibles, pero en tres puntos (reacciones a, c y j de la Figura 6.4) hay enzimas distintas implicadas en la glucolisis y la gluconeogénesis.

Tanto para la hexoquinasa (reacción a) como para la fosfofructoquinasa (reacción c), el equilibrio de la reacción se desplaza hacia la glucolisis, debido a la utilización de ATP en la reacción y a la elevada relación ATP:ADP en la célula (ver página 129). Estas dos reacciones están invertidas en la gluco-

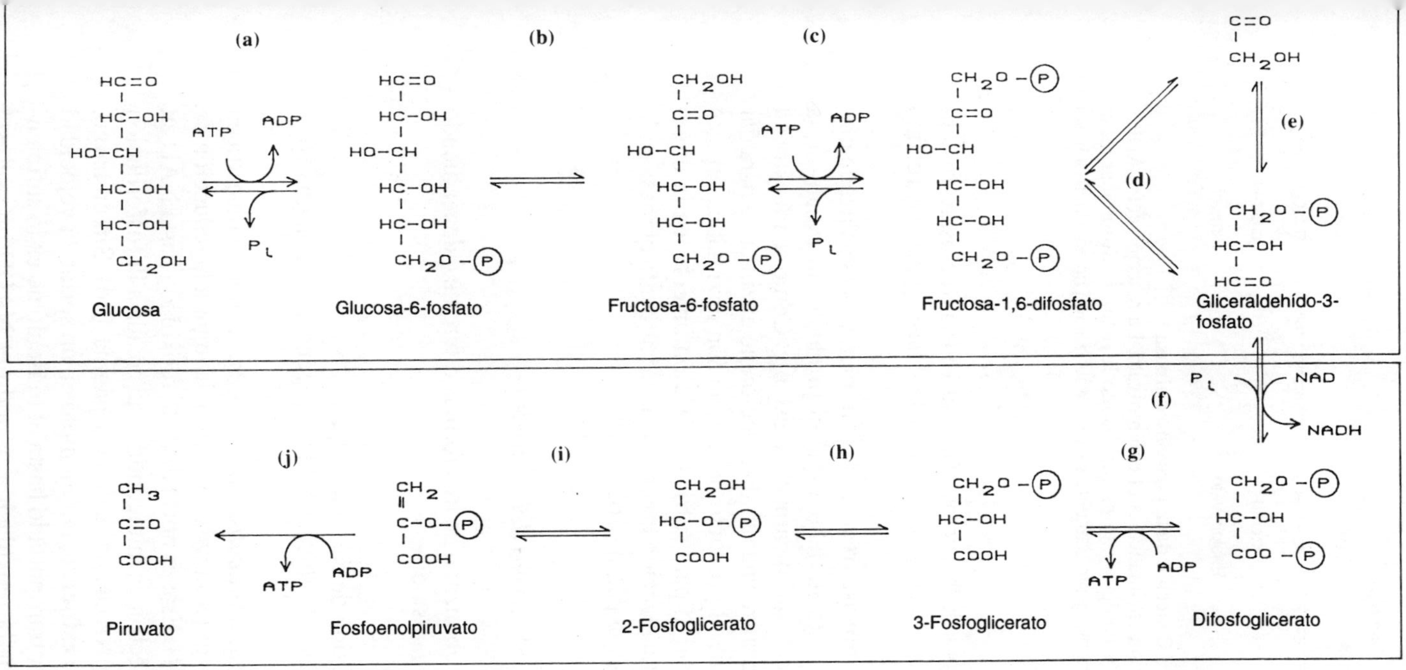

Figura 6.4 Glucolisis – metabolismo de la glucosa hasta piruvato

Globalmente, 1 mol de glucosa es escindido para dar 2 moles del compuesto piruvato, de 3 carbonos, con un rendimiento neto de 2 moles de ADP fosforilado a ATP directamente, y 2 moles de NAD reducido a NADH (equivalente a $2 \times 3 = 6$ moles de ADP fosforilado hasta ATP). La mayoría de las reacciones transcurren igualmente bien en cualquier dirección, aunque en tres etapas hay enzimas distintas implicadas en la síntesis de glucosa a partir de piruvato (reacciones a, c y j). Las reacciones del recuadro superior (reacciones a-e) ocurren una vez por cada molécula de glucosa metabolizada; las reacciones del recuadro inferior (reacciones f-j) ocurren dos veces por cada molécula de glucosa metabolizada. a) *Hexoquinasa*: la primera etapa es la fosforilación de la glucosa hasta glucosa-6-fosfato, en la que el ATP es el donador de fosfato. En la dirección inversa, la glucosa-6-fosfato se hidroliza para dar glucosa libre y fosfato por la enzima *glucosa-6-fosfatasa*. b) *Fosfoglucomutasa*: isomerización de la glucosa-6-fosfato para formar fructosa-6-fosfato. c) *Fosfofructoquinasa*: la fructosa-6-fosfato es fosforilada a fructosa-1,6-difosfato, usando de nuevo ATP como donador de fosfato. En la dirección inversa, la fructosa-1,6-difosfato se hidroliza hasta fructosa-6-fosfato y fosfato por la enzima *fructosa difosfatasa*. d) *Aldolasa*: La fructosa difosfato se escinde para dar dos compuestos de 3 carbonos: dihidroxiacetona fosfato y gliceraldehído-3-fosfato. e) *Triosa fosfato isomerasa*: la dihidroxiacetona fosfato se isomeriza a gliceraldehído-3-fosfato. f) *Gliceraldehído-3-fosfato deshidrogenasa*: el gliceraldehído-3-fosfato es oxidado a ácido y fosforilado por reacción con fosfato, formando el ácido 2,3-difosfoglicérico. g) *Fosfoglicerato quinasa*: el ácido 2,3-difosfoglicérico reacciona con ADP, transfiriendo un fosfato para formar ATP, y formándose ácido 3-fosfoglicérico. h) *Fosfogliceromutasa*: el ácido 3-fosfoglicérico se isomeriza a ácido 2-fosfoglicérico. i) *Enolasa*: el ácido 2-fosfoglicérico se isomeriza a fosfoenolpiruvato. j) *Piruvato quinasa*: el fosfoenolpiruvato transfiere su fosfato al ADP, formando ATP, y sufre isomerización a piruvato (ver también Figura 6.5).

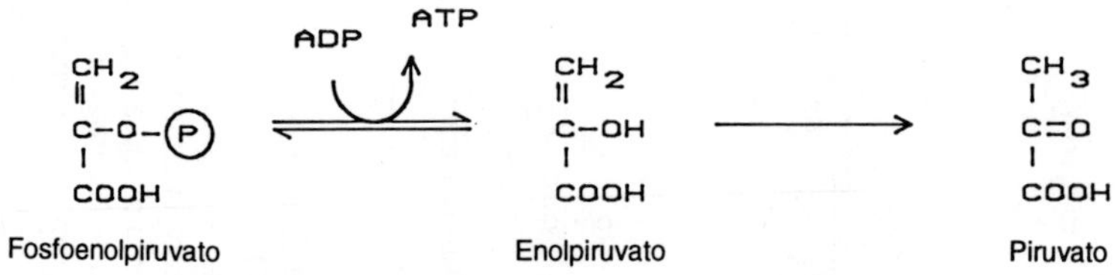

Figura 6.5 Reacción de la piruvato quinasa
El producto inmediato de la reacción enzimática es el enolpiruvato. La reacción entre ADP y fosfoenolpiruvato para dar ATP y enolpiruvato es fácilmente reversible. Sin embargo, el enolpiruvato es inestable químicamente, y rápidamente sufre isomerización no enzimática hasta piruvato.

neogénesis por simple hidrólisis de la fructosa difosfato hasta fructosa-6-fosfato y fosfato (fructosa difosfatasa) y de la glucosa-6-fosfato hasta glucosa y fosfato (glucosa-6-fosfatasa).

El equilibrio de piruvato quinasa (reacción j) también está desplazado claramente hacia la glucolisis. Esto se debe a que el producto inmediato de la reacción es enolpiruvato, que es químicamente inestable. Como se muestra en la Figura 6.5, el enolpiruvato sufre una rápida reacción no enzimática para dar piruvato, lo cual significa que el producto de la reacción enzimática no está disponible en grado significativo para sufrir la reacción inversa, en la dirección de la gluconeogénesis. La reacción inversa de la de piruvato quinasa en la gluconeogénesis se estudia en la página 162.

Metabolismo del piruvato

El piruvato puede ser metabolizado de tres formas diferentes, dependiendo del estado metabólico del organismo:

a. reducción a lactato;
b oxidación completa a dióxido de carbono y agua;
c. como sustrato para la síntesis de glucosa (gluconeogénesis, ver página 161).

Reducción de piruvato a lactato: glucolisis anaeróbica. Como se muestra en la Figura 6.4, la oxidación de glucosa hasta piruvato da lugar a la reducción de 2 moles de NAD hasta NADH. Éste es normalmente reoxidado hasta NAD en la cadena de transporte de electrones mitocondrial, asociada a la fosforilación de 3 × ADP a ATP por cada NADH oxidado (ver página 134). Sin embargo, bajo condiciones de **máximo esfuerzo**, por ejemplo en un sprint, la velocidad a la cual el oxígeno puede ser transportado hasta el músculo no es lo suficientemente grande para permitir la reoxidación de todo el NADH que se está formando. Con el fin de mantener la oxidación de la glucosa, y el rendimiento neto de 2 × ATP por mol de glucosa oxidada, el NADH es oxidado a NAD por reducción de piruvato a lactato (ver Figura 6.6).

El lactato resultante es retirado del músculo, y captado por el hígado, donde es usado para la resíntesis de glucosa (ver página 161). El lactato también puede ser captado por otros tejidos, donde la disponibilidad de oxígeno no es un factor limitante bajo estas condiciones, tal como el corazón. Aquí es oxidado a piruvato y el NADH resultante es oxidado en la cadena de transporte de electrones mitocondrial, proporcionando 3 × ATP. El piruvato es pues un sustrato para la oxidación completa hasta dióxido de carbono y agua, como se estudia más adelante.

La conversión de glucosa en lactato se denomina **glucolisis anaeróbica**, ya que no requiere oxígeno. Sin embargo, no es correcto decir que el metabolismo humano es siempre anaeróbico. La formación de lactato es el destino de *parte* del piruvato formado a partir de la glucosa bajo condiciones de máximo esfuerzo muscular, cuando el oxígeno está limitado, pero la mayor parte posible sufrirá oxidación completa.

La verdadera glucolisis anaeróbica ocurre en microorganismos que son capaces de vivir en ausencia de oxígeno. Aquí hay dos destinos posibles para el piruvato formado a partir de la glucosa, implicando ambos la oxidación de NADH hasta NAD:

a. Reducción hasta lactato, como ocurre en el músculo humano. Ésta es la ruta en las bacterias lácticas, las cuales son responsables de la fermentación de la lactosa de la leche para formar yogur y queso;
b. Descarboxilación y reducción a etanol. Ésta es la vía de la fermentación en levaduras, que se aprovecha para producir bebidas alcohólicas.

Oxidación del piruvato. La primera etapa de la oxidación completa de piruvato es una reacción compleja en la que se pierde dióxido de carbono, y el compuesto resultante de dos átomos de carbono es oxidado hasta acetato. La oxidación implica la reducción de NAD a NADH. Puesto que se forman 2 moles de piruvato a partir de cada mol de glucosa, esta etapa representa la formación de 2 moles de NADH, equivalente a 6 × ATP por cada mol de glucosa metabolizada. El acetato es liberado de la enzima esterificado con el coenzima A, como acetil CoA (ver Figura 6.7).

La descarboxilación y oxidación de piruvato para formar acetil CoA requiere del coenzima difosfato de tiamina, que se forma a partir de la vitamina B_1 (tiamina, ver página 266). En la **deficiencia de tiamina** esta reacción está alterada, y los individuos deficientes son incapaces de metabolizar normalmente la glucosa. Especialmente después de una dosis de ensayo de glucosa o de ejercicio moderado, estas personas alcanzan concentraciones sanguíneas elevadas de piruvato y lactato. En algunos casos esto puede ser lo suficientemente grave como para originar una acidosis que ponga en peligro la vida.

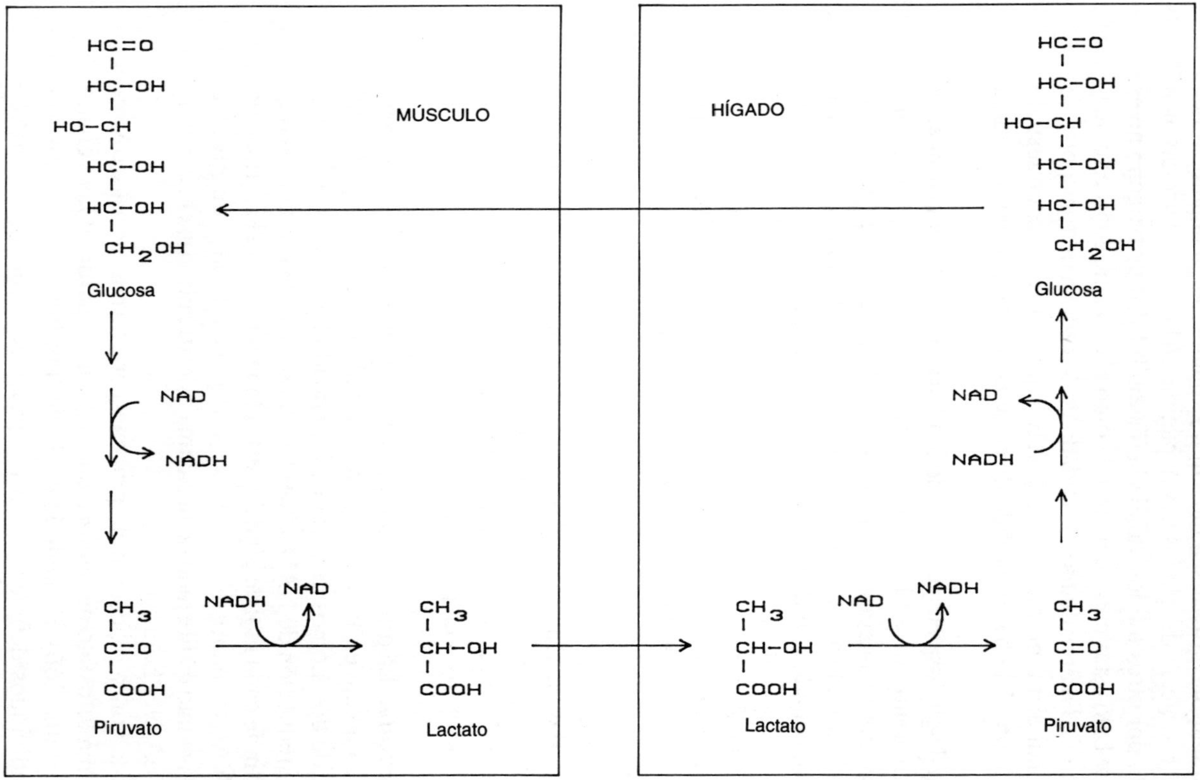

Figura 6.6 Glucolisis anaerobia: Formación de lactato en músculo y su metabolismo en el hígado
Bajo condiciones de ejercicio máximo, el oxígeno no puede entrar en el músculo con la suficiente rapidez como para satisfacer la necesidad de formación de ATP a partir de ADP por fosforilación oxidativa. La glucosa puede metabolizarse hasta piruvato a una mayor velocidad; el NADH formado en la glucolisis, como no puede ser oxidado en la mitocondria, se reoxida hasta NAD por la reacción de lactato deshidrogenasa, formando lactato, el cual abandona el músculo hacia la corriente sanguínea. En el hígado, el lactato se reoxida hasta piruvato, nuevamente por la lactato deshidrogenasa. Aunque algo del piruvato resultante es empleado para el metabolismo oxidativo en el hígado, la mayoría se emplea para la síntesis de glucosa.

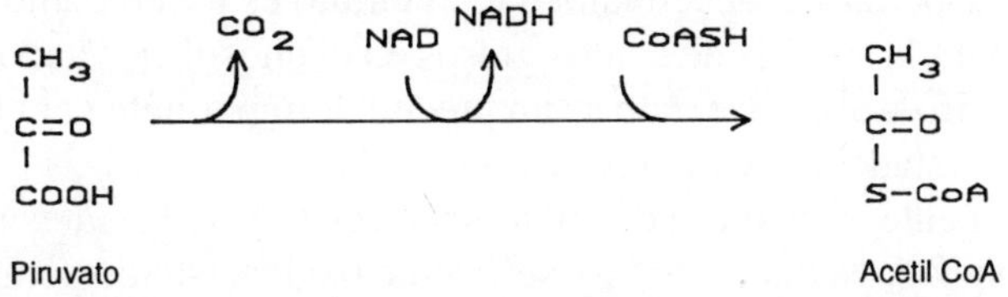

Figura 6.7 Reacción de la piruvato deshidrogenasa

El piruvato sufre una reacción en tres etapas en la cual se descarboxila hasta acetaldehído unido a la enzima que es a continuación oxidado hasta acetato unido a la enzima, con la reducción de NAD a NADH. El acetato se libera de la enzima después de la reacción con CoA, como acetil CoA. Puesto que de cada mol de glucosa se forman dos moles de piruvato, esta etapa representa la formación de 2 moles de NADH (equivalente a $2 \times 3 = 6$ moles de ATP) por cada mol de glucosa metabolizada.

Oxidación de acetil CoA: el ciclo del ácido cítrico

La parte de acetato del aceti l CoA sufre una oxidación gradual hasta dióxido de carbono y agua en una ruta cíclica, el ciclo del ácido cítrico, mostrado en la Figura 6.8. Por cada mol de acetil CoA oxidado en esta ruta, hay un rendimiento de:

3 × NAD reducido a NADH, equivalente a 9 × ATP;
1 × flavoproteína reducida, equivalente a 2 × ATP;
1 × GDP fosforilado hasta GTP, equivalente a 1 × ATP;

Esto hace un total de 12 × ATP por cada mol de acetil CoA oxidado; como se forman dos moles de acetil CoA a partir de cada mol de glucosa, este ciclo proporciona 24 × ATP por cada mol de glucosa oxidada.

Aunque parece complejo a primera vista, el ciclo del ácido cítrico es una ruta relativamente simple. Un compuesto de cuatro carbonos, oxalacetato, reacciona con acetil CoA para formar un compuesto de seis carbonos, ácido cítrico. El ciclo consta de una serie de etapas en las cuales estos dos átomos de carbono son oxidados y liberados como dióxido de carbono, formando finalmente de nuevo oxalacetato. Se libera el CoA del acetil CoA, quedando disponible para posterior formación de acetil CoA a partir de piruvato.

El ciclo del ácido cítrico está implicado también en la oxidación de acetil CoA que proviene de otras fuentes, principalmente de la oxidación de ácidos grasos (ver página 152), pero también de la oxidación de cetonas durante el ayuno y el hambre (ver página 155) y de varios aminoácidos, algunos de los cuales dan origen a acetil CoA.

Este ciclo es una importante ruta metabólica central, proporcionando el nexo de unión entre el metabolismo de carbohidratos, grasas y aminoácidos. Muchos de los intermediarios pueden usarse para la síntesis de otros compuestos, por ejemplo oxoglutarato y oxalacetato pueden dar origen a los aminoácidos glutamato y aspartato, respectivamente; el citrato es usado como la fuente de acetil CoA para la síntesis de ácidos grasos en el citosol en estado de saciedad (ver página 156) y el oxalacetato es un precursor importante para la síntesis de glucosa en el estado de ayuno (ver página 161).

Evidentemente, si se retira del ciclo oxalacetato para la síntesis de glucosa, debe ser repuesto, ya que si no hay suficiente oxalacetato disponible para formar citrato, la velocidad de metabolismo del acetil CoA descenderá. Aunque el ciclo trabaja para interconvertir los distintos intermediarios, no puede actuar como una fuente neta de compuestos, a menos que haya alguna fuente de uno de los intermediarios (cualquiera de ellos) para reponer lo que se está perdiendo. Distintos aminoácidos dan origen a intermediarios del ciclo del ácido cítrico, tales como oxoglutarato, fumarato y oxalacetato.

Metabolismo de las grasas

Los triacilgliceroles pueden proceder, bien de la dieta (en estado de saciedad), o de reservas de tejido adiposo (en estado de ayuno). En cualquier caso se metabolizan de la misma forma:

a. Hidrólisis del triacilglicerol hasta formar tres moléculas de ácidos grasos y una molécula de glicerol (ver Figura 4.6 en la página 85);
b. El glicerol es convertido en dihidroxiacetona fosfato (ver Figura 6.4) y así está disponible, bien para posterior oxidación, vía piruvato hasta acetil CoA, en estado de saciedad, o bien para conversión en glucosa en estado de ayuno (ver página 161);
c. Los ácidos grasos son oxidados por la ruta de la β-oxidación, en la que se escinden al mismo tiempo dos átomos de carbono de la cadena del ácido graso como acetil CoA. Este acetil CoA entra luego en el ciclo del ácido cítrico, junto con el que proviene del metabolismo del piruvato.

β-oxidación de ácidos grasos. Los ácidos grasos se oxidan en las mitocondrias. La primera etapa es la formación de un derivado del CoA, acil CoA graso. Éste sufre a continuación una serie de cuatro reacciones, como se muestra en la Figura 6.9, que dan lugar a la rotura de la molécula del ácido graso para dar acetil CoA y un nuevo acil CoA graso, que es dos átomos de carbono más corto que aquél con el que se comenzó.

Este nuevo acil CoA graso, más corto, es después un sustrato para la misma secuencia de reacciones, las cuales se repiten hasta que el resultado final es la rotura para dar moléculas de acetil CoA.

Las reacciones de β-oxidación son sencillas:

a. La primera etapa consiste en la sustracción de dos hidrógenos del ácido graso, para formar un doble enlace carbono-carbono: una reacción de oxidación. Los hidrógenos son transferidos a una flavoproteína, y así para cada doble enlace formado se consigue un rendimiento de 2 × ATP.

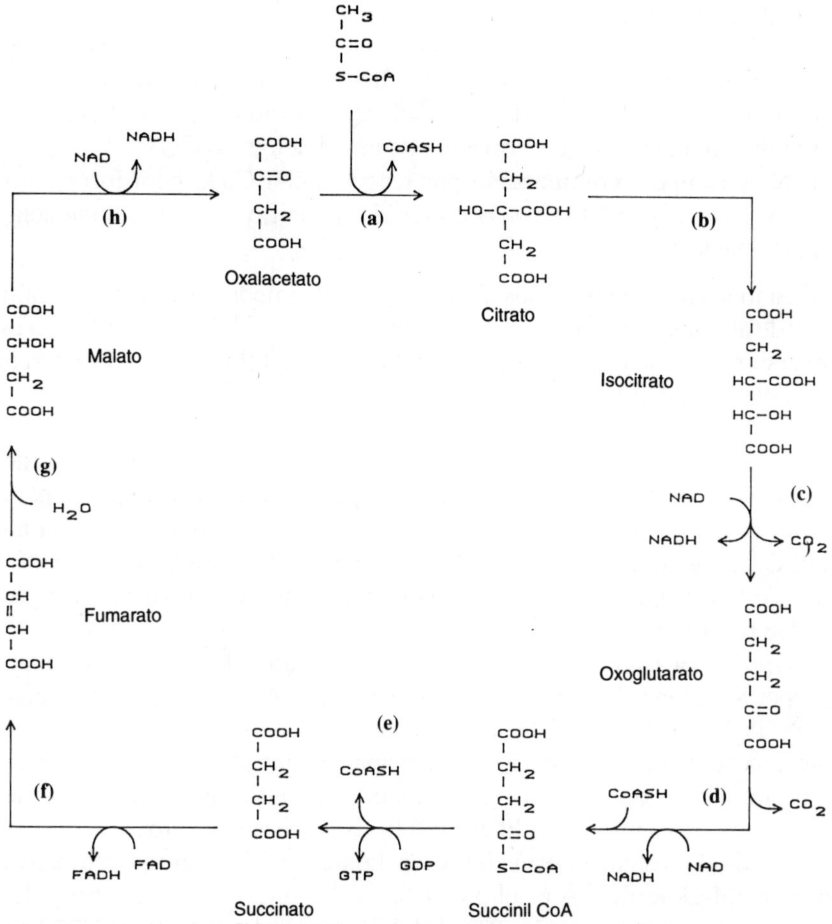

Figura 6.8 Ciclo del ácido cítrico

Proporciona una ruta cíclica para la oxidación de acetato hasta dióxido de carbono, acoplada a la reducción de 3 × NAD a NADH y 1 FAD a FADH por cada mol de acetato oxidado. Además, 1 mol de GDP se fosforila hasta GTP. Puesto que cada mol de glucosa da lugar a la formación de 2 moles de acetil CoA, esto significa que esta ruta proporciona 2 × 3 × 3 = 18 ATP procedentes de la oxidación de NADH, más 2 × 2 = 4 ATP de la oxidación de FADH, más el equivalente de 2 × ATP a partir del GTP formado en la reacción (e) = 24 × ATP por mol de glucosa. a) *Citrato sintasa*: la primera reacción tiene lugar entre el compuesto oxalacetato de cuatro carbonos y el acetil CoA para formar el compuesto citrato de seis carbonos, con liberación de CoA. b) *Isomerasa*: el citrato sufre isomerización a isocitrato. c) *Isocitrato deshidrogenasa*: el isocitrato sufre una descarboxilación oxidativa, con reducción de NAD a NADH, y la liberación de dióxido de carbono. El producto es oxoglutarato. d) *Oxogluyarato deshidrogenasa*: el oxoglutarato sufre una descarboxilación oxidativa, con la reducción de NAD a NADH, liberación de dióxido de carbono y la incorporación de CoA para formar succinil CoA. Esta reacción es, en esencia, la misma que la reacción de piruvato deshidrogenasa, que da lugar a la formación de acetil CoA a partir de piruvato (ver Figura 6.7). e) *Succinil CoA sintasa*: succinil CoA sufre hidrólisis hasta succinato, liberando CoA, en una reacción que está acoplada a la fosforilación de GDP hasta GTP. (Obsérvese que esta enzima se nombra por la reacción inversa, la síntesis de succinil CoA a partir de succinato y CoA). f) *Succinato deshidrogenasa*: el succinato se oxida, para formar el compuesto insaturado fumarato, en una reacción acoplada a la reducción de FAD hasta FADH. g) *Fumarasa*: el doble enlace carbono-carbono del fumarato es hidratado, para formar malato. h) *Malato deshidrogenasa*: el grupo hidroxilo del malato es oxidado a un grupo oxo- con la reducción de NAD a NADH. El producto de esta reacción es oxalacetato, que por tanto está disponible para reaccionar con una molécula adicional de acetil CoA, para comenzar nuevamente el ciclo.

b. El doble enlace nuevamente formado en el acil CoA graso reacciona a continuación con agua, dando lugar a un grupo hidroxilo: una reacción de hidratación.
c. El hidroxiacilgraso CoA sufre una segunda oxidación en la que el grupo hidroxilo transfiere hidrógeno a una flavoproteína (por lo tanto, de nuevo un rendimiento de 2 × ATP por ciclo de reacción). El resultado de esta segunda oxidación es la formación de un oxiacilgraso CoA.
d. Éste se rompe a continuación por reacción con CoA, para formar acetil CoA y el acilgraso CoA más corto, el cual sufre la misma secuencia de reacciones.

Casi todos los ácidos grasos metabólicamente importantes tienen un número par de átomos de carbono, de forma que el ciclo final de la β-oxidación es la conversión de un acil CoA graso de cuatro carbonos (butiril CoA) en dos moléculas de acetil CoA.

Cuerpos cetónicos. En estado de ayuno, el hígado puede formar considerablemente más acetil CoA a partir de ácidos grasos de lo que se requiere para su propio metabolismo. Capta ácidos grasos de la circulación y los oxida hasta acetil CoA, luego exporta «cetonas» de cuatro carbonos formadas a partir de acetil CoA para que otros tejidos (especialmente músculo) las usen como combustible metabólico.

Las reacciones implicadas se muestran en la Figura 6.10. Se forma acetoacetil CoA por reacción entre dos moléculas de acetil CoA. Esto es esencialmente lo inverso de la reacción final de la β-oxidación de ácidos grasos (ver Figura 6.9). El acetoacetil CoA reacciona a continuación con una nueva molécula de acetil CoA para formar hidroximetil-glutaril CoA. A continuación el hidroximetil-glutaril CoA se escinde para liberar acetil CoA y acetoacetato.

Además de ser un intermediario en la síntesis de cuerpos cetónicos, el hidroximetil-glutaril CoA es el precursor de la síntesis de colesterol y de los otros esteroides (ver página 91). Inhibidores de la enzima que utiliza el hidroximetil-glutaril CoA para la síntesis de colesterol (la hidroximetil-glutaril CoA reductasa) se usan comúnmente en el tratamiento de enfermos con concentraciones plasmáticas de colesterol peligrosamente elevadas, como resultado de defectos genéticos en la regulación de la síntesis de colesterol.

El acetoacetato es inestable químicamente, y gran parte del mismo se reduce hasta hidroxibutirato antes de ser liberado del hígado. Hidroxibutirato y acetoacetato son combustibles metabólicos para tejidos distintos del hígado en el estado de ayuno (ver Figura 6.11).

Una pequeña cantidad de acetoacetato sufre una reacción no enzimática para originar acetona, la cual es inservible metabólicamente. No hay ruta para su utilización; se excreta en la orina y en el aire exhalado.

Acetoacetato, hidroxibutirato y acetona se conocen en conjunto como **cuerpos cetónicos**, y la presencia de concentraciones elevadas de estos tres com-

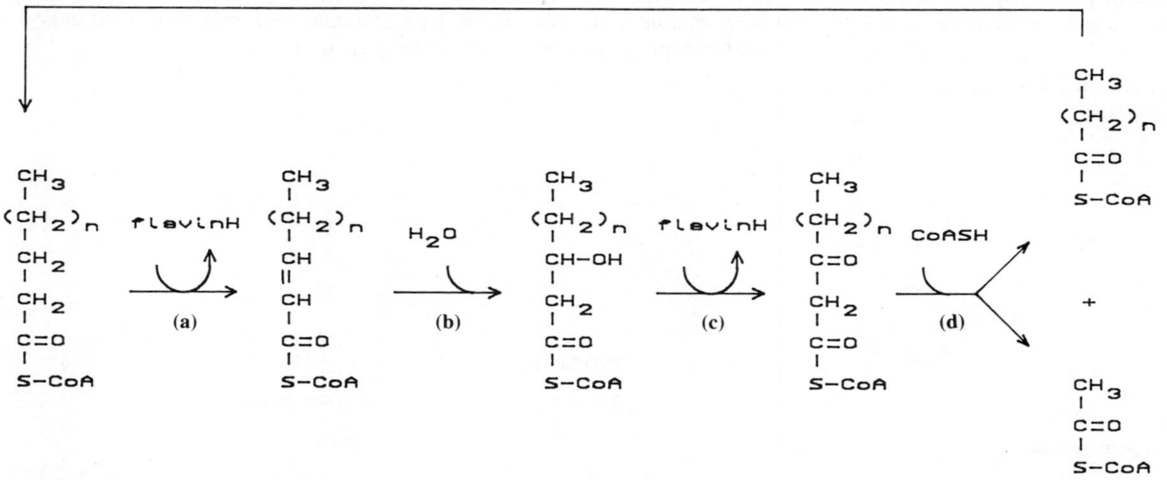

Figura 6.9 β-oxidación de los ácidos grasos

La oxidación de los ácidos grasos ocurre de forma escalonada, separándose del derivado de CoA del ácido graso dos átomos de carbono cada vez. a) *Acil CoA deshidrogenasa*: el acilgraso CoA se oxida para formar un doble enlace carbono-carbono, acoplado a la reducción de un coenzima de flavina. b) *Enoil CoA hidratasa*: el doble enlace carbono-carbono es hidratado para formar un grupo hidroxilo. c) *Hidroxiacil CoA deshidrogenasa*: el grupo hidroxilo es oxidado a grupo oxo, que nuevamente está acoplado a la reducción de un coenzima de flavina. d) *β-cetotiolasa*: el derivado aciloxograso CoA sufre rotura por el CoA, formando una molécula de acetil CoA, y un nuevo acilgraso CoA, que es dos carbonos más corto que el compuesto de partida. Este acilgraso CoA más corto sufre a continuación la misma secuencia de reacciones para liberar acetil CoA y formar un nuevo acilgraso CoA, con dos carbonos menos.

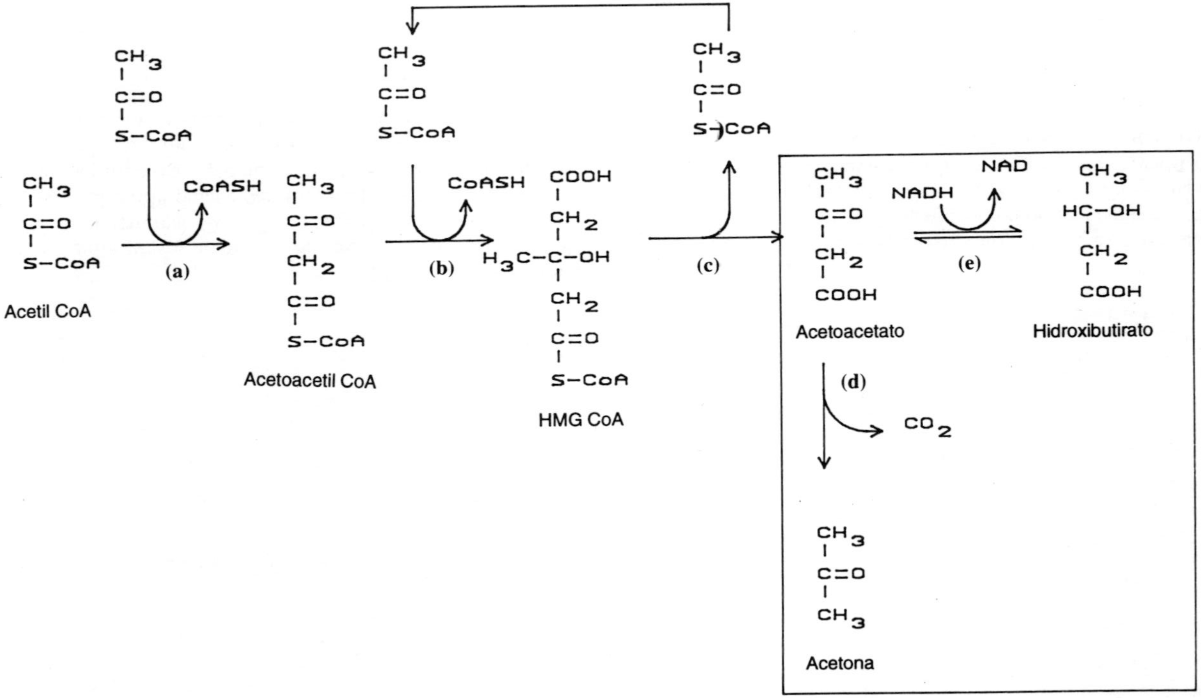

Figura 6.10 Formación de cuerpos cetónicos a partir de acetil CoA

Los dos cuerpos cetónicos metabólicamente importantes son el acetoacetato e hidroxibutirato, mostrados en el recuadro de la derecha del diagrama. a) *β-cetotiolasa*: dos moléculas de acetil CoA reaccionan para formar acetoacetil CoA, con la liberación de CoA libre. b) *HMG CoA sintasa*: el acetoacetil CoA reacciona con una molécula adicional de acetil CoA para formar hidroximetilglutaril CoA (HMG-CoA), con la liberación de una molécula de CoA. c) *HMG-CoA liasa*: HMG-CoA sufre una reacción de rotura que libera una molécula de CoA, y da lugar a la formación de acetoacetil CoA. d) El acetoacetil CoA es químicamente inestable, y sufre una reacción no enzimática para formar acetona. No hay ruta para el metabolismo de la acetona que, por tanto, es un producto secundario inútil y desechable. e) *Hidroxibutirato deshidrogenasa*: la mayoría del acetoacetil CoA se reduce a hidroxibutirato, en una reacción en la cual NADH es el donador de hidrógeno, y principalmente es hidroxibutirato lo que se libera del hígado como combustible metabólico para otros tejidos.

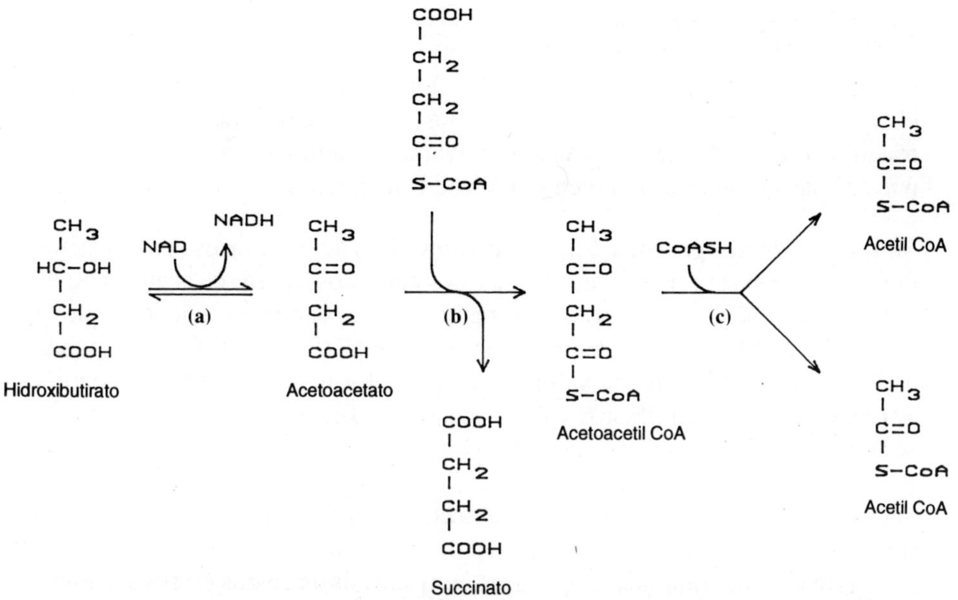

Figura 6.11 Utilización de cuerpos cetónicos en tejidos distintos del hígado
a) *Hidroxibutirato deshidrogenasa*: el hidroxibutirato se oxida a acetoacetato en una reacción acoplada a la reducción de NAD a NADH. b) *Acetoacetato-succinil CoA transferasa*: el CoA se transfiere a acetoacetato, formando acetoacetil CoA. El donador de CoA es succinil CoA, un intermediario en el ciclo del ácido cítrico, y el producto es succinato. c) *β-cetotiolasa*: el acetoacetil CoA se rompe por reacción con CoA, para formar dos moléculas de acetil CoA.

puestos en el torrente sanguíneo es la **cetosis**. De hecho, aunque la acetona y el acetoacetato son químicamente cetonas, presentando el grupo funcional –C=O, el hidroxibutirato no es una cetona. Se clasifica junto a los otros dos debido a su relación metabólica.

Reservas tisulares de combustibles metabólicos

En estado de saciedad los sustratos, además de hacer frente a necesidades energéticas inmediatas, se convierten en reservas para su uso posterior, en el estado de ayuno. Existen dos almacenes principales de combustibles metabólicos:

a. triacilgliceroles en el tejido adiposo;
b. glucógeno como reserva de carbohidratos en hígado y músculo.

Además, hay un incremento en la síntesis de proteínas tisulares como respuesta a una comida, de forma que existe un incremento en el contenido de proteína corporal total. Éstas pueden usarse también como combustibles metabólicos en estado de ayuno.

En estado de ayuno, que es el estado normal entre comidas, estas reservas son movilizadas y usadas. El glucógeno es una fuente de glucosa, mientras que el tejido adiposo proporciona tanto ácidos grasos como glicerol a partir de triacilglicerol. Parte de la proteína relativamente lábil incorporada como respuesta a las comidas es también movilizada en el ayuno.

Síntesis de ácidos grasos y triacilgliceroles. Los ácidos grasos son sintetizados por adición sucesiva de unidades de dos carbonos a partir de acetil CoA. El proceso de síntesis de ácidos grasos tiene lugar en el citosol, mientras que la fuente de acetil CoA está dentro de la mitocondria. El acetil CoA no puede atravesar la membrana mitocondrial. El citrato se forma dentro de la mitocondria por reacción entre acetil CoA y oxalacetato (ver Figura 6.8). El citrato puede ser transportado fuera de la mitocondria, para sufrir rotura en el citosol y proporcionar acetil CoA y oxalacetato. El acetil CoA es usado para la síntesis de ácidos grasos, mientras que el oxalacetato (indirectamente) vuelve a la mitocondria para mantener la actividad del ciclo del ácido cítrico.

Las reacciones químicas implicadas en la síntesis de ácidos grasos son esencialmente las mismas que las de la oxidación de ácidos grasos hasta acetil CoA (ver Figura 6.9), pero en el orden inverso. Como se muestra en la Figura 6.12, se añaden secuencialmente unidades de dos carbonos; el derivado resultante, oxoácido graso, sufre a continuación:

a. Reducción a hidroxiderivado;
b. Deshidratación para formar un doble enlace carbono-carbono;
c. Reducción del doble enlace para dar la cadena de ácido graso saturada.

Hay dos diferencias principales entre la síntesis y la oxidación de ácidos grasos:

a. La β-oxidación tiene lugar dentro de la mitocondria, mientras que la síntesis de ácidos grasos ocurre en el citosol;
b. La β-oxidación ocurre con derivados de acil CoA, mientras que la síntesis de ácidos grasos implica la formación de intermediarios más estrechamente asociados a enzimas, los cuales están unidos a la enzima por una proteína transportadora de acilos (generalmente abreviada como ACP). La síntesis de ácidos grasos ocurre en un gran complejo multienzimático, en el cual el ácido graso en crecimiento se mueve de un centro activo de la enzima al siguiente, en el extremo de «brazo» rotativo proporcionado por la proteína transportadora de acilos. Como el CoA, la parte funcionalmente importante de la ACP deriva de la vitamina ácido pantoténico (ver página 283).

Aunque cada ciclo de la secuencia de reacciones mostrada en la Figura 6.12 implica la adición de una unidad de dos carbonos a la cadena en crecimiento del ácido graso, lo que se añade realmente cada vez es el compuesto de tres

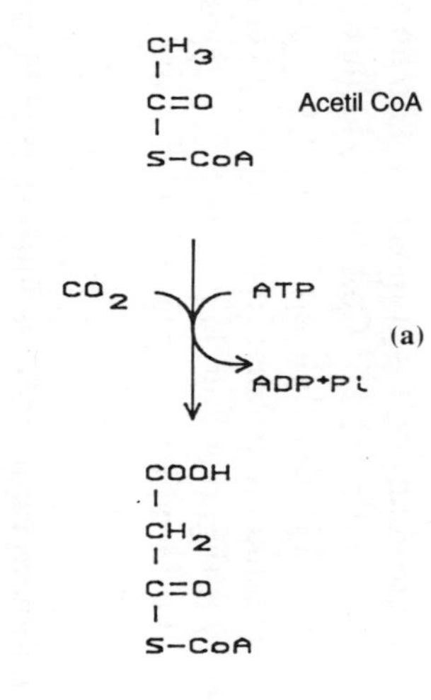

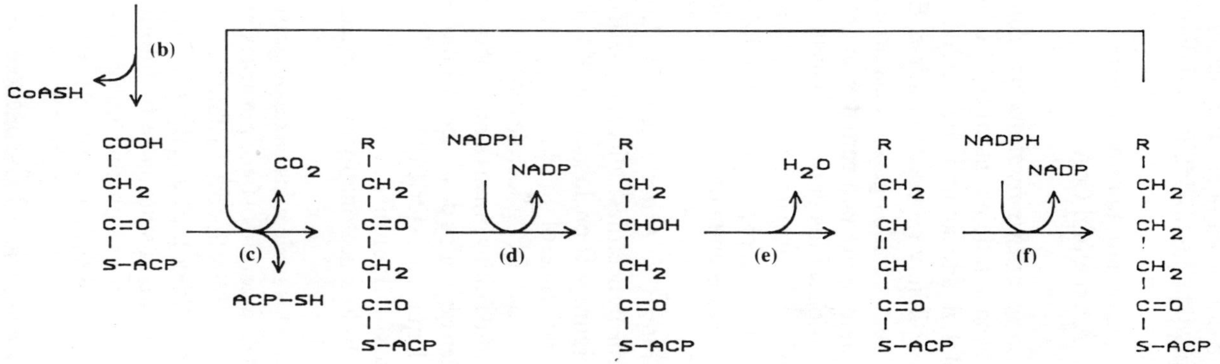

Figura 6.12 Síntesis de ácidos grasos

La síntesis de ácidos grasos implica la adición gradual de unidades de 2 carbonos, a partir de acetil CoA, para construir la molécula completa del ácido graso. a) *Acetil CoA carboxilasa*: el acetil CoA es carboxilado a malonil CoA, en una reacción acoplada a la hidrólisis de ATP a ADP y fosfato. b) *Acil transferasa*: el malonil CoA reacciona con la proteína transportadora de acilos del complejo multienzimático para formar malonil ACP. El grupo funcional de la proteína transportadora de acilos es el mismo que el del CoA. c) *β-cetoacil ACP sintasa*: el malonil ACP reacciona con el acil ACP graso en crecimiento unido a la enzima, liberando su proteína transportadora de acilos, y perdiendo el dióxido de carbono que fue añadido en la reacción (a). El resultado es un derivado aciloxograso. d) *β-cetoacil ACP reductasa*: el grupo oxo del aciloxograso ACP se reduce a grupo hidroxilo, en una reacción en la que el NADPH es el donador de hidrógeno. e) *β-hidroxiacil ACP deshidratasa*: el acilhidroxigraso ACP sufre una reacción de deshidratación para dar un doble enlace carbono-carbono. f) *Enoil ACP reductasa*: el doble enlace carbono-carbono se reduce a un enlace sencillo saturado, de nuevo en una reacción en la que el donador de hidrógeno es el NADPH. El resultado es un derivado acilgraso saturado ACP, que es de una longitud 2 carbonos superior al compuesto de partida. Nuevamente éste sufre ahora la misma secuencia de reacciones, hasta que el producto final es el ácido graso de 18 carbonos, ácido esteárico.

carbonos malonil ACP, que se forma a partir de acetil ACP por reacción con dióxido de carbono (una reacción de carboxilación), y sufre descarboxilación (pérdida de dióxido de carbono) cuando se condensa con la cadena en crecimiento del ácido graso. La vitamina **biotina** (ver página 282) actúa como el transportador intermediario del dióxido de carbono en la carboxilación de acetil CoA a malonil CoA.

Ácidos grasos insaturados. Aunque la síntesis de ácidos grasos implica la formación de un intermediario insaturado, la siguiente etapa, reducción hasta el derivado saturado del ácido graso, es una parte obligada de la secuencia de reacción, y no puede omitirse. El hombre y otros animales pueden sintetizar algunos ácidos grasos insaturados a partir de ácidos grasos saturados, eliminando hidrógeno para dar un doble enlace carbono-carbono.

Los ácidos grasos poliinsaturados no pueden sintetizarse en los tejidos humanos. Existe una gran interconversión entre ácidos grasos poliinsaturados en los tejidos, pero dos de ellos, los **ácidos linoleico** y **linolénico**, deben ser suministrados en la dieta. Éstos son los llamados **ácidos grasos esenciales**.

Síntesis de triacilgliceroles. Los lípidos de reserva del tejido adiposo son triacilgliceroles: glicerol esterificado con tres moléculas de ácido graso (ver Figura 4.6 en la página 85). Los tres ácidos grasos de una molécula de triacilglicerol no son siempre los mismos en todos los triacilgliceroles.

Los triacilgliceroles son sintetizados en el hígado y tejido adiposo, usando tanto ácidos grasos sintetizados en estos tejidos como ácidos grasos que proceden de lípidos de la dieta. Como se muestra en la Figura 6.13, es el glicerolfosfato el que se esterifica con ácidos grasos; éste puede o bien formarse por fosforilación del glicerol, o puede proceder de la reducción de la dihidroxiacetona fosfato formada a partir de la fructosa difosfato (ver Figura 6.4).

Dos moléculas de ácido graso se esterifican con los grupos hidroxilo libres del glicerol fosfato, por transferencia a partir del acil CoA graso, formando monoacilglicerol fosfato, y a continuación diacilglicerol fosfato (o ácido fosfatídico). El diacilglicerol fosfato resultante puede actuar como el precursor para la síntesis de **fosfolípidos** (ver Figura 4.8 en la página 89), o puede reaccionar con una nueva molécula de acil CoA graso para formar un triacilglicerol, liberando fosfato.

Glucógeno. El glucógeno es un polímero ramificado de glucosa (ver Figura 4.5 en la página 83). En estado de saciedad, el glucógeno se sintetiza a partir de la glucosa tanto en el hígado como en el músculo. La reacción es una adición escalonada de unidades de glucosa al glucógeno ya existente.

Como se muestra en la Figura 6.14, la síntesis de glucógeno implica la formación intermedia de UDP-glucosa por reacción entre glucosa-1-fosfato y

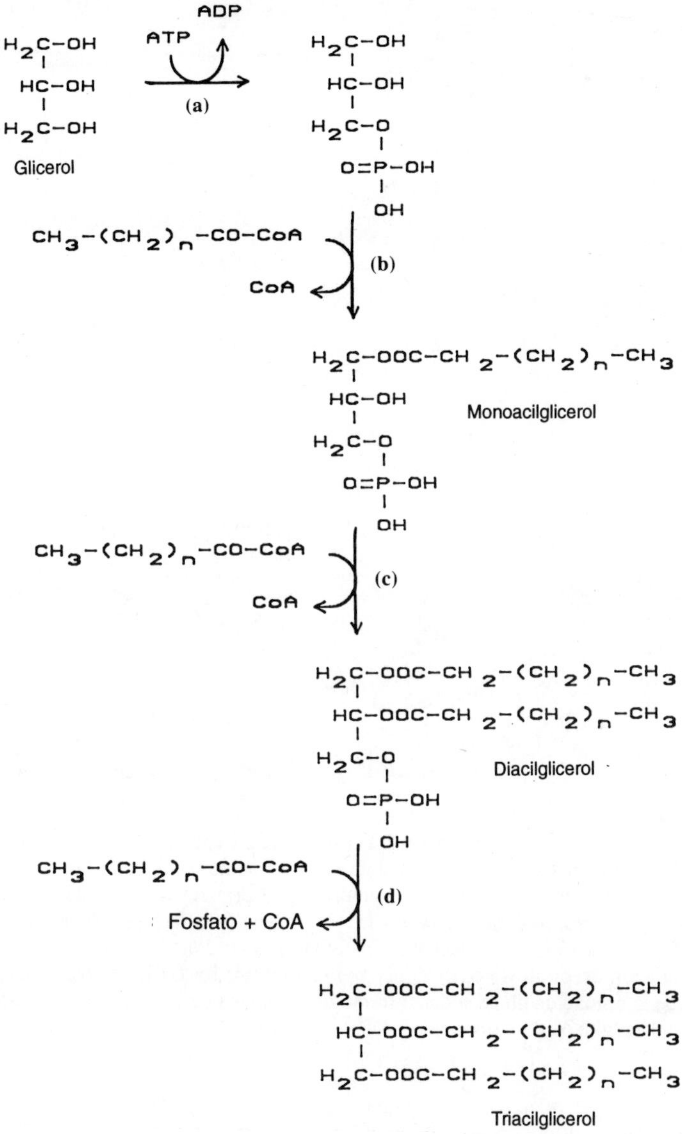

Figura 6.13 Síntesis de triacilglicerol

a) *Glicerolquinasa*: el glicerol es fosforilado a glicerol fosfato. El glicerol fosfato puede también formarse por reducción de dihidroxiacetona fosfato originada por la rotura de fructosa-1,6-difosfato (reacción (d) de la Figura 6.4). b) El glicerol fosfato reacciona a continuación con un acilgraso CoA para formar el éster del ácido graso en el carbono-1 del glicerol fosfato, y se libera CoA. El producto es un mono-acilglicerol fosfato. c) El mono-acilglicerol fosfato reacciona con una segunda molécula de acil CoA graso, para formar un éster del ácido graso en el carbono-2 del glicerol y liberar CoA. El producto es un diacilglicerol fosfato, o ácido fosfatídico. d) El ácido fosfatídico reacciona con una tercera molécula de acilgraso CoA para formar un éster de ácido graso en el carbono-3 del glicerol, liberando CoA y fosfato. El producto es el triacilglicerol.

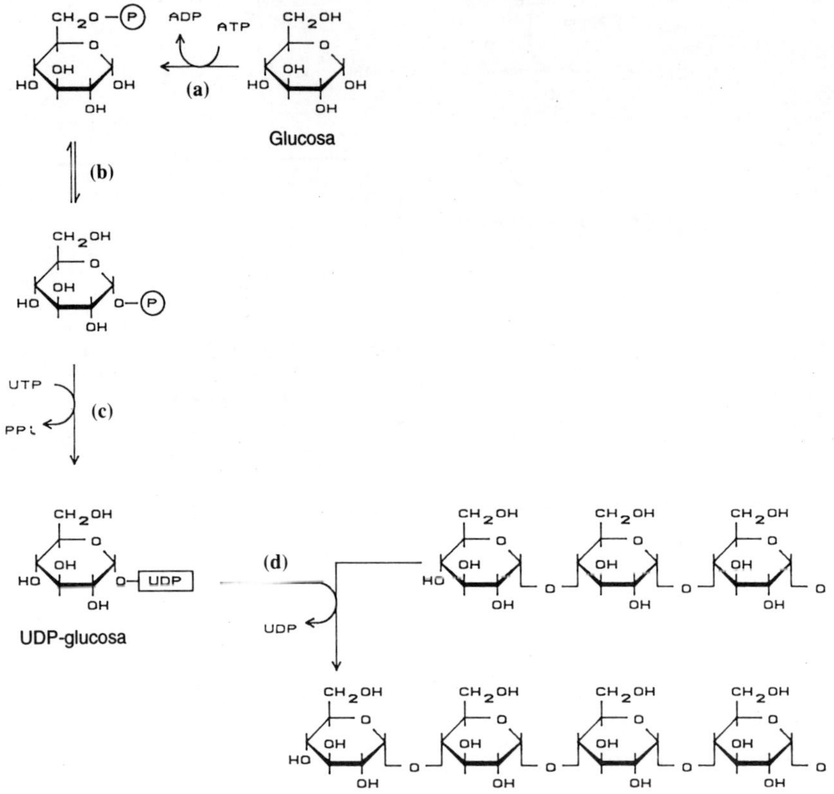

Figura 6.14 La síntesis de glucógeno

a) *Hexoquinasa*: la glucosa es fosforilada a glucosa-6-fosfato en una reacción en la que el ATP es el donador de fosfato. Es la misma reacción que la primera reacción de la glucolisis (ver Figura 6.4). b) *Glucosa-6-fosfato isomerasa*: la glucosa-6-fosfato se isomeriza a glucosa-1-fosfato. c) *Uridil transferasa*: la glucosa-1-fosfato reacciona con UTP, para formar UDP-glucosa, con liberación de pirofosfato. d) *Glucógeno sintetasa*: La UDP-glucosa reacciona con el carbono-4 de la unidad de glucosa del extremo de la cadena de glucógeno en crecimiento, formando un enlace glucósido y liberando UDP.

UTP. Cuando cada unidad de glucosa se añade a la cadena de glucógeno en crecimiento, se libera UDP, y debe refosforilarse hasta UTP por reacción con ATP. Hay, por tanto, un coste significativo de ATP en la síntesis de glucógeno: 2 moles de ATP se convierten en ADP y fosfato por cada unidad de glucosa añadida.

La glucógeno sintetasa forma sólo las cadenas lineales de glucógeno. Los puntos de ramificación se forman por transferencia de 6-10 unidades de glucosa por unión del carbono 4 al carbono 6 de la unidad de glucosa en el punto de ramificación.

En estado de ayuno, el glucógeno se escinde por la liberación de unidades de glucosa desde los muchos puntos terminales de la molécula. La reacción es una fosforólisis, rotura de la unión glucosídica entre dos moléculas de glucosa por la introducción de fosfato. El producto es glucosa-1-fosfato, que a continuación es convertida en glucosa-6-fosfato.

Gluconeogénesis: la síntesis de glucosa. El músculo y otros tejidos pueden usar ácidos grasos y cetonas como combustible metabólico, y el músculo tiene considerables reservas de glucógeno, pero el sistema nervioso depende del aporte de glucosa. Sólo es en estado de hambre prolongado cuando la concentración de cetonas (hidroxibutirato y acetoacetato) en la sangre se eleva lo suficiente para que el cerebro pueda hacer uso de las mismas como combustible metabólico. Por tanto, es necesario mantener la concentración de glucosa sanguínea alrededor de 3-5 mmol/l, incluso en estado de ayuno. Si la concentración plasmática de glucosa desciende por debajo de 2 mmol/l, hay pérdida de la consciencia: **coma hipoglucémico**.

La concentración plasmática de glucosa puede mantenerse en gran parte durante un corto período de ayuno debido al uso del glucógeno hepático como fuente de glucosa libre, y liberando ácidos grasos libres a partir de tejidos adiposos, y cetonas del hígado, los cuales son usados principalmente por el músculo, ahorrando así glucosa que queda disponible para su uso por el cerebro (ver Tabla 6.2).

Tabla 6.2 Cambios en las concentraciones plasmáticas de combustibles metabólicos en el ayuno y en la inanición

	Alimentado	*Ayuno de 40 h*	*7 días de inanición*
Glucosa (mmol/l)	5,5	3,6	3,5
Ácidos grasos (mmol/l)	0,3	1,15	1,19
Cetonas (mmol/l)	0,01	2,9	4,5

Sin embargo, sólo hay una cantidad relativamente pequeña de glucógeno en el hígado. En efecto, el «pool» corporal total de glucógeno (el del hígado y músculo) se agotaría en 24 h de ayuno si no existiera otra fuente de glucosa. Éste es el proceso de **gluconeogénesis**, la síntesis de glucosa a partir de precursores que no son carbohidratos: aminoácidos procedentes de la degradación de proteínas, y el glicerol de los triacilgliceroles.

Es importante advertir que aunque el acetil CoA y, por tanto los ácidos grasos, pueden sintetizarse a partir de piruvato (y por tanto a partir de carbohidratos), la descarboxilación de piruvato hasta acetil CoA no puede invertirse. A partir de acetil CoA no puede formarse piruvato. Puesto que se forman dos moléculas de dióxido de carbono por cada unidad de acetato de 2 carbonos metabolizada en el ciclo del ácido cítrico (ver Figura 6.8), no puede haber formación neta de oxalacetato a partir de acetato. *No es posible sintetizar glucosa a partir de acetil CoA. Por tanto, los ácidos grasos no pueden servir como precursores para la síntesis de glucosa.*

Los aminoácidos se metabolizan por vía de los mismos intermediarios que los que surgen en el metabolismo de ácidos grasos y glucosa. Los que dan lugar a intermediarios del metabolismo de glucosa, o proporcionan un incremento neto de la cantidad de oxalacetato en el ciclo del ácido cítrico, pueden usarse para la síntesis de glucosa en estado de ayuno. Durante el ayuno se destruye proteína tisular, y los aminoácidos resultantes son usados bien como combustibles metabólicos, o como precursores para la síntesis de glucosa.

La ruta de la gluconeogénesis es, en esencia, la inversa de la ruta de la glucolisis, mostrada en la Figura 6.4. Sin embargo, en tres etapas son enzimas distintas las implicadas en la rotura de la glucosa (glucolisis) y en la gluconeogénesis. Como se estudió en la página 146, las reacciones de la piruvato quinasa (que convierte el fosfoenolpiruvato en piruvato), fosfofructoquinasa y hexoquinasa no pueden invertirse fácilmente (esto es, tienen los equilibrios fuertemente desplazados hacia la formación de piruvato, fructosa difosfato y glucosa-6-fosfato, respectivamente).

Hay, por tanto, enzimas diferentes, bajo distinto control metabólico, para las reacciones inversas de cada una de las reacciones de la gluconeogénesis:

a. El piruvato es convertido en fosfoenolpiruvato para la síntesis de glucosa por una reacción en dos etapas, con la formación intermediaria de oxalacetato. Como se muestra en la Figura 6.15, el piruvato es carboxilado hasta oxalacetato en una reacción dependiente de ATP, en la cual la vitamina biotina (ver página 282) es el coenzima. Esta reacción puede usarse también para reabastecer de oxalacetato el ciclo del ácido cítrico cuando los intermediarios han sido retirados para su uso en otras rutas. El oxalacetato sufre a continuación una reacción de fosforilación, en la cual pierde también dióxido de carbono, para formar fosfoenolpiruvato. El donador de fosfato para esta reacción es el GTP.
b. La fructosa difosfato es hidrolizada hasta fructosa-6-fosfato por una reacción de hidrólisis simple catalizada por la enzima fructosa difosfatasa.
c. La glucosa-6-fosfato es hidrolizada hasta glucosa libre y fosfato por acción de la glucosa-6-fosfatasa. La glucosa es después exportada del hígado para su uso por el sistema nervioso y otros tejidos. La glucosa-1-fosfato procedente de la fosforolisis del glucógeno hepático puede ser rápidamente convertida en glucosa-6-fosfato, y después hidrolizada hasta glucosa para liberarse al torrente sanguíneo. El glucógeno muscular no puede actuar de la misma forma como una fuente de glucosa sanguínea, ya que el músculo carece de glucosa-6-fosfatasa.

Las otras reacciones mostradas en la Figura 6.4 son fácilmente reversibles, y la dirección global del metabolismo, bien glucolisis o gluconeogénesis, dependerá de las actividades relativas de las distintas enzimas implicadas en las

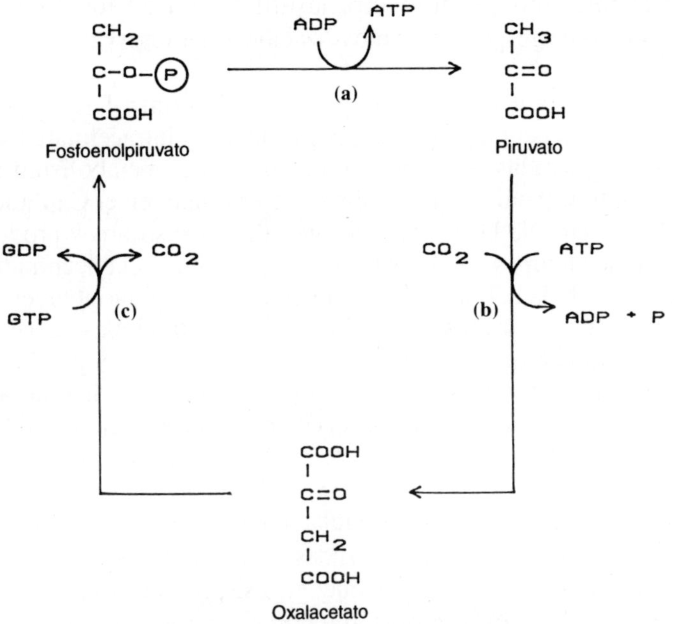

Figura 6.15 Inversa de la reacción de la piruvato quinasa en la gluconeogénesis
a) *Piruvato quinasa*: la formación de piruvato a partir de fosfoenolpiruvato es esencialmente irreversible (ver Figura 6.5). Por lo tanto, debe encontrarse una ruta alternativa para la formación de fosfoenolpiruvato a partir de piruvato para la gluconeogénesis. b) *Piruvato carboxilasa*: el piruvato es carboxilado a oxalacetato en una reacción en la que se hidroliza ATP a ADP y fosfato. c) *Fosfoenolpiruvato carboxiquinasa:* el oxalacetato es fosforilado en una reacción en la que el GTP es el donador de fosfato, sufriendo pérdida de dióxido de carbono en el proceso, y formando fosfoenolpiruvato.

interconversiones de piruvato y fosfoenolpiruvato, y de fructosa-6-fosfato y fructosa difosfato.

El requerimiento continuo de la gluconeogénesis a partir de aminoácidos en el ayuno y en la situación de hambre explica porqué ocurre a menudo una pérdida considerable de masa muscular cuando el individuo ayuna, incluso si presentan todavía reservas de tejido adiposo aparentemente adecuadas. Evidentemente, en las personas que sólo tienen pequeñas reservas de tejido adiposo, habrá más pérdida de masa muscular durante la situación de hambre (ver página 180).

Control de la formación y utilización de reservas tisulares de combustibles metabólicos

Es de esperar que la disponibilidad de combustibles metabólicos en estado de saciedad conduzca hacia la formación de reservas de triglicéridos y de glucógeno. Análogamente, en el ayuno, sin la entrada continua de combustibles desde el intestino, se producirá la utilización de los combustibles metabólicos, con la correspondiente movilización de las reservas de triglicéridos y glucógeno.

Además, se pueden considerar dos tipos de control sobre las rutas metabólicas que nos ocupan: control por metabolitos intracelulares y control por hormonas segregadas en respuesta a cambios del metabolismo corporal total. El control hormonal del metabolismo se estudiará en el Capítulo 10.

Junto a los efectos de las concentraciones de sus sustratos y productos intermedios, varias enzimas son sensibles a cambios en las concentraciones de otros metabolitos de la célula. Tales factores de regulación incluyen: la relación ATP:ADP; la relación NADH:NAD y las concentraciones de varios compuestos, tales como citrato y acetil CoA, que pueden considerarse los productos finales de ruta. Estos compuestos se unen en un lugar distinto al centro activo de la enzima. Actúan causando un cambio conformacional en la proteína enzimática que afecta al centro activo, y así aumenta o disminuye la actividad de la enzima.

Como un ejemplo de este tipo de regulación metabólica, podemos considerar el control sobre las reacciones catalizadas por fosfofructoquinasa y fructosa-1,6-difosfatasa en la glucolisis y gluconeogénesis, respectivamente (reacción c de la Figura 6.4). Los factores que incrementan la actividad de la fosfofructoquinasa, y por tanto aumentan la formación de fructosa difosfato (esto es, incrementan la velocidad de la glucolisis) también actúan disminuyendo la actividad de la fructosa difosfatasa. De forma similar, los compuestos que disminuyen la actividad de la fosfofructoquinasa aumentan la actividad de la fructosa difosfatasa. Esto asegura que sólo una de estas dos enzimas sea activa en cualquier momento, y por tanto determina la dirección del metabolismo global: glucolisis o gluconeogénesis.

La fosfofructoquinasa es inhibida por concentraciones relativamente elevadas de ATP. Se puede considerar que el ATP es un producto final de la glucolisis. Análogamente, es inhibida por una elevada concentración de iones hidrógeno (H^+), como ocurre cuando hay una acumulación de piruvato y lactato, indicando una necesidad de la gluconeogénesis más que una continuación de la glucolisis. El citrato también inhibe la fosfofructoquinasa. De nuevo el citrato puede considerarse como un producto final de la glucolisis cuando éste se acumula en el citosol para la síntesis de ácidos grasos (ver página 156).

La fosfofructoquinasa es activada por AMP y fosfato. El AMP se forma a partir del ADP cuando el contenido tisular de ATP es relativamente bajo, y ADP es relativamente elevado, como resultado de la reacción:

$$2 \times \text{ADP} \leftrightarrows \text{ATP} + \text{AMP}$$

Así, la fosfofructoquinasa es inhibida cuando se está formando suficiente ATP, y la glucolisis puede ralentizarse, y es activada cuando hay necesidad de formación de ATP adicional a partir de ADP.

Balance de energía

Si la ingesta de combustibles metabólicos es equivalente al gasto energético del organismo, podemos decir que la persona está en balance de energía. En conjunto, su metabolismo mostrará tasas iguales de metabolismo en estado de saciedad (durante el cual se acumulan reservas de nutrientes como glucógeno hepático y muscular, triacilgliceroles en el tejido adiposo y reservas de proteína lábil), y de metabolismo en estado de ayuno, durante el cual se utilizan estas reservas.

En términos medios, después de varios días, no habrá verdaderamente cambio del peso corporal o de la composición corporal.

En cambio, si la ingesta de combustibles metabólicos es mayor de lo que se necesita para satisfacer el gasto energético, el organismo pasará más tiempo en estado de saciedad que en el estado de ayuno; habrá más acumulación de reservas de nutrientes que utilización. El resultado de esto es un incremento del tamaño corporal, y especialmente un aumento de las reservas de tejido adiposo. Si continúa durante un tiempo suficiente, se originará sobrepeso u obesidad (ver Capítulo 7).

La situación opuesta ocurre cuando la ingesta de combustibles metabólicos es menor de lo que se requiere para satisfacer el gasto de energía. Ahora el organismo tiene que movilizar sus reservas de nutrientes y en conjunto pasa más tiempo en estado de ayuno que en estado de saciedad. El resultado es desnutrición, inanición y finalmente muerte (ver Capítulo 8).

Conocemos los rendimientos energéticos de los combustibles metabólicos (ver Tabla 1.1 en la página 3). Por tanto, si conocemos la ingesta de alimentos de una persona, es fácil calcular su ingesta energética, usando tablas de composición de alimentos (ver Apéndice II).

El gasto energético puede determinarse de tres formas distintas:

a. Calorimetría directa;
b. Calorimetría indirecta;
c. Técnicas con agua doblemente marcada.

Calorimetría directa

Se puede medir el gasto energético de forma bastante simple determinando la **producción de calor** de una persona. Esto requiere una cámara aislada térmicamente cuya temperatura pueda ser controlada, a fin de mantener el bienestar del individuo, y en la cual sea posible medir la cantidad de calor producido, por ejemplo, por el incremento de la temperatura del agua empleada para enfriar la cámara. Los **calorímetros** de este tipo son relativamente pequeños, de forma que sólo sirven para medidas de producción de calor directo en individuos que desarrollen un limitado número de tareas.

Calorimetría indirecta

Puede estimarse el gasto energético a partir de la velocidad de consumo de oxígeno y producción de dióxido de carbono. Esto se conoce como calorimetría indirecta, ya que no hay medida directa del calor producido. A partir de una serie de estudios en los que se ha medido la producción de calor por calorimetría directa al mismo tiempo que el consumo de oxígeno, se sabe que hay una producción o gasto de 20 kJ/litro de oxígeno consumido, independientemente de que el combustible que está siendo metabolizado sea carbohidrato, grasa o proteína. Esto significa que podemos estimar el gasto energético midiendo la cantidad de oxígeno consumida.

La medida del consumo de oxígeno es bastante simple usando un respirómetro. Tales instrumentos son portátiles, de manera que el individuo puede transportarlos durante varias horas realizando actividades más o menos normales, mientras se está midiendo su gasto energético.

Cociente respiratorio. Si medimos tanto el consumo de oxígeno como la producción de dióxido de carbono, podemos obtener más información. En el metabolismo del almidón, se produce la misma cantidad de dióxido de carbono que la que se consume de oxígeno, esto es, la relación de dióxido de carbono producido/oxígeno consumido = 1,0. Esto es debido a que la reacción global es:

$$C_6H_{12}O_6 + 6O_2 \rightarrow 6CO_2 + 6H_2O$$

En cambio, cuando se metaboliza la grasa se requiere más oxígeno. Nuevamente, si observamos la química implicada, esto es evidente, ya que en la oxidación de ácidos grasos hasta dióxido de carbono y agua se considera principalmente la oxidación de unidades $-CH_2-$:

$$-CH_2 + 1\tfrac{1}{2}\,O_2 \rightarrow CO_2 + H_2O$$

Teniendo en cuenta que los triacilgliceroles también contienen glicerol y tres grupos –COOH, observamos que para el metabolismo de la grasa la relación de dióxido de carbono producido/oxígeno consumido = 0,7.

El metabolismo de las proteínas ofrece una relación de dióxido de carbono producido/oxígeno consumido intermedia entre la de los carbohidratos y la grasa. Esto se debe a que las proteínas contienen relativamente más oxígeno por átomo de carbono que las grasas, aunque menos que los carbohidratos. Para el metabolismo de las proteínas la relación de dióxido de carbono producido/oxígeno consumido es 0,8.

Podemos obtener una medida de la cantidad de proteína que está siendo metabolizada de forma bastante diferente, determinando la excreción de **urea**. Como se estudia en la página 213, la urea es el producto final del metabolismo del nitrógeno de las proteínas y aminoácidos, de forma que la determinación de cuánto se excreta en la orina ofrece información sobre cuánta proteína está siendo metabolizada.

A la relación de dióxido de carbono producido/oxígeno consumido se le denomina **cociente respiratorio**. Junto con la medida de la excreción de urea, puede usarse para calcular las cantidades relativas de grasa, carbohidrato y proteína que están siendo metabolizadas.

En estado de ayuno, cuando se está usando como combustible una cantidad de grasa relativamente grande, el cociente respiratorio es de alrededor de 0,8; en respuesta a una comida, cuando se metaboliza más carbohidrato, el cociente respiratorio se eleva hasta alrededor de 0,9.

Medida a largo plazo del gasto energético: el método del agua doblemente marcada

Aunque la calorimetría indirecta ofrece ventajas considerables sobre la calorimetría directa, sólo permite la medida del gasto energético en un período de tiempo relativamente corto, quizá unas pocas horas, o un día, a lo sumo. Un desarrollo reciente hace posible la estimación del gasto energético total en un período de 1-2 semanas.

Este método se basa en la administración de una muestra de agua marcada con isótopos estables (ver página 35). Tanto el hidrógeno como el oxígeno del agua están marcados; el hidrógeno como deuterio (^{2}H) y el oxígeno como ^{18}O. La velocidad a la cual el organismo pierde el agua marcada se obtiene midiendo las cantidades de estos dos isótopos en la orina o en la saliva.

El deuterio (^{2}H) se pierde del organismo sólo como agua. El oxígeno marcado (^{18}O) se pierde más rápidamente. Puede perderse, bien como agua o como dióxido de carbono, debido al rápido equilibrio entre dióxido de carbono y bicarbonato:

$$H_2O + CO_2 \leftrightarrows H^+ + HCO_3^-$$

Como quiera que los tres átomos de oxígeno del ion bicarbonato son equivalentes, la marca del $H_2{}^{18}O$ puede acabar tanto en agua como en dióxido de carbono.

La medida de la diferencia entre la velocidad de pérdida de los dos isótopos por el organismo nos da así una estimación de la cantidad total de dióxido de carbono que ha sido producido. Si a continuación determinamos el cociente respiratorio, a partir de las proporciones de grasa, carbohidrato y proteína de la dieta, podemos determinar la cantidad de oxígeno total que ha sido consumido, y por tanto, el **gasto energético total** durante el período del estudio.

El gasto energético depende de dos factores:

a. la necesidad de mantener la estructura y la función corporal normal y la integridad metabólica: la **tasa metabólica basal** (Tabla 6.3);
b. la energía adicional requerida para el trabajo y la actividad física.

Tasa metabólica basal (BMR). La tasa metabólica basal puede medirse por calorimetría directa o indirecta. Se define como la energía consumida por el

Tabla 6.3 Definiciones de metabolismo energético

BMR Tasa Metabólica Basal	Gasto energético en el estado de postabsorción, bajo condiciones estandarizadas de neutralidad térmica, despierto pero completamente en descanso
RMR Tasa Metabólica en Descanso	Gasto energético en descanso, pero no bajo condiciones estandarizadas
PAR Tasa o Cociente de Actividad Física	Coste energético de actividades físicas, como una fracción de BMR
PAL Grado de Actividad Física	Suma de productos PAR x el tiempo empleado para cada actividad durante 24 h, como una fracción de BMR
DIT Termogénesis inducida por la Dieta	Aumento en el gasto energético asociado con la digestión y transformación del alimento; a veces también llamada la *acción dinámico específica de los alimentos*

organismo en descanso, pero no dormido, bajo condiciones controladas de neutralidad térmica, y ni inmediatamente después de una comida ni tampoco en estado de hambre. Es el requerimiento de energía para el mantenimiento de la integridad metabólica, tono muscular y nervioso, circulación y respiración, etc.

Cálculo del gasto energético de un individuo

Obviamente, las medidas de gasto energético del tipo descrito anteriormente, bien por calorimetría directa o indirecta o por el método del agua doblemente marcada, han sido desarrolladas sólo sobre un número muy pequeño de personas. Necesitamos alguna manera de poder **estimar** el gasto energético, y por tanto necesidades energéticas, sin necesidad de investigaciones de laboratorio individuales.

Se han llevado a cabo un gran número de medidas de la tasa metabólica basal bajo condiciones cuidadosamente controladas, y hay una serie de ecuaciones que permiten el cálculo de la **BMR promedia** según la edad, sexo y peso corporal. Estas ecuaciones se muestran en la Tabla 6.4.

Tabla 6.4 Ecuaciones para calcular la BMR promedia a partir del peso corporal (en kg)

Edad (años)	*Hombres*	*Mujeres*
10-17	0,074 × peso + 2,754	0,056 × peso + 2,898
18-29	0,063 × peso + 2,896	0,062 × peso + 2,036
30-59	0,048 × peso + 3,653	0,034 × peso + 3,538
60-74	0,0499 × peso + 2,93	0,0386 × peso + 2,875
más de 75	0,035 × peso + 3,43	0,0410 × peso + 2,61

Tabla 6.5 Tasas o cocientes de actividad física en diferentes tipos de actividad

PAR 1,2 (intervalo 1,0-1,4)
estar tendido, sentado o de pie en descanso
por ejemplo, ver TV, escuchar la radio, leer, escribir, comer, jugar a cartas y juegos de mesa

PAR 1,6 (intervalo 1,5-1,8)
sentado: coser, hacer punto, tocar el piano, conducir
de pie: preparar verduras, lavar platos, planchar, trabajo general de oficina y trabajo de laboratorio

PAR 2,1 (intervalo 1,9-2,4)
de pie: quehaceres domésticos mixtos, cocinar, lavar ropas pequeñas, jugar al billar o jugar a los bolos

PAR 2,8 (intervalo 2,5-3,3)
de pie: vestirse, desvestirse, ducharse, hacer las camas, limpiar suelos con aspirador
caminando: 3-4 km/h, jugar al cricket
profesión: sastrería, zapatería, industria de maquinaria e industria eléctrica, pintura y decoración

PAR 3,7 (intervalo 3,4-4,4)
de pie: fregar suelos, jardinería, limpiar ventanas, jugar a tenis de mesa, navegar a vela
caminando: 4-6 km/h, jugar al golf
profesión: reparaciones de vehículos de motor, carpintería, industria química, albañilería

PAR 4,8 (intervalo 4,5-5,9)
de pie: pulir muebles, cortar madera, jardinería pesada, jugar a balonvolea
caminando: 6-7 km/h
ejercicio: baile, natación moderada, ciclismo ligero, hacer «jogging» lento
profesión: jornalero, escardar la tierra, construcción de carreteras, excavación y traspaleo, tala de árboles

PAR 6,9 (intervalo 6,0-7,9)
caminando: subir cuestas cargado con peso o ir a campo traviesa, subir escaleras
ejercicio: «jogging» medio, ciclismo, natación intensa, hacer esquí, jugar tenis o fútbol

Tabla 6.6 Clasificación de tipos de trabajo profesional por la tasa o cociente de actividad física

Trabajo ligero (PAR = 1,7)
Trabajadores técnicos, oficinistas, personal administrativo y directivo, representantes de ventas, amas de casa.

Trabajo moderado (PAR = 2,2 para mujeres; 2,7 para hombres)
Personal de ventas, servicio doméstico, estudiantes, trabajadores del transporte y carpinteros.

Trabajo moderadamente pesado (PAR = 2,3 para mujeres; 3,0 para hombres)
Operadores de máquinas, peones, trabajadores agrícolas, enladrillador y albañilería.

Trabajo pesado (PAR = 2,8 para mujeres; 3,8 para hombres)
Peones, trabajadores agrícolas, enladrilladores, canteros donde hay poca o ninguna mecanización.

(Las cifras son las PAR promedio durante las 8 h de trabajo diario, excluyendo las actividades de ocio)

Actividad física. Se puede expresar el requerimiento energético para las distintas actividades como un múltiplo de BMR. Actividades muy ligeras (estar sentado y realizar muy poca actividad) consumen sólo 1,1-1,2 × BMR. En cambio, el ejercicio vigoroso, tal como subir escaleras, caminar cuesta arriba a campo través, etc., puede consumir 6-8 × BMR.

A este múltiplo de la BMR para las distintas actividades físicas se le denomina **cociente o tasa de actividad física (PAR)**; es la relación entre la energía gastada mientras se desarrolla la actividad/la energía gastada en descanso (=BMR). La Tabla 6.5 muestra el rango del cociente o tasa de actividad física para diferentes tipos de actividad, y la Tabla 6.6, la PAR promedio de diferentes tipos de trabajo ocupacional.

Evidentemente, el tiempo empleado en las distintas actividades es, al menos, tan importante como la intensidad de las mismas cuando vamos a considerar el gasto energético diario total. Por lo tanto, si queremos determinar el **gasto energético total**, tenemos que redactar un diario de actividades, donde anotemos el tiempo empleado cada día en distintos tipos de actividad. Cuando hayamos completado el diario energético, podremos calcular el gasto energético promedio global del individuo, en relación a la BMR. Éste es el **grado de actividad física** (PAL): la media del cociente o tasa de actividad física para los diferentes tipos de actividad que se realizan, teniendo en cuenta el tiempo gastado en cada tipo de actividad.

Cálculos del gasto energético total de este tipo nos ofrecen una buena estimación de los requerimientos energéticos de las personas. La Tabla 6.7 nos muestra el gasto energético medio (y por tanto los requerimientos) para diferentes grupos de población.

Tabla 6.7 Estimaciones sobre los requerimientos promedios de energía

Edad	*Hombres (MJ/día)*	*Mujeres (MJ/día)*
1 - 3 años	5,2	4,9
4 - 6 años	7,2	6,5
7 - 10 años	8,2	7,3
11 - 14 años	9,3	7,9
15 - 18 años	11,5	8,8
adultos	10,6	8,0

(Departamento de Salud del Reino Unido, 1991)
Las cifras están basadas en pesos promedio, y para adultos se asume un PAL = 1,4

CAPÍTULO 7

Sobrepeso y obesidad

Hemos estudiado en el Capítulo 6 que si la ingesta de combustibles metabólicos (en otras palabras, la ingesta total de alimentos) es mayor de lo que se requiere para hacer frente al gasto energético, el resultado es el almacenamiento del exceso, en gran parte como triacilgliceroles en el tejido adiposo.

Es normal y deseable tener algunas reservas de grasa en el organismo. En un hombre adulto alrededor del 16% del peso corporal normalmente es grasa, aumentando hasta el 24% a la edad de 65 años. Para las mujeres, alrededor del 30% del peso corporal es normalmente grasa a los 25 años, aumentando hasta alrededor del 36% a los 65 años. Ésta es una diferencia biológica entre los sexos, y se explica en gran parte por la posible necesidad biológica de la mujer de mayores reservas de combustibles metabólicos para la reproducción.

Se considera que los hombres con menos del 10% de su peso corporal en forma de grasa, y las mujeres con menos del 15%, son **de peso insuficiente**, y tienen reservas inadecuadas.

En este capítulo consideraremos los problemas relacionados con el exceso de reservas de grasa corporal, y las formas en las que se puede ayudar a perder exceso de grasa corporal a los individuos que tienen sobrepeso o son obesos. Un exceso modesto de los almacenes de grasa corporal se conoce como **sobrepeso**; un exceso mayor de grasa corporal es un problema más serio, con incremento de riesgos para la salud. En este caso usamos el término **obesidad** mejor que sobrepeso.

Medida de la grasa corporal

En investigación se han usado varias formas de medir el contenido de grasa de un organismo, que comprenden el análisis químico del organismo (*post mortem*) y el peso de la persona en el aire y en el agua. Ninguna de éstas es aplicable a la práctica clínica ordinaria, y otros métodos de investigación menos traumáticos generalmente son también demasiado molestos para uso rutinario.

Se puede estimar el contenido corporal de grasa de forma bastante precisa midiendo el espesor de los **depósitos de grasa subcutánea**, empleando calibradores de espesor cutáneo que ejercen una presión estándar. Evidentemente, intentaremos medir el espesor de los depósitos de grasa subcutánea en tantos lugares del organismo como sea posible. En la práctica podemos alcanzar una buena estimación tomando la media del espesor en cuatro zonas: la región subescapular, la cresta ilíaca y sobre el bíceps y tríceps.

Los intervalos de referencia para el espesor de pliegue cutáneo son:

hombres: 3-10 mm
mujeres: 10-22 mm

Valores por debajo del límite inferior del intervalo indican falta de reservas de grasa, y por tanto desnutrición; valores por encima del límite superior del intervalo indican reservas excesivas de grasa, y por tanto hipernutrición.

Peso corporal e índice de masa corporal

Obviamente, no podemos decir que el peso corporal debe hallarse dentro de un cierto intervalo: las alturas de las personas difieren, y un individuo alto tendrá un mayor peso corporal que un individuo bajo, incluso si ambas tienen exactamente la misma proporción de grasa en el organismo. Una cuestión a debatir es definir los intervalos deseables del peso para individuos de diferente altura. Los intervalos de peso corporal deseable mostrados en la Figura 7.1 se basan en datos recogidos por compañías de seguro de vida, para intervalos de peso corporal asociados con una expectativa de vida óptima.

Alternativamente, podemos calcular un índice numérico sencillo usando tanto altura como peso, y usarlo para establecer intervalos aceptables. El más comúnmente usado de tales índices es el **índice de masa corporal (BMI)**, a veces llamado también índice de Quetelet, o índice Quetelet, que fue el primero que demostró su utilidad en estudios nutricionales.

El índice de masa corporal se calcula a partir del peso (en kg) dividido por el cuadrado de la altura (en metros):

$$\text{BMI} = \text{peso (kg)}/\text{altura}^2\ \text{(m)}$$

La referencia o intervalos deseables para el BMI son:

hombres: 20,5-25,0
mujeres: 18,7-23,8

Valores de BMI por debajo del intervalo de referencia indican desnutrición; valores por encima del intervalo de referencia indican sobrepeso u obesidad.

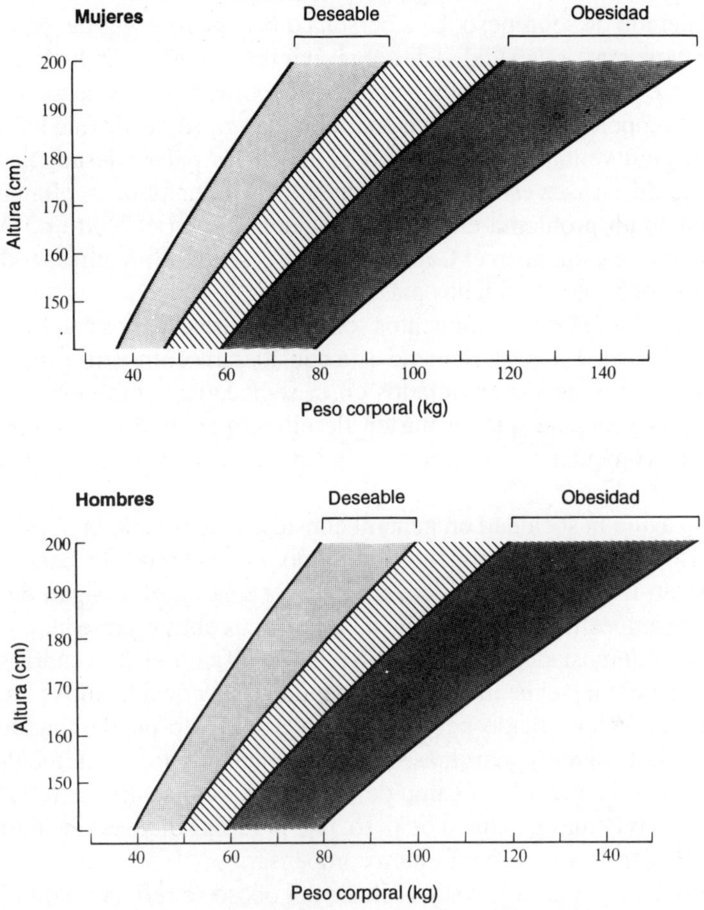

Figura 7.1 Intervalos deseables de peso/altura
El área sombreada en gris claro muestra el intervalo deseable de peso/altura, basado en un índice de masa corporal entre 18,7-23,8 para mujeres (gráfica superior) ó 20,5-25,0 para hombres (gráfica inferior). Pesos corporales a la derecha del área sombreada en gris claro indican sobrepeso, y el área sombreada en negro (índice de masa corporal 30-40), obesidad. Más a la derecha indica obesidad intensa. Pesos corporales a la izquierda del área sombreada en gris claro indican peso insuficiente.

La importancia del sobrepeso y la obesidad

Históricamente, un grado moderado de sobrepeso era considerado deseable. En una sociedad donde el alimento era escaso, la gordura demostraba una salud y prosperidad superior a la media. Esta actitud persiste hoy en muchos países en vías de desarrollo; el alimento es escaso, y poca gente tiene lo suficiente para comer, ni mucho menos, le sobra.

Podemos presentar un buen argumento biológico (evolutivo) en favor de un grado moderado de sobrepeso. Una persona que tiene reservas de grasa probablemente tiene mayor capacidad de sobrevivir durante un período de privación de alimento o hambre que una persona con menores reservas de grasa. Así, al menos en tiempos pasados, las personas con más grasa puede que hayan estado en situación ventajosa. Esto ya no es así en los países desarrollados. No sufrimos ya de escasez estacional de alimentos, y el hambre ampliamente extendida no es un problema en Europa Occidental o en el Norte de América aunque, como se estudia en el Capítulo 8, la escasez de alimento es todavía un problema importante en muchos países.

Desde que los aportes de alimentos son más seguros, hemos cambiado nuestras apreciaciones. La gordura ya no está considerada como un signo de salud y prosperidad, no siendo envidiados en la sociedad los individuos gruesos. Más bien, es probable que se burlen de ellos, que sean injuriados e infelices por los comentarios irreflexivos y los prejuicios de sus compañeros delgados.

Debido a que la sociedad en general considera indeseable la obesidad, y la moda insiste en la esbeltez, muchos individuos con sobrepeso y personas obesas presentan importantes problemas al poseer una pobre imagen de sí mismos, y poca autoestima. Ciertamente a las personas obesas no se les ayuda con los prejuicios demasiado usuales contra ellos, la dificultad de comprarse ropas que les siente bien, y el hecho de que a menudo sean considerados como blanco de un humor legitimado pero grosero y cruel. Esto puede conducir a un sentido de aislamiento y marginación de la sociedad, y frecuentemente puede causar un incremento del consumo de alimentos, para sentir bienestar; originando así todavía más ganancia de peso, una pérdida adicional de autoestima, nuevo aislamiento, y comer más para compensarlo.

Los problemas psicológicos y sociales del obeso se reflejan también sobre las personas de peso normal. Hay una continua presión de anuncios sobre la esbeltez, y los periódicos y revistas están llenos de propaganda de la delgadez, y de «dietas» de reducción de peso. Esto puede ser uno de los factores del desarrollo de importantes desórdenes del comportamiento alimentario, tales como la anorexia nervosa y la bulimia (ver página 189).

Problemas de salud asociados con el sobrepeso y la obesidad

Hay muchas pruebas, bastantes procedentes originariamente de datos de compañías de seguros de vida, de que el excesivo peso corporal se relaciona con muerte prematura. La Figura 7.2 muestra cómo el aumento del peso corporal por encima del intervalo deseable se asocia con un brusco incremento del riesgo de muerte prematura. El bajo peso se asocia también con aumento de mortalidad.

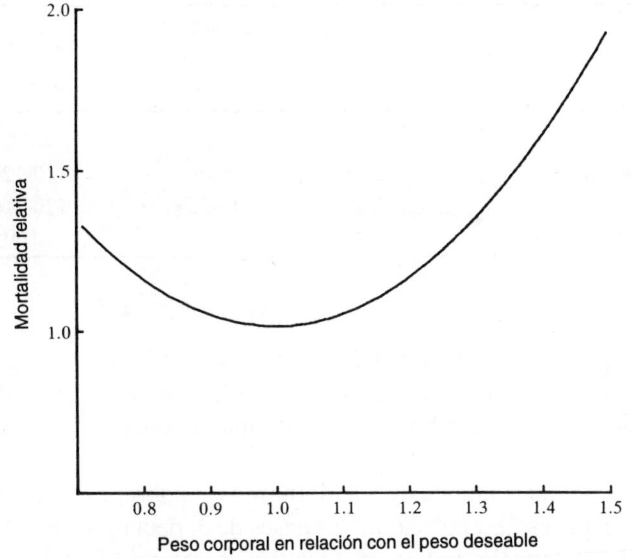

Figura 7.2 Efecto del peso corporal sobre la expectativa de vida
La gráfica muestra la relación entre mortalidad relativa y peso corporal como porcentaje del peso corporal deseable, que corresponde a un índice de masa corporal entre 20-25. La mortalidad relativa es el cociente entre la mortalidad observada en personas de un peso corporal dado/ la mortalidad observada en personas que están dentro del intervalo deseable de peso corporal.

Podemos clasificar el sobrepeso de acuerdo con su gravedad, como se muestra en la Tabla 7.1. Un exceso moderado de peso corporal (hasta alrededor de 5 kg por encima del peso deseable) no es causa de preocupación. Podemos llamar a esto **rechonchez**.

El **sobrepeso** se expresa por un índice de masa corporal entre 25-30, e implica entre 5-15 kg de exceso de peso, o alrededor del 110-120% del peso deseable, para un adulto. Esto puede originar en la persona implicada algo de angustia, pero hay poco aumento de riesgo para la vida. El exceso de peso agravará problemas debido a venas varicosas, artritis y pies planos.

La **obesidad** queda expresada por un Índice de Masa Corporal entre 30-40; unos 15-25 kg en exceso sobre el peso deseable, o 120-160% del peso deseable. Está asociada con aumento de los problemas de salud y un significativo incremento de la posibilidad de muerte prematura. Las personas que están un 20-30% por encima del peso deseable tienen un 20-30% de aumento del riesgo de muerte prematura; las personas cuyo peso corporal es 150% del peso deseable tienen un doble riesgo de muerte prematura.

La **obesidad grave** representa un problema serio de salud. Estamos refiriéndonos a personas con un índice de masa corporal mayor de 40 y con más de 25 kg de exceso de peso; en otras palabras, con más de la mitad del peso de las

Tabla 7.1 Clasificación del sobrepeso y la obesidad

	Índice de masa corporal	*Peso en exceso (kg)*	*% del peso deseable*
Rechoncho	<25	<5	<110
Con sobrepeso	25-30	5-15	110-120
Obeso	30-40	15-25	120-160
Gravemente obeso	>40	>25	>160

personas cuyo peso esté dentro del intervalo deseable. Los peligros para la salud y la vida son en este caso muy serios. Perder tan gran cantidad de exceso de peso corporal puede ocasionar problemas muy graves, y será un proceso de larga duración.

Es importante darse cuenta de que definimos el sobrepeso y la obesidad en términos de lo que es deseable sobre las bases de expectativa de vida, no sobre las bases del peso medio de la población. En efecto, los pesos promedio son considerablemente superiores de lo que desearíamos sobre bases de salud. Los estudios del Departamento de Salud muestran que en Gran Bretaña el 45% de los hombres adultos y el 36% de las mujeres adultas se pueden clasificar como personas con sobrepeso (esto es, con un Índice de Masa Corporal mayor de 25). Lo que es más importante, el 8% de los hombres y el 12% de las mujeres pueden clasificarse como obesos, con un Índice de Masa Corporal mayor de 30. Esto se da para una proporción creciente de la población. Entre 1980 y 1987 la proporción de hombres con un BMI por encima de 30 aumentó del 6% al 8% de la población; para las mujeres el incremento es mayor: del 8% en 1980 al 12% en 1987.

La Tabla 7.2 muestra las causas de **muerte prematura**, que se relacionan con la obesidad. Las cifras se expresan como el cociente entre ese estado como causa de muerte en personas obesas/la tasa esperada en personas delgadas.

Mientras que algunas de estas cifras muestran una relación sencilla, de forma que la obesidad constituye un factor de la enfermedad, otras necesitan una pequeña explicación. El muy elevado exceso de mortalidad por cirrosis hepática asociado con la obesidad se debe al hecho de que el consumo excesivo de bebidas alcohólicas es una causa tanto de la obesidad como de la cirrosis. Esto no significa que la obesidad cause cirrosis, ni que la cirrosis cause obesidad.

De forma similar, la mortalidad en exceso asociada con apendicitis y cálculos biliares es debida a que la cirugía es mucho más peligrosa para los obesos que para las personas delgadas. En efecto, debido a esto es usual intentar reducir el peso de los pacientes obesos hasta un valor más aceptable antes de la cirugía, y si es posible retrasar la cirugía. Obviamente, para estados de emergencia como cálculos biliares y apendicitis, esto no es posible. La cirugía no

Tabla 7.2 Causas de muerte prematura en las personas obesas. (Las cifras muestran la mortalidad observada debida a distintas causas, relativas a la mortalidad en individuos no obesos debida a las mismas causas)

Causa de muerte	*Hombres*	*Mujeres*
Enfermedad cardiovascular	1,49	1,77
Diabetes mellitus	3,83	3,72
Cirrosis hepática	2,49	1,77
Apendicitis	2,23	1,95
Cálculos biliares	2,06	2,34
Neumonía	1,02	1,29
Cáncer	0,97	1,00
Suicidio	0,78	0,73

puede ser aplazada durante varios meses hasta que el paciente haya perdido suficiente peso para reducir los riesgos de la cirugía.

Globalmente no hay aumento de las muertes por cáncer asociado a la obesidad; éste es el resultado de agrupar todos los tipos de cáncer. Las personas obesas desarrollan cáncer de colon con más probabilidad que las delgadas; es más probable que los hombres obesos desarrollen cáncer de próstata, mientras que las mujeres obesas desarrollarán con más probabilidad cáncer de mama, útero y ovarios. Es menos probable que los obesos desarrollen cáncer de pulmón y de algunos otros tejidos que las personas delgadas.

Causas de la obesidad

La causa de la obesidad es una ingesta de combustibles metabólicos superior a la requerida por el gasto energético, de manera que el exceso se almacena, principalmente como grasa en las reservas de tejido adiposo. La respuesta simple al problema de la obesidad consiste, por tanto, sólo en reajustar el balance; reducir la ingesta de alimentos y/o aumentar la actividad física, y por tanto el gasto energético.

La mayoría de las personas con sobrepeso y de los obesos están en balance energético, igual que lo están las personas delgadas. Aunque la causa del exceso de peso corporal es una ingesta excesiva de alimentos comparada con el gasto energético, cuando una persona gana peso, su gasto energético también aumenta. Como se comentó en la página 168, la tasa metabólica basal depende fundamentalmente del peso corporal, porque ésta es la necesidad de energía para mantener las funciones metabólicas del organismo, y el coste energético de éstas aumenta cuando se incrementa el tamaño del organismo. De forma similar, la actividad física supone un coste energético mayor para una persona cuyo peso corporal es elevado. ¡Debería intentar subir escaleras corriendo con un paquete de 25 kg a sus espaldas para demostrarse esto a sí mismo! *Es sólo durante el desarrollo de la obesidad cuando la ingesta energética es mayor que el gasto.*

Parte del problema es el nivel de actividad física relativamente bajo de mucha gente en los países occidentales. El nivel de actividad física medio en Gran Bretaña es sólo 1,4; en otras palabras, la actividad física explica sólo un 40% más de gasto energético que la tasa metabólica basal. Ademas, se dispone fácilmente de mayores cantidades de alimentos en forma de atractivos «snacks», que son fáciles de comer y muchos de los cuales son muy ricos en grasa y azúcar.

A veces podemos estar ante personas con sobrepeso y obesos cuyo problema puede atribuirse a una baja tasa de gasto energético a pesar de un razonable nivel de actividad física. Aunque podemos pronosticar la tasa metabólica basal bastante bien a partir de las fórmulas mostradas en la Tabla 6.4 de la página 168, éstas son cifras medias. Se puede admitir un intervalo del 30% alrededor de esta media para cubrir la variación individual. Esto significa que algunas personas tendrán una BMR muy baja, y por tanto un requerimiento de alimentos muy bajo. A pesar de comer muy poco en comparación con las personas de su entorno, pueden ganar peso. Igualmente, se puede esperar encontrar personas que tienen una BMR relativamente elevada, que son capaces de comer una gran cantidad de alimentos sin ganar peso. Esto es la variación biológica normal.

Desconocemos cómo la mayoría de las personas consiguen equilibrar su ingesta de alimentos con su gasto energético. ¡Desde luego no lo conseguiremos sentándonos pertrechos con tablas de composición de alimentos para calcular lo que deberíamos comer al objeto de compensar las actividades del día!

Se ha sugerido que cambios en las concentraciones de glucosa, ácidos grasos libres, aminoácidos y cetonas de la sangre actúan como señales para los centros del control del apetito del hipotálamo, al igual que los cambios en las hormonas asociadas con el control del metabolismo de nutrientes. Hay algunas pruebas de que el estado de plenitud o vaciedad del estómago puede ejercer control sobre cuánto comemos.

De forma bastante distinta, algunas personas son capaces de modificar su gasto energético para igualar su ingesta de alimentos. De nuevo, no sabemos cuán importante es esto, pero mucha gente se acalora bastante después de las comidas, o cuando están dormidas. Creemos que esto es así porque en su tejido adiposo marrón presentan algún grado de desacoplamiento del transporte de electrones de la fosforilación oxidativa (ver página 134), y así son capaces de oxidar combustible «sobrante» que de otra forma sería almacenado como grasa en el tejido adiposo. Tales personas tienden a ser delgadas. Otras personas parecen tener una eficiencia energética mucho mayor, y su temperatura corporal puede caer ligeramente mientras están dormidos. Esto significa que están usando menos combustible metabólico para mantener la temperatura corporal, y así son capaces de almacenar más como tejido adiposo. Tales personas tienden a presentar sobrepeso. (Esta respuesta, la disminución de la temperatura corporal y de la tasa metabólica para conservar el alimento, es observada de forma más extremada en los animales que hibernan. Durante su largo sueño invernal estos animales tienen una tasa de metabolismo muy baja, y por tanto un bajo requerimiento del combustible que ellos han almacenado en las reservas del tejido adiposo).

Rara vez estamos ante personas que tienen una tasa metabólica muy baja por una causa médica; quizá tienen una glándula tiroides poco activa (la hormona tiroidea controla la tasa global del metabolismo). Se trata de la identificación del problema médico subyacente y del tratamiento del mismo. Con muy poca frecuencia podemos encontrarnos con personas que tengan un defecto físico de los centros de control del apetito en el cerebro; por ejemplo, algunos tumores pueden causar daño del centro de saciedad, de manera que el paciente siente hambre, pero no la sensación de saciedad, y no tiene base fisiológica reconocible para dejar de comer.

Parte del problema de la obesidad puede atribuirse a un **fallo psicológico de control del apetito**. Lo más sencillo es echar la culpa a la variedad de alimentos atractivos de los que disponemos. Nos vemos tentados a comer más de lo que necesitamos, y se necesita bastante fuerza de voluntad para rehusar un bocado selecto. Incluso cuando hemos tomado lo suficiente de un tipo de alimento, la presencia de algo diferente puede tentarnos a comer más. Los animales de experimentación, que normalmente no se convierten en obesos, pueden ser inducidos a comer demasiado, y transformarse en obesos, suministrándoles un conjunto de atractivos alimentos de «cafetería».

Se han realizado varios estudios comparando personas enormemente obesas con personas delgadas, los cuales han mostrado que algunos de los obesos no parecen presentar los modelos normales de hambre y saciedad. Más bien, en muchos casos, es la vista del alimento lo que les incita a comer, independientemente de si están «hambrientos» o no. Si no tienen alimentos a su alcance, no sienten hambre. Algunas personas obesas tienen una dependencia psicológica frente al acto de comer, y de las acciones de masticar y tragar alimentos, lo cual es un problema tan grave para ellos como lo es el hábito o la adicción al alcohol, tabaco o drogas. No existen tales estudios en personas con sobrepeso o moderadamente obesas, de forma que desconocemos si el aparente fallo de la regulación del apetito es un problema general o si sólo afecta al grupo relativamente pequeño de personas muy obesas.

Cómo se puede ayudar a las personas obesas a perder peso

Al considerar el tratamiento de la obesidad, tenemos que pensar en dos aspectos diferentes del problema:

a. El problema inicial, que es ayudar a la persona obesa o con sobrepeso a reducir su peso hasta que esté dentro del intervalo deseable, donde la expectativa de vida es máxima;

b. El problema, a largo plazo, de ayudar a la persona ahora delgada a mantener el peso corporal deseable. Esto es principalmente un problema de educación: aumentar la actividad física y cambiar hábitos de alimentación. No es un problema sencillo, pero a la persona, inicialmente obesa que adelgaza se aplican las mismas directrices para una buena dieta que para cualquier otra persona, como se estudió en el Capítulo 2.

¿Con cuánta rapidez puede perderse el exceso de peso?

La meta de cualquier forma de régimen de reducción de peso es disminuir la ingesta de alimentos por debajo del nivel requerido por el gasto energético. Esto significa que, con el fin de mantener el metabolismo basal y la actividad física, tendrán que utilizarse las reservas corporales de grasa.

Podemos calcular de forma bastante fácil la máxima velocidad posible de pérdida de peso. Alrededor de dos tercios del peso del tejido adiposo es triacilglicerol. Como el triacilglicerol es equivalente a 37 kJ/gramo, el tejido adiposo es equivalente a 25 kJ/gramo. Si consideramos a alguien cuyo nivel de actividad física es tal que tiene un gasto energético de 10 MJ/día, e imponemos condiciones de ayuno absoluto, podemos calcular que habrá una pérdida diaria de 400 g de tejido adiposo (2,8 kg/semana). No es posible tener una mayor velocidad de pérdida de peso que ésta, y está calculado asumiendo que no hay en absoluto ingesta de alimentos.

Frecuentemente, la primera o las dos primeras semanas de un régimen de reducción de peso están asociadas con una pérdida de peso mucho mayor que la comentada anteriormente. Obviamente, del estudio anterior se deduce que esto no puede deberse a pérdida de grasa. Lo que está sucediendo en las primeras etapas de un ayuno total o de una restricción rigurosa de la ingesta es que se están utilizando considerablemente las **reservas de glucógeno** del hígado y músculo. El glucógeno está asociado a mucha más agua que la grasa, de forma que se pierde mucha agua del organismo. Esto no continúa durante mucho tiempo, y después de 1-2 semanas, cuando las reservas de glucógeno son mucho más pequeñas, la velocidad de pérdida de peso disminuye hasta lo que cabría esperar a partir del déficit energético (esto es, la diferencia entre el gasto y la ingesta energéticos).

Aunque no se sostenga, la rápida velocidad inicial de pérdida de peso puede ser estimulamente para la persona obesa. El problema es asegurar que él o ella se den cuenta de que esto no se mantendrá, y además no puede continuar. Esto es algo que siempre debería tenerse en cuenta cuando se leen las pretensiones de aquéllos que ofrecen rápidas velocidades de pérdida de peso; podemos calcular con precisión razonable la máxima velocidad posible de pérdida de tejido adiposo, y cualquiera que pretenda ofrecer una velocidad mayor durante más de la primera semana, aproximadamente, no está siendo honesto.

El **ayuno** más o menos **total** ha sido empleado en el ingreso hospitalario de enfermos gravemente obesos, especialmente aquéllos que van a ser operados quirúgicamente. Tienen que suministrarse vitaminas y minerales (ver Capítulo 11), así como líquidos, pero aparte de esto, una persona obesa puede perder peso a la velocidad antes mencionada de 2,8 kg/semana si ayuna completamente.

Hay dos problemas principales con el ayuno total, como un medio de pérdida rápida de peso:

a. El problema de la imposición. Es muy difícil privar a alguien de alimento y evitar que encuentren medios más o menos rebuscados de adquirirlo, pidiéndolo o robándolo a otros enfermos, visitantes y trabajadores del hospital, o incluso yendo a la tienda del hospital o a la cafetería de los pacientes externos.
b. Un problema bioquímico. Estudiamos en la página 161 que al cerebro hay que administrarle glucosa incluso en estado de ayuno. Una vez que las reservas de glucógeno se han agotado (y esto ocurrirá en un tiempo relativamente corto) se producirá un incremento del **catabolismo de las reservas de proteína tisulares** para suministrar sustratos para la gluconeogénesis. Hasta la mitad del peso perdido durante el ayuno total puede deberse a músculo y otros tejidos, no al tejido adiposo. Esto no es deseable; en efecto, si estamos preparando a un paciente obeso para ser intervenido quirúrgicamente, lo que queremos es una pérdida de tejido adiposo, pero no de proteína tisular. El estrés de la cirugía causa una pérdida seria de proteína por sí misma, y no es deseable comenzar esta pérdida antes de la operación quirúrgica.

El ayuno total ha sido más o menos abandonado como un medio de pérdida rápida de peso, porque ha habido algunos casos de muerte rápida, aparentemente debido a pérdida de proteínas tisulares esenciales.

Dietas de muy baja energía

Muchos de los problemas relacionados con el ayuno total pueden evitarse por alimentación con una ingesta muy baja de energía, normalmente en forma de una preparación líquida que proporciona cantidades adecuadas de vitaminas y minerales, junto con unos 1,0-1,5 MJ/día, principalmente como proteína. Tales regímenes han ofrecido excelentes resultados en el tratamiento de la obesidad grave. Hay mucha menos pérdida de proteína tisular que en el ayuno total, y con esta pequeña ingesta el individuo siente menos hambre que el que está en ayuno completo.

Si se usan dietas de muy baja energía junto con un programa de ejercicio, la velocidad de pérdida de peso puede ser 2-2,5 kg/semana. Tales dietas pueden considerarse como un tratamiento de último recurso, para personas con un problema serio de obesidad que no responde a una terapia dietética más convencional. Los fabricantes recomiendan que no deben usarse durante más de 3-4 semanas seguidas sin estrecha supervisión médica, porque todavía hay riesgo posible de pérdida de proteínas tisulares esenciales.

Dietas convencionales

Para la mayoría de las personas, el problema no es el de la obesidad grave, sino un modesto exceso de peso corporal. Incluso para personas que tienen un problema serio de obesidad, es probable que sean beneficiosas medidas menos drásticas que las comentadas anteriormente. El objeto es reducir la ingesta energética por debajo del gasto, y así asegurar la utilización de las reservas de tejido adiposo. A cualquiera que no haya intentado perder peso, la respuesta le parecería sencilla: simplemente comer menos. Evidentemente esto no es tan sencillo. Como se estudió anteriormente, tenemos un problema considerable y creciente de obesidad en los países occidentales y un inmenso surtido de dietas, regímenes de adelgazamiento, alimentos especiales, supresores del apetito, etc.

La aproximación ideal al problema de la obesidad y la reducción de peso sería proporcionar a las personas la información que necesitan para elegir una dieta apropiada, por ellos mismos. Lo que tenemos que hacer es proporcionar tablas del rendimiento energético de diferentes alimentos, y dejar que las personas calculen por ellas mismas lo que deben comer. Esto no es fácil. No se trata simplemente de reducir la ingesta de energía, sino de asegurar al mismo tiempo que las ingestas de proteína, vitaminas y minerales sean las adecuadas. La preparación de dietas equilibradas, especialmente cuando la ingesta energética total tiene que ser reducida, es un trabajo extremadamente especializado, y es una de las principales funciones del dietista. Además, tenemos que considerar el problema de la condescendencia con las restricciones dietéticas a largo plazo por parte de una persona obesa o con un preocupante sobrepeso.

Sin embargo, cierta educación sobre nutrición puede ayudar de forma efectiva a las personas a elegir los alimentos con conocimiento, y mucha gente consigue perder peso de esta forma, tanto recobrando un peso corporal deseable como alterando más tarde sus hábitos alimenticios, para obrar de acuerdo con lo que se considera una dieta correcta, como se estudió en el Capítulo 2.

Podemos ayudar a las personas a perder peso más fácilmente describiendo tipos específicos de cambios en la dieta. Una forma muy simple es establecer tres listas de alimentos, basadas en las tablas de composición de alimentos (ver Apéndice II):

a. Alimentos ricos en energía, los cuales deberían evitarse. Generalmente son alimentos ricos en grasa y azúcar, pero proporcionan pocos minerales y vitaminas. Tales alimentos incluyen aceites y grasas, alimentos fritos, cortes grasos de carne, pasteles, bizcochos, etc. y bebidas alcohólicas. Deberán tomarse con muchísima cautela.
b. Alimentos que son relativamente ricos en energía, pero también son buenas fuentes de proteínas, vitaminas y minerales. Deben tomarse con cautela.

c. Alimentos que generalmente son fuentes ricas de vitaminas y minerales, ricos en almidón y en polisacáridos no amiláceos, y pobres en grasa y azúcares. Pueden tomarse (dentro de lo razonable) en tanta cantidad como se desee.

Este consejo realmente no es más que una versión más extrema de las directrices generales para una dieta saludable estudiadas en el Capítulo 2, reducir la ingesta de grasas y azúcar, y aumentar el consumo de frutas y verduras.

En cierto momento estuvieron de moda las dietas **bajas en carbohidratos** para reducir peso. La idea era que la grasa y la proteína se digieren y se absorben más lentamente que los carbohidratos. Por tanto sacian más. Al mismo tiempo, se sugirió que la restricción intensa de la ingesta de carbohidratos limitaría también la ingesta de otros alimentos; un argumento era que si no tuviéramos pan, no tendríamos nada sobre lo que extender mantequilla. Actualmente no se recomienda una dieta baja en carbohidratos para reducir peso, ya que las acciones apuntan hacia la reducción de la ingesta de grasa de la población como un todo, y esto significa que la proporción de combustible metabólico procedente de carbohidratos tiene que aumentar, más que disminuir. Sin embargo, en efecto, se recomienda una reducción de la ingesta de azúcares extrínsecos no lácteos (ver página 24).

«Dietas» que probablemente no funcionarán

Hemos visto anteriormente cómo el problema de la reducción de peso depende de la reducción de la ingesta de combustibles metabólicos (en otras palabras, de la cantidad total de alimentos ingeridos), pero asegurando sin embargo que la ingesta de vitaminas y minerales es adecuada para satisfacer los requerimientos. Igualmente importante es el problema de asegurar que el peso que se ha perdido no se recupere; en otras palabras, deben modificarse los modelos de alimentación después de que se haya perdido peso, para permitir el mantenimiento del peso corporal con una dieta bien equilibrada.

Hay una lista desconcertante de regímenes dietéticos diferentes que ofrecen ayuda al obeso o persona con sobrepeso para perder peso. Algunos de éstos se basan en principios nutricionales acertados, como se estudió anteriormente, y proporcionan alrededor de la mitad del requerimiento energético de la persona, junto con cantidades adecuadas de proteína, vitaminas y minerales. Éstos permiten una pérdida ininterrumpida de peso de alrededor de 1-1,5 kg/semana.

Otras «dietas» ni están formuladas científicamente ni se basan en principios nutricionales acertados y, en efecto, frecuentemente cuentan con fetiches pseudocientíficos para intentar darles alguna validez. Frecuentemente formulan pretensiones exageradas de la cantidad de peso que puede perderse, y rara vez proporcionan una dieta equilibrada. La publicación de testimonios de «clientes satisfechos» no puede considerarse una evidencia de su eficacia, y la publicación en un libro que sea un «best-seller», o en una revista de amplia difusión, no puede corregir los defectos subyacentes en muchas de estas «dietas».

Algunos de los regímenes dietéticos más estrafalarios se basan en disparatados principios, tales como comer proteínas y carbohidratos en diferentes comidas, ignorando el hecho de que tales alimentos «carbohidratados» como pan y patatas suministran también una proporción significativa de nuestra ingesta proteica (ver página 201). Otras cuentan con una lista muy limitada de alimentos. Las más extremas han permitido al cliente comer tantos plátanos (o algún otro alimento) como él o ella deseen, pero nada más; otras atribuyen propiedades casi mágicas a ciertas frutas, permitiendo de nuevo un rango muy limitado de otros alimentos.

La idea es que si a ustedes se les permite comer tanto como deseen de sólo una serie muy limitada de alimentos, acabarán comiendo muy poco; incluso si les gustaban los plátanos, pronto dejarán de gustarles. En la práctica, estas «dietas» ni hacen bien ni mal. La gente termina tan aburrida que renuncia antes de que pueda haber cualquier efecto significativo sobre el peso corporal, o cualquier efecto adverso propio de una dieta muy desequilibrada. Esto es todo lo que hay; si la gente persiste en seguir con tales dietas durante cierto tiempo podrían encontrarse con problemas de deficiencia de proteínas, vitaminas y minerales.

Ayudas para la reducción de peso

Aparte de los regímenes dietéticos basados en principios nutricionales sólidos, hay otras formas de ayudar a la persona con sobrepeso a que pierda peso: sustitutos del azúcar y grasas, agentes de carga para aumentar la saciedad y supresores del apetito. Los alimentos con poca grasa se estudian en la página 19.

Sustitutivos del azúcar. Como se estudió en la página 23, el consumo medio de azúcar es considerablemente superior de lo que se considera deseable. Existe una escuela de pensamiento que culpa a la constante disponibilidad de azúcar de muchos de los problemas de sobrepeso y obesidad de los países occidentales. Se podría pensar que es fácil que una persona con sobrepeso redujera considerablemente su ingesta energética simplemente dejando de tomar azúcar en el té y café (después de todo, una cucharadita de azúcar son 5 g de carbohidratos, y por tanto proporciona 80 kJ); en cada una de las 6 tazas de té o café al día, dos cucharadas de azúcar supondrían por tanto unos 960 kJ, casi el 10% del gasto energético de un individuo medio. Aparte de este azúcar evidente, que la persona puede ver que añade a su ingesta, hay mucho azúcar en las bebidas, por ejemplo, una lata estándar de 330 ml de limonada contiene 20 g de azúcar.

Debido a que a muchas personas les gusta endulzar su té y café, y para sustituir el azúcar de las limonadas, etc., disponemos de varios sustitutivos del

Tabla 7.3 Algunos edulcorantes no nutritivos clasificados según su poder edulcorante en relación con la sacarosa (1,0)

	Poder edulcorante relativo
Taumatina	3.000-4.000
Sacarina	300-550
Esteviósido	300
Acesulfame K	200
Aspartame	180-200
Ciclamato	30-40

Hay que hacer notar que no todos estos edulcorantes están permitidos como aditivos alimentarios en todos los países.

azúcar. Son sustancias químicas sintéticas mucho más dulces que el azúcar, pero que no son metabolizadas como combustibles metabólicos. Incluso las que pueden metabolizarse (por ejemplo aspartame, que es un derivado aminoácido), se toman en tan pequeñas cantidades que no suponen contribución significativa a la ingesta.

La Tabla 7.3 muestra los edulcorantes sintéticos comúnmente usados (también conocidos como edulcorantes no nutritivos o edulcorantes intensos), junto con el poder edulcorante que presentan comparado con el azúcar. Todos estos compuestos han sido extensamente ensayados para demostrar su inocuidad; como resultado de preocupaciones sobre posibles riesgos, algunos no están permitidos en ciertos países, aunque sean ampliamente usados en otros lugares.

Agentes de carga. Una de las señales para dejar de comer es la sensación de saciedad, y una de las quejas más comunes de las personas sobre las dietas con reducción de energía es que «se sienten vacíos». Una solución a este problema es recomendar una dieta «de alto contenido en fibra». Como se estudió en la página 27, una ingesta elevada de polisacáridos no amiláceos puede hacer difícil que un niño consuma suficientes alimentos para satisfacer sus requerimientos energéticos. Esto es precisamente lo que se requiere en un régimen de reducción de peso. Una ingesta elevada de polisacáridos no amiláceos hace más fácil de mantener una dieta de baja energía porque tales alimentos tienen alto poder de saciedad, y muchos son pobres en grasa.

En general es deseable que las fuentes dietéticas de polisacáridos no amiláceos sean alimentos usuales (frutas y vegetales, derivados de cereales de grano completo, etc.), más que «suplementos». Sin embargo, como una ayuda para la reducción del peso, se dispone de varios preparados de fibra dietética.

Algunos de éstos son alimentos más o menos comunes, pero contienen polisacáridos añadidos de varios tipos, que dan textura al alimento, e incrementan la sensación de plenitud y saciedad. Algunas de las sopas, bizcochos, etc., especiales para adelgazar son de este tipo. Están formulados para proporcionar alrededor de un tercio del requerimiento diario de proteínas, vitaminas y minerales, pero con un rendimiento energético bajo. Se pretende que sean consumidos en lugar de una comida cada día, y para contribuir a la saciedad contienen carboximetilcelulosa u otro polisacárido no digerible.

La solución alternativa es tomar comprimidos o una suspensión del polisacárido no amiláceo antes de una comida. De nuevo esto crea una sensación de plenitud, y por tanto reduce la cantidad de alimentos que se ingerirán.

Supresores del apetito. Cierto número de compuestos actúan, bien suprimiendo la actividad del centro del hambre en el hipotálamo, o estimulando el centro de la saciedad. A veces esto se da como efecto secundario muy indeseable de medicamentos empleados para tratar varias enfermedades. Como ayuda para la reducción de peso, especialmente en personas que encuentran difícil controlar su ingesta de alimentos, pueden ser útiles los medicamentos que suprimen el apetito. Tres compuestos se usan extensamente como supresores del apetito: fenfluramina (y más recientemente el isómero D, dexfenfluramina), dietilpropión y mazindol. En el pasado se han usado otros compuestos, que incluyen anfetaminas y derivados de anfetamina, que tienen riesgo de adicción, y son sustancias controladas que no pueden prescribirse excepto bajo circunstancias especiales.

En general, la actividad de los supresores del apetito sólo dura un tiempo relativamente corto, quizá unas pocas semanas, pero esto sería suficiente para animar a la persona obesa o con sobrepeso que ha tenido dificultad en perder peso. Después, se desarrolla algún grado de tolerancia o de resistencia a su acción, y tienen menos efecto cuanto más tiempo se usen. Huelga decir que los supresores del apetito sólo serán efectivos si se toman antes de las comidas.

Ayuda y apoyo. Especialmente para la persona extremadamente obesa, la pérdida de peso es una experiencia prolongada y difícil. La familia y los amigos pueden apoyar, pero frecuentemente se necesita la ayuda y el consejo del especialista. En gran manera, esto es trabajo del dietista y otros profesionales dedicados al cuidado de la salud. Además, hay varias organizaciones, normalmente de personas inicialmente obesas, que pueden ofrecer una mezcla de consejo dietético y nutricional profesional, junto con ayuda y consulta prácticas. La ventaja principal de tales grupos es que proporcionan un marco social, mejor que el marco formal de la oficina del dietista en una clínica de pacientes externos, y todos los miembros tienen, o han tenido, los mismos problemas. Muchas personas encuentran extremadamente útil el compartir sus problemas y experiencias de reducción de peso.

CAPÍTULO 8

Desnutrición

En este Capítulo vamos a considerar la malnutrición general, a veces también llamada malnutrición energético-proteica; en otras palabras, los problemas de una ingesta de alimentos inadecuada. Los problemas específicos de la deficiencia proteica se estudian en la página 202, y los relativos a deficiencias de minerales y vitaminas individuales se estudian en el Capítulo 11.

Ya hemos estudiado que si la ingesta de combustibles metabólicos es menor de lo que se requiere para el gasto energético, las reservas corporales de grasa, carbohidrato (glucógeno) y proteína se usan para satisfacer necesidades energéticas. Especialmente en personas delgadas, que tienen reservas de grasa corporal relativamente pequeñas, hay una pérdida relativamente grande de proteína tisular cuando la ingesta de alimentos es inadecuada. Si la deficiencia continúa, habrá una pérdida grave y creciente de tejido, hasta que finalmente las proteínas tisulares esenciales serán catabolizadas como combustibles metabólicos, un proceso que evidentemente no puede continuar mucho tiempo.

Los términos *malnutrición energético-proteica* y *deficiencia energético-proteica* son incorrectos, aunque se usan ampliamente. El problema no es el de deficiencia proteica, sino más bien de insuficiencia general de ingesta de alimentos, la deficiencia de combustibles metabólicos. Efectivamente, puede haber un exceso relativo de proteínas, en el cual la proteína que podría utilizarse para el recambio proteico tisular, o para el crecimiento en niños, está siendo usada como combustible debido a la deficiencia de ingesta total de alimentos.

Esto se demostró en una serie de estudios en la India en los primeros años de la década de los ochenta. A niños cuya ingesta de proteínas sólo era suficiente se les daba carbohidratos adicionales (en bebidas azucaradas). Mostraron un incremento del crecimiento, e incremento de proteína corporal. Ocurría así porque originalmente su ingesta energética era insuficiente, a pesar de tener una ingesta adecuada de proteínas. Al aumentar su ingesta de carbohidratos como combustible metabólico ahorraban proteína de la dieta para la síntesis de proteínas tisulares; inicialmente estaban «derrochando» proteínas, usándolas como combustible. El primer requerimiento del organismo, en todas las ocasiones, es una fuente suficiente de combustibles metabólicos. Sólo cuando los requerimientos energéticos se han satisfecho, las proteínas de la dieta pueden usarse para la síntesis proteica tisular y, como se estudia en la página 227, la síntesis de proteína también tiene un coste energético relativamente elevado.

Hay dos formas extremas de malnutrición energético-proteica: marasmo y kwashiorkor. El **marasmo** puede ocurrir tanto en adultos como en niños, y como se estudia en la página 189 se presenta en grupos vulnerables en la población de países desarrollados, así como en países en vías de desarrollo. En cambio, el **kwashiorkor** es una enfermedad de deficiencia que sólo afecta a niños, y que sólo se ha descrito en países en vías de desarrollo. El marasmo es el resultado final previsible de un balance energético prolongadamente negativo, mientras que hay rasgos adicionales implicados en el kwashiorkor que realmente no se comprenden bien.

Marasmo

La característica clave del marasmo es la emaciación extrema. El nombre deriva del griego, que significa consumirse. No sólo se han agotado las reservas de grasa del organismo, sino que hay también pérdida muscular. Si el proceso continúa, se pierde proteína del corazón, hígado y riñones aunque, hasta donde es posible, se protegen las proteínas tisulares esenciales.

Se produce una reducción general de la síntesis proteica. Como resultado se manifiesta un deterioro de la respuesta inmune, de forma que las personas desnutridas están más expuestas al riesgo de infecciones que las que están nutridas adecuadamente. Lo que en Occidente consideramos como enfermedades infantiles, relativamente sin importancia, a menudo pueden resultar fatales para los niños desnutridos de los países en vías de desarrollo. El sarampión se cita comúnmente como la causa de muerte, aunque sería más correcto considerar como causa real de muerte la malnutrición; la infección es simplemente el detonante final.

Una de las proteínas segregadas por el hígado que se ve más gravemente afectada por la malnutrición energético-proteica es la proteína que se une al retinol plasmático, que transporta la vitamina A desde las reservas del hígado hasta los tejidos donde se necesita (ver página 251). Cuando la síntesis de proteína que se une al retinol se ve reducida, hay signos crecientes de deficiencia de vitamina A, aunque puede haber reservas adecuadas de la vitamina en el hígado. El problema es que sin síntesis adecuada de la proteína de unión, estas reservas hepáticas no pueden ser transportadas a los tejidos donde son necesarias. Es bastante común que los síntomas de deficiencia de vitamina A estén asociados con la malnutrición energético-proteica, pero los suplementos de vitamina A no tienen efecto, ya que el problema está en el transporte y utilización de la vitamina. No obstante, como se estudia en la página 251, la deficiencia dietética de vitamina A es también un problema serio en muchos países en vías de desarrollo.

Un efecto más grave de la malnutrición energético-proteica es el deterioro de la regeneración de la mucosa intestinal. Las células de la mucosa intestinal se recambian rápidamente. El proceso que va desde la replicación celular en las criptas hasta la reposición de células en el lumen intestinal, en el extremo de las vellosidades intestinales, dura alrededor de 48 horas. Normalmente hay unas 20-40 vellosidades/mm^2 de mucosa intestinal, y cada una se proyecta unos 0,5-1,5 mm en el lumen. Esto da un total de unos 300 m^2 de superficie absorbente en el intestino delgado. En la malnutrición energético-proteica las vellosidades son mucho más cortas de lo normal, y en casos graves la mucosa intestinal es casi lisa. Esto origina una considerable reducción del área superficial de la mucosa intestinal, y por tanto una considerable reducción del área sobre la cual tales nutrientes pueden absorberse cuando estén disponibles en la dieta. Como resultado, la diarrea es normalmente una característica de la malnutrición energético-proteica. De esta forma, la persona desnutrida no sólo tiene una ingesta inadecuada de alimentos, sino que presenta alterada la absorción de lo que está disponible, agravando así el problema.

Causas de marasmo, y grupos vulnerables de la población

En los países en vías de desarrollo, las causas de marasmo son, o bien una escasez crónica de alimentos o el problema más agudo del hambre donde, de cualquier manera, se dispondrá de muy poco alimento. Con demasiada frecuencia, después de una escasez de alimento a largo plazo llega el hambre, de manera que sus efectos son más rápidos y graves. Una simple carencia de alimentos es improbable que sea un problema en países desarrollados, aunque obviamente los individuos que presentan más desventajas sociales y económicas en la comunidad están en riesgo de padecer hambre y quizá incluso malnutrición energético-proteica en casos extremos.

Tres factores diferentes pueden causar marasmo en los países desarrollados: desórdenes del apetito y del comportamiento alimentario, alteración de la absorción de nutrientes y velocidad metabólica incrementada.

Desórdenes del apetito: anorexia nerviosa y bulimia. Resaltamos anteriormente (ver página 174) que hay una presión considerable sobre las personas de los países occidentales para mantenerse delgados; estamos «bombardeados» con artículos más o menos bien o mal informados sobre los males de la obesidad en revistas, periódicos, y en radio y TV. Mientras que la obesidad es, en efecto, un serio problema de salud, un efecto secundario de la propaganda es que se ejerce una presión considerable sobre algunas personas para que reduzcan su peso corporal, incluso aunque estén dentro del intervalo de peso aceptable y saludable. En algunos casos esta presión puede ser un factor en el desarrollo de la **anorexia nerviosa**, una importante alteración psicológica del apetito y del comportamiento alimentario. El grupo de más riesgo lo constituyen las chicas adolescentes, aunque pueden ocurrir alteraciones similares del comportamiento alimentario en mujeres de más edad, y (rara vez) en chicos adolescentes y en hombres.

La característica clave de la anorexia nerviosa es una negativa a comer, con el resultado obvio de pérdida muy considerable de peso. A pesar de toda la evidencia y argumentos en contra, el sujeto anoréxico está convencido de que tiene sobrepeso, y restringe muy estrictamente su comida. Estar a dieta se convierte en el eje primario de su vida. La paciente tiene una preocupación con el alimento, y a menudo un gran conocimiento del mismo, y frecuentemente presenta una variedad de modelos de comportamiento asociados con los alimentos que van ligados obligatoriamente a la moda. Como parte de su obsesión patológica con la delgadez, el sujeto anoréxico frecuentemente hace mucho ejercicio enérgico, a menudo ejercicio hasta el agotamiento, en soledad. La mujer anoréxica llegará a casos extremos para evitar comer y, frecuentemente cuando se la obligue a hacerlo, se provocará el vómito poco después. Muchos anoréxicos hacen también un uso excesivo de laxantes.

Sorprendentemente, muchas personas anoréxicas son expertas en ocultar su mal, y no es raro que el problema permanezca inadvertido, incluso en el marco familiar. Con el alimento se juega, pero poco o nada se come realmente; frecuentemente se ponen excusas para dejar la mesa a mitad de la comida, quizá con el pretexto de ir a la cocina a preparar el siguiente plato.

Algunos sujetos anoréxicos también muestran una alteración adicional del comportamiento alimentario, **la bulimia** o **«comer hasta el empacho»**. Después de un período de comer poco o nada, de repente estas personas comen una cantidad extremadamente grande de alimentos (40 MJ o más en una comida sencilla, comparados con un requerimiento diario medio de 8-12 MJ), frecuentemente seguido de inducción deliberada del vómito y dosis fuertes de laxantes. Esto se continúa con un posterior período prolongado de anorexia.

La bulimia también ocurre en ausencia de anorexia nerviosa: una persona de peso normal consumirá una cantidad muy grande de alimentos (comúnmente 40-80 MJ en un período de unas pocas horas), seguido nuevamente por inducción del vómito y uso excesivo de laxantes. En casos graves tales «empachos» pueden ocurrir 5 ó 6 veces a la semana.

La anorexia nerviosa es un problema psicológico, más que un simple problema nutricional, y requiere tratamiento por especialistas sensibilizados con el problema. No se trata simplemente de «persuadir» al paciente para que coma. Según una teoría, la causa raíz del problema, al menos en chicas adolescentes, es una reacción a los cambios físicos de la pubertad. Rechazando el alimento, la chica cree que puede retrasar o impedir estos cambios. En gran parte esto es así. El desarrollo de los senos se ralentiza o cesa cuando el balance energético pasa a ser más negativo y, cuando el peso corporal cae por debajo de unos 45 kg, también cesa la menstruación. Evidentemente, la considerable presión para estar delgados por parte del entorno y de los que son de su misma clase social, y la continua discusión sobre «dietas» añade un estrés adicional sobre el sujeto anoréxico.

En algunas estimaciones, casi el 2% de las chicas adolescentes pasa por, al menos, una corta fase de anorexia. En la mayoría de los casos se trata de autolimitación, y los modelos alimentarios normales se restablecen cuando las crisis emocionales de la adolescencia se resuelven por sí mismas. Otros casos pueden requerir consejo y tratamiento del especialista y, en unos pocos casos desafortunados, los problemas del comportamiento alimentario persisten en la vida adulta.

Malabsorción. Cualquier dolencia clínica que altere la absorción de nutrientes desde el tracto intestinal conducirá a desnutrición, aunque en este caso la ingesta sea aparentemente adecuada. El problema es de digestión y/o absorción del alimento.

Evidentemente, la cirugía mayor intestinal originará una reducción de la cantidad de intestino disponible para la digestión y absorción de nutrientes. En este caso estamos, al menos, informados del problema con antelación, y podemos tomar medidas de precaución. Éstas implican generalmente un período de alimentación intravenosa, para suplementar la ingesta normal de alimento, y consejo cuidadoso de un dietista, para asegurar una ingesta adecuada de nutrientes, a pesar de los problemas.

Algunas enfermedades infecciosas pueden originar malabsorción y diarrea. En muchos casos esto dura sólo unos pocos días, y así no tienen consecuencias a largo plazo. Sin embargo, algunos parásitos intestinales pueden causar diarrea que dura bastante y dañar a la mucosa intestinal, conduciendo a malnutrición si la infección queda sin tratar durante demasiado tiempo.

Intolerancias y alergias alimentarias. Las reacciones alérgicas a los alimentos pueden causar una amplia variedad de síntomas y signos, que incluyen dermatitis, eczemas y urticarias, asma, rinitis alérgica, dolor muscular, artritis reumatoide y migraña, así como ejercer efectos sobre el tracto gastrointestinal. Todas probablemente alteran el apetito del paciente, y por tanto pueden contribuir a la desnutrición. Puede lesionarse gravemente la mucosa intestinal con la consiguiente malabsorción grave, y por tanto originarse malnutrición, a pesar de una ingesta aparentemente adecuada de alimentos. Una de las mejor conocidas de tales situaciones es la enfermedad celíaca.

La **enfermedad celíaca** es una alergia a una proteína específica del trigo, la fracción de gliadina del gluten de trigo. El resultado es una pérdida considerable de mucosa intestinal, y un alisamiento de las vellosidades intestinales, de manera que la apariencia del intestino es similar a la que se observa en el marasmo. Esta reducción de la superficie de absorción intestinal conduce a diarrea persistente y a un fallo en la absorción de nutrientes. El resultado es desnutrición; aunque la ingesta de alimentos es aparentemente adecuada, hay una inadecuada digestión y absorción de nutrientes. Puede ocurrir grave emaciación en pacientes con enfermedad celíaca sin tratar.

Una vez que se ha establecido el diagnóstico, y han sido tratados los problemas inmediatos de la desnutrición, el tratamiento es relativamente simple: evitar todos los productos a base de trigo y centeno. En la práctica esto es menos fácil de lo que parece; aparte de los alimentos evidentes, como pan y pasta, la harina de trigo se emplea en una gran cantidad de productos. Por tanto se necesita el consejo de un dietista, y la lectura cuidadosa de las etiquetas con listas de ingredientes. Varios productos tienen el símbolo de la Sociedad de Celíacos en la etiqueta, para mostrar que se sabe que están exentos de gluten, y por tanto son seguros para que los consuman los pacientes.

Otras intolerancias o reacciones alérgicas a los alimentos pueden conducir también a diarrea persistente similar, pérdida de mucosa intestinal y por tanto malnutrición. El problema de la intolerancia a disacáridos fue estudiado en la página 141. En general, una vez que se ha identificado el alimento culpable, el estado del enfermo se ha estabilizado y el peso corporal ha sido repuesto, continuar el tratamiento es relativamente fácil, aunque el tener que evitar algunos alimentos comunes puede originar cierto problema.

El mayor problema es la identificación del alimento culpable, y frecuentemente exige investigaciones largas, mantener al paciente con una serie muy limitada de alimentos, y después la introducción gradual de alimentos adicionales, hasta que sea identificado el alimento culpable.

Los pacientes con intolerancias o alergias a los alimentos generalmente se ponen muy gravemente enfermos después de que han consumido el alimento en cuestión, y esto puede persistir durante varios días. Incluso después de que los alimentos culpables hayan sido identificados, y la situación del paciente haya sido estabilizada, pueden persistir problemas relacionados con el apetito y comportamiento alimentario.

Causas metabólicas de malnutrición. Cualquier enfermedad que implique un incremento prolongado de la tasa metabólica basal, o una fiebre larga, aumentará el gasto energético, y así puede conducir a pérdida de peso grave y al desarrollo de marasmo, a pesar de una ingesta normal de alimentos. Éste es el problema entre las personas que padecen infección por HIV y SIDA, así como otras infecciones crónicas, y en las personas que tienen una glándula tiroidea hiperactiva (hipertiroidismo).

Las hormonas tiroideas están involucradas en el control de la tasa metabólica basal, y la secreción en exceso conduce a una producción de calor adicional considerable, y por tanto a un balance energético negativo. Un enfermo hipertiroideo bien puede tener una tasa metabólica basal del 50-100% por encima de lo normal; en tales condiciones una ingesta normal de alimento será totalmente inadecuada para satisfacer sus requerimientos. En este caso la respuesta tiene que ser tratar la hiperactividad de la glándula tiroides, y por tanto reducir a lo normal la tasa metabólica del paciente, de forma que el balance energético pueda ser restaurado, y el peso recuperado.

Caquexia por cáncer. Los pacientes con cáncer avanzado están frecuentemente desnutridos. Físicamente mostrarán todos los indicios de marasmo, pero hay más pérdida de proteína corporal de lo que ocurre en la inanición. Este estado se denomina caquexia, (de la palabra griega, que significa «en un pobre estado»).

Hay dos aspectos del problema:

a. Los pacientes están extremadamente enfermos, y su apetito puede estar alterado a causa de esto. Además, tanto el cáncer por sí mismo como muchos de los medicamentos usados en quimioterapia pueden producir náuseas, pérdida del apetito y alteración de los sentidos del gusto y olfato, de forma que los alimentos que antes eran apetecidos son ahora poco apetitosos, e incluso repulsivos.
b. Una de las reacciones del organismo contra el cáncer es la secreción de **caquexina**, o **factor de necrosis del tumor**. Esto tiene un efecto beneficioso, ya que causa ralentización del desarrollo del tumor, pero también incrementa la tasa metabólica, y por tanto origina balance energético negativo. Una de las principales acciones de la caquexina es incrementar la tasa de degradación de la proteína muscular; esto significa que hay una mayor pérdida de proteínas, que es mayor en la caquexia que en el marasmo o la inanición.

Ha tenido mucho éxito el soporte nutricional de los pacientes. Además de aquellos alimentos que son capaces de comer, su estado nutricional está mejorando al proporcionar nutrientes, bien por vía intravenosa o por sondas intragástricas.

Kwashiorkor

El kwashiorkor fue descrito por primera vez en Ghana, en África Occidental, en 1932. El término es el nombre que le da la tribu Ga a la enfermedad que aflige al primer niño cuando nace el segundo, y éste es por tanto destetado. Además de la emaciación de tejido muscular, pérdida de mucosa intestinal y respuestas inmunes disminuidas que ya vimos en el marasmo, los niños con kwashiorkor muestran varios signos característicos que distinguen a esta enfermedad:

a. Retención de fluido y por tanto edema grave, debido a la baja concentración de proteínas plasmáticas. La hinchazón de los miembros, debida al edema, enmascara la grave pérdida muscular de brazos y piernas;
b. Aumento del hígado. Debido a la acumulación de cantidades anormalmente elevadas de grasa en el hígado, en un grado tal que en lugar de su color marrón-rojizo normal, el hígado es amarillo pálido cuando es examinado «post-mortem», o durante la cirugía. La base metabólica de esta infiltración grasa se desconoce. Es el aumento del hígado lo que causa la paradójica apariencia «panzuda» de los niños con kwashiorkor; junto con el edema, parecen rollizos a cierta distancia, aunque estén hambrientos;
c. Cambios característicos de la textura y el color del pelo. Esto es más destacable en niños africanos; en vez de un pelo negro fuertemente rizado, los niños con kwashiorkor tienen escaso pelo, a mechones, que es menos rizado de lo normal, y pobremente pigmentado, a menudo es rojizo o incluso gris;
d. Erupción cutánea como el hollín, semejante a una quemadura solar;
e. La expresión característica de profunda aflicción.

El kwashiorkor afecta tradicionalmente a niños entre 3-5 años de edad. En muchas sociedades el niño continúa siendo amamantado hasta esta edad, cuando nace el siguiente niño. Como resultado, el pequeñín es bruscamente destetado, frecuentemente para darle alimentos muy inadecuados. En algunas sociedades, los niños son destetados para darles unas gachas diluidas hechas de cualquier cereal local; en otras el niño puede estar alimentado con el agua en la que se ha hervido el arroz, que puede parecerse a la leche, pero tiene poco valor nutricional. A veces al niño se le da poco o ningún tratamiento especial, sino que tiene que competir con el resto de la familia por su porción de comida. Un niño pequeño tiene pocas posibilidades de conseguir una comida adecuada en tales condiciones, especialmente si escasea el alimento para la familia completa.

La causa subyacente del kwashiorkor es, por tanto, una ingesta inadecuada de alimentos, como es el caso del marasmo. Sin embargo, frecuentemente es el resultado de la ignorancia sobre alimentos de destete adecuados, más que sólo la falta de alimentos. Muchos clínicos de los países en vías de desarrollo organizan programas de educación para prevenir el kwashiorkor con madres a las que enseñan las formas más adecuadas de realizar el destete de sus hijos.

No podemos explicar satisfactoriamente el desarrollo del kwashiorkor mejor que podemos hacerlo con el marasmo. En un tiempo se creyó que era debido a falta de proteína, con una ingesta más o menos adecuada de energía. Ahora sabemos que esto no es correcto. Como se estudia en la página 202, la deficiencia proteica origina reducción del crecimiento. Además, muchos de los signos del kwashiorkor, y especialmente el edema, comienzan por mejorar pronto con el tratamiento, cuando el niño está todavía recibiendo una dieta escasa en proteína (ver más adelante).

Sabemos que *las infecciones precipitan frecuentemente la aparición del kwashiorkor* en niños cuyo estado nutricional es inadecuado, incluso aunque todavía no muestren signos de malnutrición. En efecto, los pediatras de países en vías de desarrollo esperan que se presente un brote de kwashiorkor unos pocos meses después de un brote de sarampión.

La causa más probable del kwashiorkor es que, además de una deficiencia general de alimentos, hay una deficiencia de «nutrientes antioxidantes» como cinc, cobre, caroteno y vitaminas C y E. Estos nutrientes están implicados en la lucha contra los efectos tóxicos de los radicales oxígeno, tanto los generados durante el metabolismo normal como aquellos producidos por células del sistema inmune, como parte del proceso de destrucción de bacterias. Así, en niños deficientes, el estrés oxidante adicional de una infección bien puede provocar la secuencia de sucesos que conduce al desarrollo del kwashiorkor.

Rehabilitación de niños malnutridos

Se deduce de la descripción de los problemas del marasmo y kwashiorkor, que el tracto intestinal del paciente malnutrido se encuentra en un estado muy lamentable. Esto significa que el paciente no puede tratarse en lo más mínimo de forma adecuada con una dieta rica, o con una gran cantidad de alimentos. El tratamiento debe comenzar con una alimentación frecuente y escasa a base de líquidos: una disolución diluida de azúcar durante los primeros días, seguido de leche diluida y luego leche completa. Esto puede conseguirse con el uso de una sonda nasogástrica, de forma que se pueda administrar la disolución diluida a una velocidad pequeña y constante a lo largo del día y de la noche. Cuando no se disponga de tales «lujos», el niño malnutrido es alimentado con una cuchara de té, unas pocas gotas cada vez, de forma más o menos continua.

Una vez que el paciente ha comenzado a desarrollar una mucosa intestinal más normal (cuando cese la diarrea), pueden introducirse gradualmente alimentos usuales. La recuperación normalmente es rápida en niños, y pronto comienzan a crecer a una velocidad normal.

CAPÍTULO 9

Nutrición y metabolismo de las proteínas

La necesidad de proteína en la dieta fue demostrada al principio de este siglo, cuando se demostró que los animales que eran alimentados sólo con grasas, cabohidratos y sales minerales no podían mantener su peso corporal, y mostraban pérdidas importantes de los músculos y otros tejidos. Se sabía que las proteínas contenían nitrógeno (principalmente en los grupos amino de sus aminoácidos constituyentes, ver página 94), y pronto se desarrollaron métodos para medir las cantidades totales de compuestos nitrogenados en los alimentos y en las excretas. Aunque los ácidos nucleicos también contienen nitrógeno (ver página 102), la proteína es la principal fuente dietética de compuestos nitrogenados, y la medida de la ingesta de nitrógeno total ofrece una buena estimación de la ingesta de proteína.

Balance de nitrógeno y requerimientos proteicos

Los primeros estudios demostraron que existe normalmente un balance o equilibrio entre la ingesta de compuestos nitrogenados con los alimentos y la eliminación de compuestos nitrogenados del organismo humano. Esta eliminación de nitrógeno ocurre principalmente con la orina y heces, aunque cantidades significativas pueden también eliminarse del organismo con el sudor y la descamación de las células epiteliales, y en experimentos a largo plazo, incluso debe tenerse en cuenta el crecimiento del pelo y uñas. Obviamente, cualquier pérdida de sangre o tejido implicará también una pérdida de proteína.

Aunque la ingesta de compuestos nitrogenados es principalmente en forma de proteína, con la eliminación no ocurre así. La mayoría del nitrógeno que se elimina del organismo está bajo la forma del compuesto urea (ver página 213), aunque también se excretan pequeñas cantidades de una serie de otros productos del metabolismo de los aminoácidos, como se puede observar en la Tabla 9.1.

Tabla 9.1 La excreción diaria promedio de los compuestos nitrogenados en la orina

Urea	10-35 g (150-600 moles)	depende de la ingesta proteica
Amonio	340-1.200 mg (20-70 mmoles)	depende del estado del balance ácido-base
Aminoácidos	1,3-3,2 g	$^1/_3$ como aminoácidos libres $^1/_3$ como péptidos pequeños $^1/_3$ como conjugados
Proteína	< 60 mg	una proteinuria significativa indica lesión renal
Ácido úrico	250-750 mg (1,5-4,5 mmoles)	
Creatinina	1,8 g (16 mmoles) 1,2 g (10 mmoles)	depende de la masa muscular
Creatina	< 50 mg (< 400 µmoles)	una excreción significativa de creatina indica catabolismo muscular

Bajo condiciones normales, un adulto en buen estado de salud pierde la misma cantidad de nitrógeno de su organismo cada día que la que ingiere con la dieta. Esto se conoce como **balance de nitrógeno** o **equilibrio de nitrógeno**.

Si tratamos de determinar el estado de balance de nitrógeno en un niño, encontramos que hay una diferencia entre ingesta y excreción. Un niño que está creciendo elimina menos nitrógeno que el que ingiere con la dieta. Se produce un incremento de la cantidad de proteína en el organismo del niño que crece. Cuando existe una retención global de nitrógeno en el organismo (por ejemplo, cuando la eliminación de compuestos nitrogenados es menor que su ingesta), decimos que esa persona está en **balance positivo de nitrógeno**, ganancia de nitrógeno total del organismo a partir de la dieta.

Podemos también contemplar el caso opuesto, una pérdida neta de nitrógeno del organismo: la eliminación es mayor que la ingesta. Esto se conoce como **balance negativo de nitrógeno**, y significa que existe una pérdida global de proteína del organismo. Un balance negativo de nitrógeno nunca es normal; siempre refleja, bien una situación patológica, o una dieta inadecuada.

Equilibrio dinámico

Las proteínas del organismo están continuamente destruyéndose y reemplazándose. Algunas, y especialmente las enzimas que desempeñan un papel decisivo en el control de las rutas metabólicas, pueden renovarse en cuestión de minutos u horas; otras subsisten más tiempo, antes de que se destruyan, quizás días o semanas. Ciertas proteínas sólo se renuevan muy lentamente, por

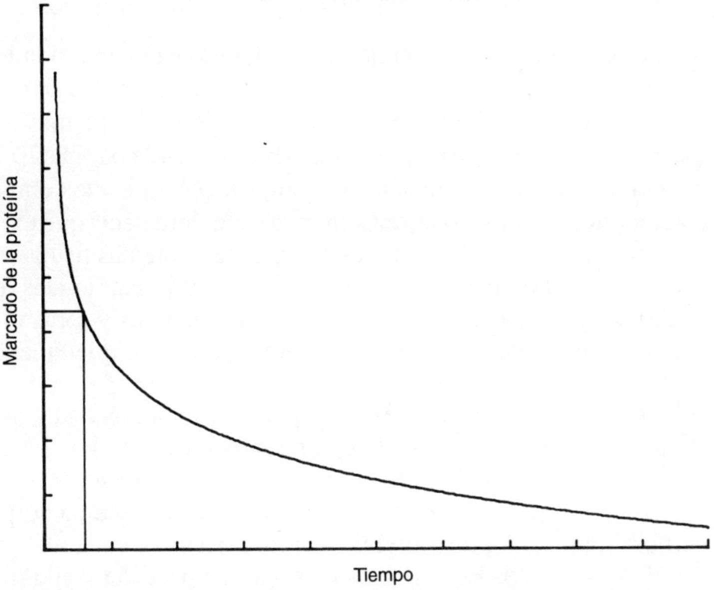

Figura 9.1 La pérdida del marcaje de una proteína, mostrando el recambio metabólico
Un aminoácido marcado isotópicamente se administró a tiempo cero. El marcaje se incorpora a las proteínas que se sintetizan, y se pierde cuando las proteínas son destruidas y sustituidas.

ejemplo, el colágeno, proteína del tejido conjuntivo, se destruye y renueva tan lentamente que es casi imposible medir la velocidad, quizás la mitad del colágeno del organismo se reemplaza en un año.

A esta continua degradación y sustitución le llamamos **equilibrio dinámico**. Superficialmente, no existe cambio en la proteína del organismo. En un adulto no existe cambio detectable en la cantidad de proteína del organismo, o de las cantidades relativas de las diferentes proteínas, de un mes a otro. No obstante, si suministramos una dosis de ensayo de un aminoácido marcado isotópicamente, podemos seguir el proceso de recambio. Como se muestra en la Figura 9.1, el producto marcado llega rápidamente a incorporarse a las proteínas sintetizadas de nuevo, por lo que gradualmente se va perdiendo con el tiempo, conforme las proteínas se degradan. La velocidad con la que se pierde el compuesto marcado en cualquier proteína depende de la velocidad a la que la proteína se degrada y reemplaza.

El proceso de destrucción de la proteína consiste en la hidrólisis enzimática para originar aminoácidos libres, como sucede en el tracto intestinal durante la digestión. Lo que aún no se explica es cómo las proteínas individuales son el blanco para ser degradadas, y porqué algunas subsisten más tiempo que otras. Los procesos implicados en la síntesis de proteínas se estudian en la página 214.

Requerimientos proteicos

La destrucción continua de las proteínas tisulares crea la necesidad de proteína en la dieta. Aunque algunos de los aminoácidos liberados por destrucción de las proteínas tisulares pueden ser reutilizados, la mayoría son metabolizados, en una serie de etapas que se estudian en la página 207, originando una variedad de intermediarios que pueden ser utilizados como combustibles metabólicos, y urea, que se excreta. Esto quiere decir que existe una necesidad de proteína de la dieta para reemplazar las proteínas tisulares perdidas, incluso en un adulto, que no está creciendo. Además, cantidades relativamente grandes de proteína se pierden en el mucus, enzimas y otras proteínas que se segregan en el tracto gastrointestinal, y que no son completamente digeridas y reabsorbidas.

Un adulto que se alimenta con una dieta por lo demás adecuada, pero desprovista de proteína, sigue excretando compuestos nitrogenados, los productos finales del metabolismo de los aminoácidos, en la orina. La cantidad promedia excretada equivale a la destrucción de 0,5 g de proteína corporal/kg de peso corporal: unos 33 g de proteína tisular se destruye cada día, para una persona de 65 kg de peso. Esto se conoce como la **pérdida obligatoria de nitrógeno**; refleja la proteína tisular que se destruye y debe ser reemplazada por su ingesta en la dieta.

Las medidas de balance de nitrógeno se usan para determinar los requerimientos proteicos. Si la ingesta resulta inadecuada para reemplazar las proteínas que se han degradado, entonces existe un balance negativo de nitrógeno, una pérdida de nitrógeno del organismo mayor que la que se ingiere con la dieta. Una vez que la ingesta sea adecuada para alcanzar los requerimientos, se restaura el balance de nitrógeno. Las proteínas que se han destruido pueden reemplazarse, y cualquier excedente de proteína en la ingesta puede usarse como un combustible metabólico.

A partir de estudios de balance de nitrógeno, tenemos una buena estimación de los requerimientos proteicos. Para los adultos, *el requerimiento promedio por día es de 0,6 g de proteína/kg peso corporal*, o 39 g/día para una persona de 65 kg de peso. A partir de aquí, teniendo en cuenta la variación individual, la *Ingesta de Nutriente de Referencia* (RNI, ver página 245) para la proteína es *0,75 g/kg de peso corporal,* o 49 g/día para una persona de 65 kg de peso.

Las ingestas promedio de proteína en los países desarrollados son considerablemente mayores que el requerimiento; del orden de 80-100 g/día. Existe, pues, poca probabilidad de que las personas de los países desarrollados sufran deficiencia proteica. De hecho, es improbable que los adultos sufran lo más mínimo de deficiencia proteica, siempre que consuman alimento suficiente para alcanzar sus requerimientos energéticos.

Podemos expresar los requerimientos proteicos como el porcentaje, sobre la ingesta energética total, que debe alcanzar la proteína. El rendimiento ener-

Tabla 9.2 Contenido en proteína de diversos cereales y tubérculos como porcentaje del rendimiento energético

	Energía (kJ/100g)	*Proteína (g/100g)*	*(kJ/100g)*	*% Energía*
Trigo, harina integral	1.350	13,2	224	16,6
Trigo, harina blanca	1.430	11,3	192	13,4
Espagueti	1.610	13,6	231	14,3
Maíz	520	4,1	70	13,5
Harina de avena	1.700	12,4	211	12,4
Sémola	1.490	10,7	182	12,2
Centeno	1.430	8,2	139	9,8
Patata	370	2,1	36	9,6
Cebada	1.540	7,9	134	8,7
Arroz	1.54C	6,5	111	7,2
Ñame	560	2,0	34	6,1
Tapioca	460	0,9	15	3,3

gético de la proteína es 17 kJ/gramo; haciendo uso del gasto energético promedio, que se estudió en página 170, el requerimiento promedio de proteína de un adulto es 6,25% de la ingesta energética (y el RNI es 7,8% de la ingesta energética). En los países occidentales la proteína proporciona un promedio del 15% de la ingesta energética.

La Tabla 9.2 ofrece el contenido de proteína de una serie de cereales y otros alimentos «amiláceos», como porcentaje de la energía que proporcionan. Resulta obvio que casi todos ellos proporcionan suficiente proteína, si se ingieren en la cantidad adecuada para alcanzar las necesidades energéticas. Solamente la tapioca, el ñame y posiblemente el arroz proporcionan proteína insuficiente (como porcentaje de energía) para alcanzar los requerimientos. El déficit en proteína proporcionado por una dieta basada en ñame o arroz se compensaría con *pequeñas* cantidades de otros alimentos que constituyen buenas fuentes de proteína, tales como los que se muestran en la Tabla 9.3. Con dietas elaboradas tomando como base la tapioca es un problema más serio satisfacer los requerimientos proteicos.

En la Tabla 9.3 se muestra la proporción promedia de proteína procedente de distintas fuentes en los países occidentales. Estamos acostumbrados a considerar la carne, el pescado, los huevos y los productos lácteos como los «alimentos proteicos», y el pan y las patatas, como «alimentos amiláceos». Sin embargo, de la citada Tabla se desprende fácilmente que los productos derivados de los cereales (fundamentalmente pan y pasta) suponen una proporción importante de la ingesta promedia de proteína. El pescado proporciona sólo una fracción relativamente pequeña de proteína, por regla general, debido a

Tabla 9.3 Fuentes de proteína en la dieta promedio. Las cifras muestran el porcentaje promedio de la ingesta total de proteína obtenida a partir de diferentes tipos de alimento.

Carne y productos cárnicos	*36*
Derivados de cereales	23
(pan	14)
Leche y derivados lácteos	17
Fruta y otros alimentos de origen vegetal	10
Pescado	6
Huevos	4

que no hay mucha gente que coma mucho pescado. Por término medio, las patatas proporcionan tanta proteína en nuestra ingesta como el pescado. Aunque el contenido de proteína en la patata sea relativamente bajo, se consume ampliamente en cantidades relativamente grandes.

Podemos también deducir de las Tablas 9.2 y 9.3 que resulta improbable que los vegetarianos tomen insuficiente proteína. Incluso aquellas personas que coman diariamente carne o pescado obtienen la mitad de sus proteínas de fuentes vegetales y, en cualquier caso, la dieta promedio proporciona el doble de la proteína que se requiere. Si la carne o el pescado se sustituyeran por cantidades crecientes de vegetales y frutos secos, entonces resultaría obvio que los vegetarianos son capaces de mantener una más que adecuada ingesta de proteína.

Deficiencia proteica en los niños. Mientras los niños estén creciendo, y la cantidad total de proteína de su organismo vaya aumentando tendrán, proporcionalmente, un requerimiento proteico mayor que los adultos. Un niño, mientras esté creciendo, está en balance positivo de nitrógeno. Aun así, las necesidades de proteína para el crecimiento son relativamente pequeñas comparadas con los requerimientos para reemplazar proteínas que están renovándose. La Tabla 9.4 muestra los requerimientos proteicos de niños de diferentes edades.

Tabla 9.4 Ingestas de Nutriente Recomendadas para proteína (UK Department of Health, 1991)

Edad	*Varones (g/día)*	*Hembras (g/día)*
1 - 3 años	15	15
4 - 6 años	20	20
7 - 10 años	28	28
11 - 14 años	42	41
15 - 18 años	55	45
19 - 50 años	56	45
más de 50 años	53	47

Como sucede con los adultos, los niños de los países occidentales reciben más proteína de la necesaria para alcanzar sus requerimientos.

Si un niño recibe una dieta deficiente en proteína (lo que puede ocurrir en los países en vías de desarrollo, aunque esto sea más improbable en los países occidentales), el resultado es un retraso de la velocidad de crecimiento. Un niño con deficiencia de proteína crecerá de forma más lenta que otro que reciba una ingesta adecuada de proteína. Esto es un **impedimento para el crecimiento**. Una consecuencia importante de este impedimento es que así desciende el requerimiento proteico del niño. Si la restricción es bastante grave, entonces cesa, más o menos completamente, el crecimiento, y entonces el requerimiento es sólo para reemplazar la proteína que está renovándose. Esto es lo mismo que sucede para un adulto: un requerimiento promedio de 0,6 g/kg peso corporal, y un RNI de 0,75 g/kg peso corporal.

Una deficiencia específica de proteína, con una adecuada ingesta de combustibles metabólicos, ocasiona un crecimiento más lento e incluso puede impedir el mismo. Las enfermedades por deficiencia energético-proteica, marasmo y kwashiorkor (ver Capítulo 8), son consecuencia de una carencia general de alimentos (y, por tanto, de combustibles metabólicos) y no como consecuencia de una deficiencia específica de proteína.

Requerimientos proteicos durante la convalecencia. Los enfermos pueden perder cantidades significativas de proteína corporal como consecuencia de respuestas fisiológicas a traumas quirúrgicos y de otra naturaleza, e incluso inactividad prolongada. Una de las reacciones del organismo a un trauma grave, como las quemaduras, fracturas de hueso o intervenciones quirúrgicas, es un aumento en la velocidad de destrucción de las proteínas tisulares. Parece que esto es un medio de movilizar rápidamente los aminoácidos para una síntesis acelerada de proteína que repare el tejido lesionado y la síntesis de proteínas específicas como respuesta al trauma, pero una gran parte se desperdicia, y tiene lugar un aumento de la pérdida de compuestos nitrogenados en la orina, como respuesta al trauma. Junto con la pérdida de sangre asociada a la lesión, las pérdidas totales de proteína corporal pueden ser hasta de 1 kg. Incluso un reposo prolongado ocasiona pérdida considerable de proteína, porque se produce atrofia de los músculos que no se usan. La proteína muscular se cataboliza de una manera normal, pero sin el estímulo del ejercicio no es completamente reemplazada.

Esta pérdida de proteína tiene que ser repuesta como parte del proceso de convalecencia, y por lo tanto es de esperar que los pacientes que están convaleciendo tengan un balance positivo de nitrógeno. No obstante, esto no quiere decir que un paciente que convalece requiera una dieta que sea más rica en proteína que la usual. Hemos visto que el requerimiento promedio para mantener el recambio de proteína es de 0,6 g de proteína/kg peso corporal, aunque la ingesta promedio es el doble de la referida cantidad. En otras palabras, una dieta normal proveerá de abundante proteína «de repuesto» como para permitir compensar las pérdidas debidas a la enfermedad y a la hospitalización.

Aminoácidos esenciales. Los primeros estudios sobre balance de nitrógeno demostraron que no todas las proteínas se comportan de la misma manera. Se necesita un mayor aporte de algunas proteínas que de otras para el mantenimiento del balance de nitrógeno. Esto es así porque las distintas proteínas contienen diferentes cantidades de los diversos aminoácidos (ver página 92). El requerimiento de nuestro organismo no es tanto de proteína como de los aminoácidos que forman las proteínas, en las proporciones correctas para reemplazar las proteínas corporales que están siendo destruidas.

Podemos alimentar a los individuos con mezclas de aminoácidos, en vez de con proteínas globales, y por tanto satisfacer a su vez los requerimientos de cada aminoácido. Si hacemos esto, observamos que los aminoácidos pueden dividirse en dos grupos: algunos se requieren necesariamente en la dieta, mientras que otros pueden ser omitidos sin originar ningún problema, con tal que la cantidad total de proteína (o aminoácidos) de la dieta sea la adecuada.

Los aminoácidos que pueden omitirse en la dieta se denominan **aminoácidos no indispensables**, o **no esenciales** (ver Tabla 9.5). La razón por la que no tienen que suministrarse con la dieta se debe a que pueden sintetizarse fácilmente en el organismo, a partir de una variedad de intermediarios metabólicos usuales, siempre que exista suficiente proteína total en la dieta.

Ocho aminoácidos (que se muestran en la Tabla 9.5) no pueden sintetizarse en el organismo, pero pueden suministrarse preformados en la dieta. A éstos se les denomina **aminoácidos esenciales** o **indispensables**. Si alguno de ellos falta o se suministra en cantidad inadecuada entonces, independientemente de la ingesta total de proteínas o aminoácidos, no sería posible mantener el balance de nitrógeno, ya que no existiría una fuente del aminoácido para la síntesis de proteína a reemplazar.

Tabla 9.5 Aminoácidos esenciales y no esenciales

Aminoácidos esenciales (indispensables) en la dieta
Lisina, Metionina, Treonina
Leucina, Isoleucina, Valina
Fenilalanina, Triptófano
[Histidina, Arginina]
Además
La tirosina se sintetiza a partir de la fenilalanina
La cisteína se sintetiza a partir de la metionina
Aminoácidos no esenciales
Glicina, Alanina, Serina, Prolina
Glutamato, Glutamina, Aspartato, Asparragina

Existe un noveno aminoácido esencial, la histidina. Aunque la histidina puede sintetizarse en el organismo, la cantidad que puede ser sintetizada no es la adecuada para satisfacer los requerimientos necesarios si la dieta no aporta ninguna histidina. De este modo, aunque rara vez suceda, si alguna vez existiera preocupación nutricional, la histidina debe considerarse como un aminoácido esencial, puesto que la capacidad del organismo para sintetizarla no es adecuada para satisfacer los requerimientos.

Para los niños y jóvenes debemos considerar un décimo aminoácido esencial, la arginina. Aunque los adultos pueden sintetizar cantidades adecuadas de arginina para satisfacer sus requerimientos, la capacidad de sintetizar arginina es baja en los niños, y no resulta adecuada para satisfacer los requerimientos del crecimiento.

Dos aminoácidos ocupan una posición intermedia, pues pueden ser sintetizados en el organismo, pero sólo a partir de un aminoácido esencial. Son la cisteína, que se forma a partir de la metionina, y la tirosina, que se forma a partir de la fenilalanina. Se consiguen cantidades adecuadas de cisteína y tirosina sólo si existe una ingesta apropiada de los aminoácidos esenciales precursores, metionina y fenilalanina. La cantidad de cisteína y tirosina que se proporciona por la dieta afectará al requerimiento de los aminoácidos precursores. Si la ingesta de cisteína es relativamente grande, entonces se utilizará menos metionina para la formación de cisteína, y se puede utilizar más como metionina. De forma similar, una ingesta dietética adecuada de tirosina reduce los requerimientos de fenilalanina, pues se utilizará menos en la síntesis de tirosina.

Calidad de la proteína. Ahora podemos afinar nuestro cálculo de requerimientos de proteína. El requerimiento promedio es de 0,6 g de proteína/kg peso corporal. Sin embargo, el requerimiento es realmente la cantidad apropiada de cada uno de los aminoácidos esenciales, más una cantidad total adecuada de los aminoácidos no esenciales, en cualesquiera proporciones, puesto que pueden formarse en el organismo con bastante facilidad, con tal que exista una ingesta total adecuada de aminoácidos.

Podemos comparar las cantidades de aminoácidos esenciales en diversas proteínas con las cantidades requeridas, como medio para controlar la **calidad de la proteína** o **valor nutricional**. Si una proteína proporciona al menos la cantidad que se requiere de cada aminoácido esencial, entonces será completamente utilizable para la síntesis de la proteína tisular. Tal proteína tendrá un **cómputo proteico** de 1,0.

Si una proteína aporta de uno de los aminoácidos esenciales menos de lo que se requiere para ese aminoácido, entonces no es completamente utilizable para la síntesis de proteína tisular, y tendrá un cómputo proteico menor que 1,0. Así, una proteína que aporta tan sólo la mitad de la cantidad requerida de lisina (pero más de la mitad del requerimiento de los demás aminoácidos) sólo sería capaz de alcanzar la mitad del requerimiento para la síntesis de proteína tisular, antes de que la lisina disponible se agotara. Tal proteína tendría un cómputo proteico de 0,5.

El **aminoácido limitante** de una proteína es el aminoácido esencial que está presente en la cantidad más baja con relación al requerimiento para ese aminoácido. El **cómputo proteico** se determina por el porcentaje del requerimiento para el aminoácido limitante para esa proteína.

El aminoácido limitante en las proteínas de los cereales es la lisina, mientras que en las proteínas animales y en la mayoría de las demás proteínas vegetales, el aminoácido limitante es metionina. (De forma más correcta, la suma de metionina y cisteína, puesto que, como antes se ha dicho, la cisteína se sintetiza a partir de la metionina, y la existencia de cisteína reduce los requerimientos de metionina).

El cómputo proteico, que ya hemos mencionado anteriormente cuando nos referíamos a la calidad o valor nutricional de la proteína, se basa en el análisis químico de los aminoácidos esenciales presentes en la proteína, en comparación con las cantidades que se requieren. Otros métodos para valorar la calidad de la proteína son los ensayos biológicos, que se basan en la capacidad de cantidades mínimamente adecuadas de la proteína para sustentar el crecimiento o el mantenimiento del balance de nitrógeno. Puede que alguna vez se encuentre ante un valor nutricional de una proteína expresado en términos de valor biológico, utilización neta proteica, o relación de eficiencia proteica. Éstas son formas de expresar los resultados de varios métodos de ensayos biológicos para determinar la calidad de la proteína.

Si una proteína tiene un bajo valor nutricional, significa que, al objeto de alcanzar nuestro requerimiento para el aminoácido esencial limitante, tenemos que consumir una mayor cantidad de esa proteína que en el caso de que se tratara de una proteína con un valor nutricional mayor. *Cuanto más baja es la calidad de la proteína, mayor es la cantidad necesaria para mantener el balance de nitrógeno.*

Complementación. No debemos recibir el aporte de proteína a partir de una única fuente. Consumimos una variedad de diferentes proteínas. Incluso en las comunidades más deprimidas de los países en vías de desarrollo más pobres, disponen de cinco o más fuentes diferentes de proteína en sus dietas. La importancia de esto reside en que diferentes proteínas están limitadas por diferentes aminoácidos, y contienen un exceso relativo de otros aminoácidos esenciales.

El resultado de la mezcla de diferentes proteínas de una dieta es la consecución de un aumento inesperado del valor nutricional de la mezcla. Por ejemplo, la proteína de trigo proporciona sólo el 62% del requerimiento de lisina, y por tanto tiene un cómputo proteico de 0,62. Sin embargo, proporciona más de lo necesario para alcanzar los requerimientos de metionina más cisteína. La proteína del guisante proporciona sólo el 49% del requerimiento de metionina más cisteína, y por tanto tiene un cómputo proteico de 0,49. Sin embargo, proporciona más de lo necesario para alcanzar el requerimiento de lisina. Una mezcla a partes iguales de proteínas de trigo y guisante está limitada para metionina más cisteína, pero proporciona el 77% del requerimiento. En otras palabras, la mezcla tiene un cómputo proteico de 0,77. Éste es un valor tan alto como el del cómputo proteico de la carne. Una mezcla de proteínas presenta una calidad nutricional considerablemente mayor que la que se debería esperar a partir de la media de los cómputos de las dos proteínas.

Esta complementación entre diferentes proteínas, que consideradas individualmente serían de baja calidad, para dar mezclas de un elevado valor nutricional se refleja en las dietas globales. La dieta media occidental, compuesta de una mezcla de fuentes de proteína que se muestran en la Tabla 9.3, tiene un cómputo proteico de 0,73. Las dietas más pobres en los países que se encuentran en vías de desarrollo, con un intervalo más restringido de alimentos disponibles, y un aporte muy bajo de leche, carne o pescado, tienen un cómputo proteico de 0,6. Hemos de considerar la mezcla de fuentes de proteína que componen la dieta como un todo, en lugar de estar preocupados por la calidad aparente de las fuentes de proteína aislada.

Puesto que las personas consumen mezclas de diferentes tipos de proteína, no tiene mucho sentido intentar clasificar las proteínas individuales dentro de las categorías «primera clase» y «segunda clase». La mayoría de las dietas tienen casi la misma calidad de la proteína, independientemente de las fuentes de cada proteína.

Metabolismo de los aminoácidos

La necesidad de una ingesta dietética de proteína está justificada por la necesidad de reemplazar las pérdidas de aminoácidos, como consecuencia de la renovación de las proteínas tisulares. Por consiguiente debemos considerar el destino metabólico de dichos aminoácidos, así como cualesquiera aminoácidos de la dieta que no sean requeridos para la síntesis de proteína. En conjunto, para un adulto que se encuentre en balance de nitrógeno, la cantidad total de aminoácidos que están siendo metabolizados será igual a la ingesta total de aminoácidos con las proteínas de la dieta.

Podemos considerar el metabolismo de los aminoácidos en dos partes: el metabolismo del nitrógeno amínico, que forma los compuestos nitrogenados presentes en la orina, y el metabolismo de los esqueletos carbonados como combustible metabólico. También se requieren muchos aminoácidos para la síntesis de una diversidad de productos metabólicos del organismo, incluyendo las purinas y pirimidinas de los ácidos nucleicos (ver página 99), hormonas, neurotransmisores, etc. En general, los requerimientos con este propósito son pequeños si se comparan con el requerimiento para el mantenimiento del balance de nitrógeno, y no consideraremos aquí estas rutas.

La etapa inicial en el metabolismo de los aminoácidos es la separación del grupo amino ($-NH_2$), del esqueleto carbonado del aminoácido. Químicamente, estos esqueletos carbonados son **oxo-ácidos** (algunas veces también llamados **ceto-ácidos**). Un oxo-ácido contiene un grupo C=O en lugar del grupo $HC-NH_2$ del aminoácido.

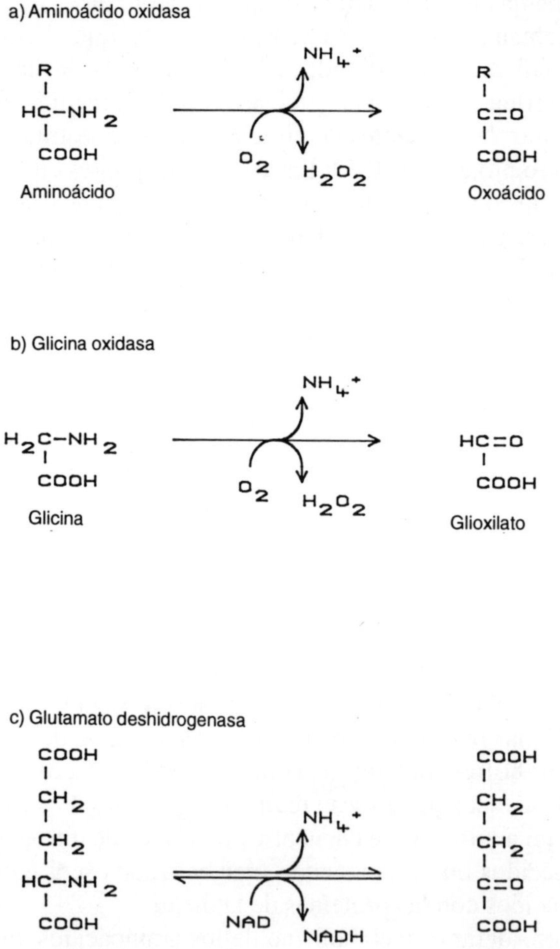

Figura 9.2 La desaminación de los aminoácidos.
a) La *aminoácido oxidasa* actúa en mayor o menor extensión sobre todos los aminoácidos, pero con baja actividad. La reacción es una oxidación, utilizando oxígeno, y formando peróxido de hidrógeno. b) La *glicina oxidasa* actúa de la misma forma que la aminoácido oxidasa, pero es específica para la glicina, formando el oxo-ácido glioxilato. c) La *glutamato deshidrogenasa* cataliza la liberación del grupo amino del glutamato como amonio, formando oxoglutarato, acoplado a la reducción de NAD a NADH.

Algunos aminoácidos pueden ser directamente oxidados a sus correspondientes oxo-ácidos, liberándose amoníaco: es el proceso de **desaminación** (ver Figura 9.2). Existe una aminoácido oxidasa general que cataliza esta reacción, pero tiene una baja actividad. Dos aminoácidos son desaminados por enzimas específicas:

a. La **glicina** se desamina a su oxo-ácido, ácido glioxílico, e iones amonio por la glicina oxidasa.
b. El **ácido glutámico** se desamina hasta oxoglutarato e iones amonio por la glutamato deshidrogenasa.

Otros aminoácidos no son desaminados directamente, sino que experimentan el proceso de **transaminación**. El grupo amino del aminoácido es transferido a la enzima, liberando el oxo-ácido. En la segunda fase de la reacción, la enzima transfiere el grupo amino a un aceptor, que es otro oxo-ácido distinto, formándose así el aminoácido correspondiente a dicho oxo-ácido. Esta reacción se muestra en la Figura 9.3.

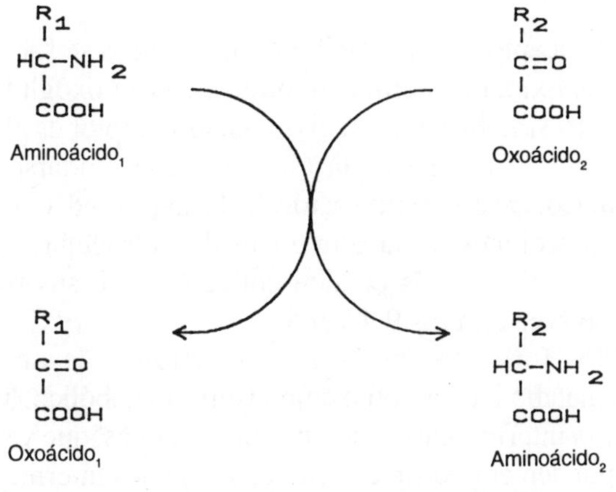

Figura 9.3 La reacción de transaminación.
a) Un aminoácido reacciona con la enzima, transfiriendo su grupo amino a la enzima, y formando así el oxo-ácido correspondiente a dicho aminoácido. b) Un oxo-ácido reacciona con la forma amino de la enzima; el grupo amino es transferido al oxo-ácido, formando el correspondiente aminoácido, y reponiéndose la enzima a su estado original, por lo que puede reaccionar con otro aminoácido. Muchos de los oxo-ácidos correspondientes a los aminoácidos son intermediarios metabólicos comunes. Los oxo-ácidos de cuatro aminoácidos son especialmente importantes:

Aminoácido	*Oxo-ácido*
glicina	glioxilato
alanina	piruvato
aspartato	oxalacetato
glutamato	oxoglutarato

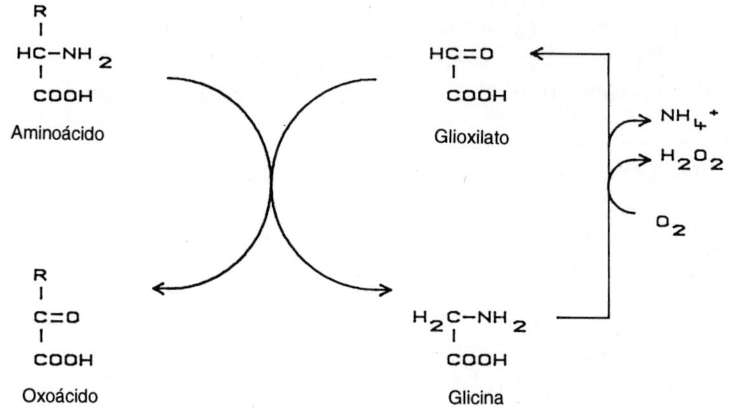

Figura 9.4 Transaminación ligada a la glicina oxidasa
Muchas transaminasas, actuando sobre una diversidad de aminoácidos, están ligadas al glioxilato como el sustrato oxo-ácido, formando glicina. La glicina puede ser desaminada por la acción de la glicina oxidasa, liberándose amonio (NH_4^+) y reponiéndose el glioxilato, que luego reacciona con otra molécula de aminoácido.

Si el oxo-ácido aceptor es el oxoglutarato, entonces se forma glutamato, y el glutamato puede oxidarse fácilmente otra vez hasta oxoglutarato, con liberación de amoníaco. Similarmente, si el oxo-ácido aceptor es glioxilato, entonces se produce glicina. De nuevo la glicina puede oxidarse otra vez hasta glioxilato y amoníaco. De esta forma, a través de una variedad de transaminasas, y utilizando las reacciones de la glutamato deshidrogenasa o de la glicina oxidasa, todos los aminoácidos pueden convertirse en sus respectivos oxo-ácidos y amoníaco (ver Figuras 9.4 y 9.5).

Los oxo-ácidos formados por transaminación o desaminación de los aminoácidos son metabolizados como combustible metabólico. Muchos de ellos, o bien actúan como intermediarios de rutas metabólicas, que ya hemos visto en el Capítulo 6, o pueden convertirse fácilmente en tales intermediarios. En este caso, los esqueletos carbonados de los aminoácidos se incorporan a las mismas rutas metabólicas que carbohidratos y ácidos grasos.

El proceso de transaminación puede también usarse para la síntesis de cualquier aminoácido del cual exista una fuente de su correspondiente oxo-ácido. Los oxo-ácidos de los aminoácidos no esenciales son intermediarios en el metabolismo de carbohidratos (y ácidos grasos), o pueden formarse fácilmente a partir de sus intermediarios. Por tanto, existe una fuente disponible de esqueletos carbonados para la síntesis de estos aminoácidos. Esto explica porqué, siempre que la ingesta total de aminoácidos a partir de la proteína de la dieta sea adecuada, los aminoácidos individuales no esenciales no son importantes; pueden obtenerse a partir de intermediarios metabólicos por

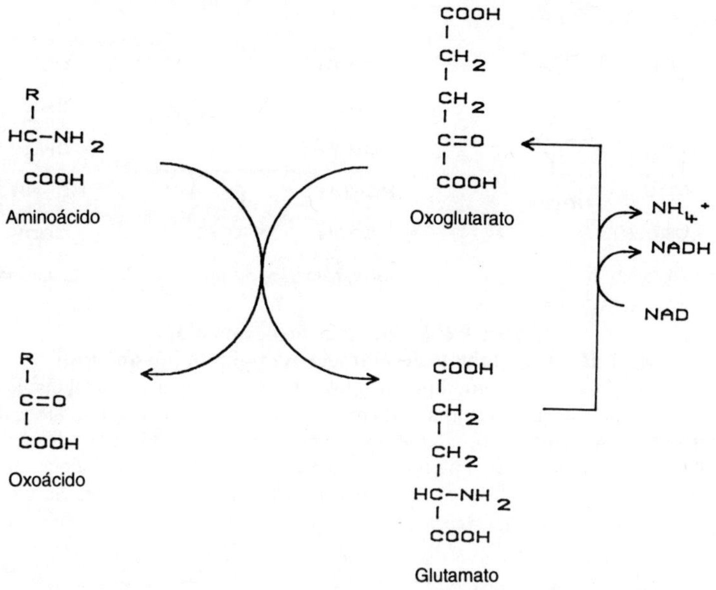

Figura 9.5 Transaminación relacionada con la glutamato deshidrogenasa
Muchas transaminasas, actuando sobre una variedad de aminoácidos, están ligadas al oxoglutarato como el sustrato oxo-ácido, formando glutamato. El glutamato puede ser desaminado por la acción de la glutamato deshidrogenasa liberando amonio (NH_4^+) y volviéndose a formar oxoglutarato, que luego reacciona con otra molécula de aminoácido.

transaminación partiendo de otros aminoácidos. Por el contrario, los oxo-ácidos de los aminoácidos esenciales sólo pueden formarse por primera vez a partir de dichos aminoácidos, por lo que estos aminoácidos no pueden ser sintetizados en el organismo.

Metabolismo del amoníaco. La desaminación de los aminoácidos (y una serie de diversas reacciones que ocurren en el organismo) da lugar a la formación de iones amonio. El amoníaco es muy tóxico. La concentración normal en plasma es menor de 50 µmol/l. Un aumento hasta sólo 80-100 µmol/l produce alteraciones de la conciencia, y en los pacientes donde el amoníaco alcanza en sangre valores por encima de 200 µmol/l, la intoxicación amoniacal lesiona el cerebro y puede ser mortal.

En cualquier momento, la cantidad total de amoníaco que se transporta por todo el organismo, y eventualmente se excreta, excede sobre manera el nivel tóxico. Lo que sucede es que cuando se forma, al amoníaco es metabolizado, principalmente por formación de glutamato a partir de oxo-glutarato, formándose a continuación glutamina a partir de glutamato, en una reacción catalizada

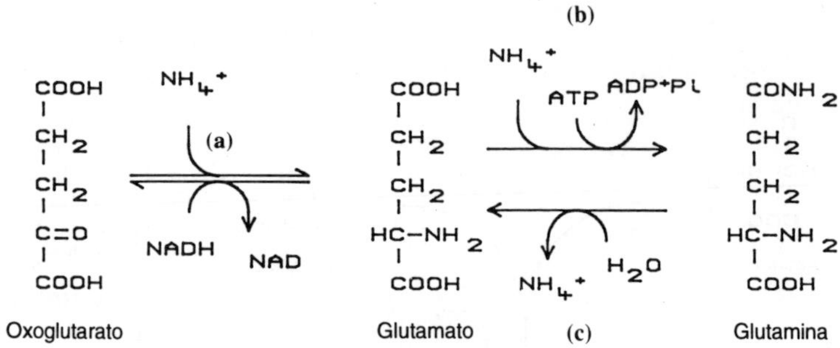

Figura 9.6 La eliminación de amonio:
Reacción de glutamato deshidrogenasa y glutamino sintetasa

a) *Glutamato deshidrogenasa*: el equilibrio de glutamato deshidrogenasa es tal que la dirección de la reacción depende de las concentraciones relativas de glutamato, oxoglutarato y, de manera más importante, del ion amonio. b) *Glutamino sintetasa*: en tejidos distintos a los del hígado y riñón, la glutamina es sintetizada a partir de glutamato y amonio en una reacción en la que el ATP se hidroliza a ADP y fosfato. c) *Glutaminasa*: en el hígado y riñones, la glutamina se hidroliza a glutamato y amonio.

por la **glutamino sintetasa**, como se muestra en la Figura 9.6. La glutamina se transporta en la corriente sanguínea hasta el hígado y los riñones.

En los riñones, parte de la glutamina se convierte de nuevo en glutamato (que permanece en el organismo) y amoníaco, que se excreta con la orina para neutralizar el sobrante de excreción de ácido. Esta reacción es una simple hidrólisis, como se ve en la parte inferior de la Figura 9.6.

En el hígado, la glutamina también se hidroliza a glutamato y amoníaco. Aquí el amoníaco se metaboliza ulteriormente, para formar **urea**, que se transporta a los riñones para su excreción. La ruta para la síntesis de la urea se muestra en la Figura 9.7. Es una ruta cíclica. El compuesto clave es la ornitina, que actúa como un portador sobre el cual se forma la molécula de urea. Al final de la secuencia de reacción, la urea se libera por la hidrólisis de la arginina, formando ornitina, para comenzar de nuevo el ciclo.

El ciclo de la síntesis de la urea también es la ruta para la síntesis del aminoácido **arginina**. La ornitina puede fácilmente sintetizarse a partir de glutamato, y posteriormente experimenta las reacciones mostradas en la Figura 9.7 para formar arginina cuando la ingesta dietética no es suficiente para alcanzar los requerimientos en la síntesis de proteína.

Figura 9.7 La síntesis de urea

Uno de los dos átomos de nitrógeno de la urea proviene del amonio, y el otro del aspartato. La vía de la síntesis de la urea es cíclica; la molécula de urea que va creciendo se crea sobre el grupo amino de la cadena lateral del aminoácido ornitina, formando eventualmente arginina. La arginina se hidroliza a continuación para liberar urea y ornitina, que está disponible para experimentar otro ciclo de reacciones. La estructura de la ornitina se muestra en los recuadros del diagrama;

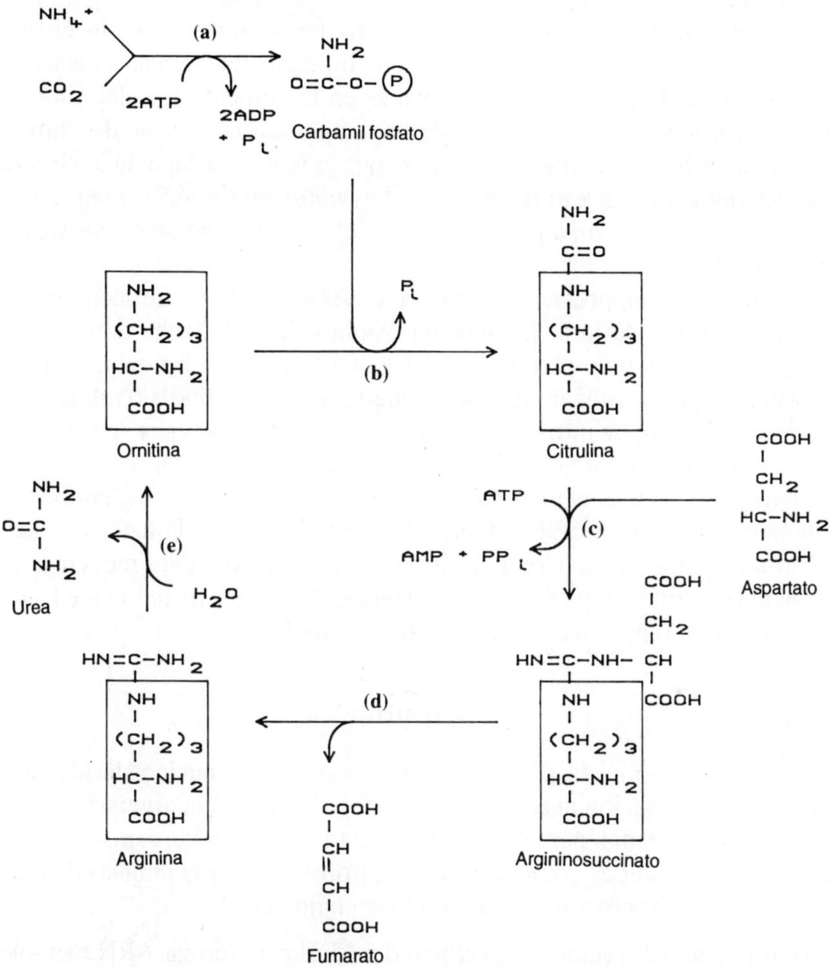

permanece sin cambiar durante el ciclo. a) *Carbamil fosfato sintetasa*: el carbamil fosfato se forma a partir de amonio y dióxido de carbono, en una reacción donde el ATP es el donador de fosfato. Una segunda molécula de ATP se hidroliza hasta ADP y fosfato en esta reacción. b) *Ornitin carbamil transferasa*: el resto de carbamilo del carbamil fosfato se transfiere al grupo amino de la cadena lateral de la ornitina, formando citrulina y liberando fosfato. c) *Argininosuccinato sintetasa*: la citrulina y el aspartato experimentan una reacción de condensación ligada a la hidrólisis del ATP hasta AMP y pirofosfato (que se hidroliza hasta 2 moles de fosfato), formando argininosuccinato. d) *Argininosuccinasa*: el enlace entre el grupo amino de la parte de aspartato del argininosuccinato y el esqueleto carbonado se escinde, liberando fumarato y arginina. El fumarato puede entrar en el ciclo del ácido cítrico y experimentar oxidación hasta oxalacetato (ver Figura 6.8 en página 151). El oxalacetato puede entonces actuar como un aceptor de grupo amino en una serie de reacciones de transaminación, «acumulando» así grupos amino a partir de una serie de aminoácidos para reconstituir el aspartato necesario para la reacción (c). e) *Arginasa*: la arginina se hidroliza, liberando urea, que se excreta, y reconstituyendo la ornitina, que está disponible para experimentar un ulterior ciclo de reacciones.

Se manifestó en la página 204 que la arginina es un aminoácido esencial para los niños, que no pueden sintetizar toda la que sería necesaria para alcanzar el requerimiento para el crecimiento. La limitación de su capacidad de síntesis de arginina se debe a una capacidad limitada del ciclo de síntesis de la urea. Esto tiene implicaciones importantes en la alimentación del niño. Una capacidad limitada para la síntesis de urea significa una capacidad limitada para el metabolismo del amoníaco, y por consiguiente una capaciadad limitada para metabolizar el exceso de proteína. *Los niños que se alimentan con una ingesta demasiado rica en proteína corren el riesgo de padecer intoxicación por amoníaco.*

Esto tiene su importancia cuando consideramos el uso de leche de vaca como un sustituto de la leche humana. Ambos tipos de leche dan el mismo rendimiento energético, pero la leche de vaca contiene 3,3 g de proteína/100 ml, mientras que la leche humana contiene 1,3 g de proteína/100 ml. Al objeto de evitar problemas de intoxicación amoniacal, la leche de vaca debe ser diluida hasta que no proporcione demasiada proteína. Sin embargo, si se diluye simplemente con agua, el niño estará privado de combustibles metabólicos. La leche humana contiene casi el doble de carbohidratos que la leche de vaca, y las fórmulas infantiles a base de leche de vaca se diluyen para reducir la concentración de proteína, y se enriquecen con carbohidratos (usualmente lactosa) para mantener la ingesta de combustibles metabólicos.

Síntesis proteica

Ya hemos visto en la página 102 que el ADN del núcleo de las células contiene la información necesaria para la síntesis de toda la diversidad de proteínas que se necesitan para el funcionamiento normal del organismo. Lo que ahora vamos a tratar es cómo se usa esta información en la síntesis de proteínas específicas. El proceso puede dividirse en dos fases:

a. Transcripción de regiones específicas del ADN para formar ARN mensajero.
b. Traducción del mensaje que transporta el ARNm hasta proteína.

Transcripción

En la transcripción del ADN para formar ARNm, una parte de la región deseada del ADN se desenrolla, y las dos hebras de la doble hélice se separan. Entonces se produce una **copia complementaria** de una hebra de ADN, de la misma forma que sucede con la replicación del ADN en la división celular (ver página 107), excepto que en este caso son los ribonucleótidos los que forman la hebra en crecimiento, en vez de los desoxirribonucleótidos. Este proceso se nuestra en la Figura 9.8.

Existen tres diferencias fundamentales entre replicación del ADN y transcripción:

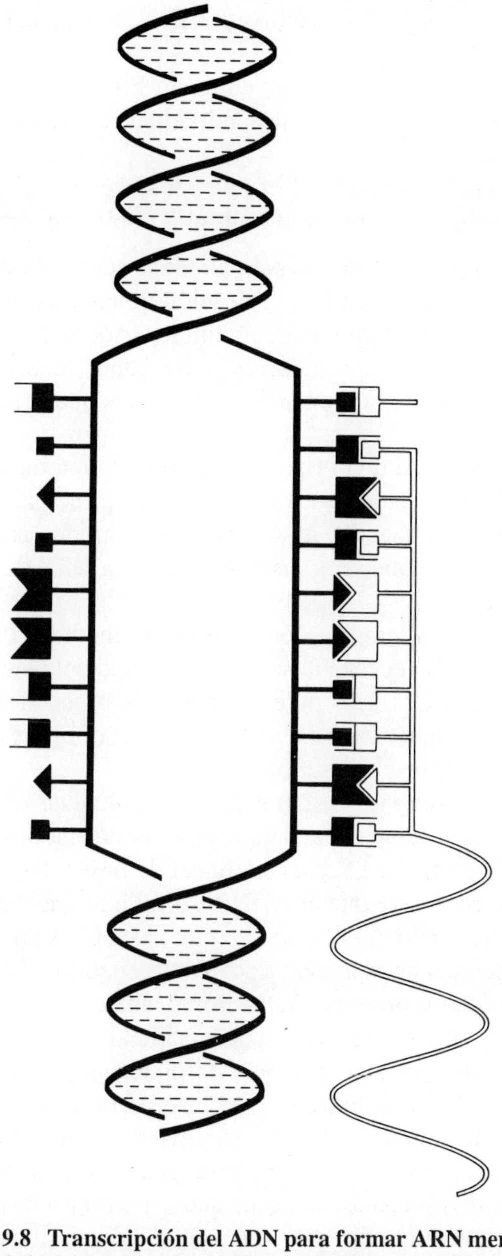

Figura 9.8 Transcripción del ADN para formar ARN mensajero
Una pequeña región de la doble hélice del ADN se desenrolla y se realiza la copia de una hebra. Cada base de la hebra del ADN que está siendo copiada forma enlaces de hidrógeno con su nucleótido trifosfato complementario, a continuación se forman uniones fosfato 3´-5´entre las unidades de ribosa, con eliminación de pirofosfato. Conforme se va completando el proceso, la cadena creciente de ARN abandona la hebra del ADN con la que está enlazada, y se reconstituye la doble hélice del ADN.

a. Sólo una de las dos hebras de ADN se transcribe para formar ARN mensajero, mientras que en la replicación con ADN, ambas hebras se copian al mismo tiempo.
b. En la replicación, todo el ADN es copiado. En la transcripción sólo son copiadas regiones específicas (genes individuales, que corresponden a proteínas individuales).
c. Sólo se efectúa una copia del ADN en el proceso de replicación, mientras que en la transcripción se realizan múltiples copias del gen

Se observó en la página 105 que sólo alrededor del 10% del total de ADN de una célula sirve realmente a la codificación de las proteínas. El resto está compuesto de regiones aparentemente redundantes denominadas intrones, regiones que actúan como «espaciadores» entre genes, una serie de regiones asociadas con el control de la replicación y regiones que controlan el proceso de transcripción.

Los **centros de control de la transcripción** incluyen mensajes de inicio y parada, y secuencias promotoras y estimuladoras. La principal región promotora para cualquier gen está unas 25 bases antes (en sentido ascendente) del comienzo del gen que tiene que ser transcrito. Ésta es la señal dc que lo que sigue es un gen a transcribir.

Las regiones estimuladoras pueden encontrarse mucho más allá del mensaje, antes del mensaje o a veces incluso, hacia la mitad del mensaje. Una región estimuladora puede estar varios miles de pares de bases alejada del gen que aquélla controla. La función de las regiones estimuladoras es la de aumentar la velocidad a la que el gen se transcribe.

Puede que no parezca muy útil que existan secuencias estimuladoras más allá, e incluso después, del gen que tiene que ser controlado, si se contempla al ADN simplemente como una secuencia lineal de bases. No obstante, cuando consideramos la forma en la que el ADN se enrolla alrededor de las proteínas en el núcleo, resulta obvio que las regiones que están bastante separadas en la secuencia lineal pueden quedar a la vez cercanas cuando contemplamos la superficie de los complejos proteína-ADN. Por lo tanto, el contenido de información del ADN depende no sólo de la secuencia lineal de las bases, sino también de la forma en que la secuencia lineal está enrollada alrededor de las proteínas, reuniendo regiones distantes entre sí, e incluso permitiendo que regiones que aparecen más adelante en la secuencia sean «vistas» con más facilidad.

La primera etapa en la transcripción de un gen es desenrollar esa región del ADN de sus proteínas asociadas, de forma que se permita a las distintas enzimas implicadas en la transcripción que consigan el acceso al ADN. En algunas circunstancias, este proceso puede ser observado al microscopio. Las regiones del ADN que están siendo transcritas aparecen como áreas «infladas», bastante distintas de la cromatina condensada del ADN inactivo enrollado alrededor de las proteínas. El ADN está desenrollado de sus proteínas asociadas, y una pequeña región de la doble hélice se abre a la vez.

La enzima ARN polimerasa se desplaza a lo largo de la hebra de ADN que está siendo transcrito, y empareja uno a uno los trifosfatos de ribonucleósidos complementarios con las bases del ADN. La citosina del ADN se empareja con el trifosfato de guanosina, la guanina con el trifosfato de citidina y la timina con el trifosfato de adenosina. Sin embargo, la adenina del ADN se empareja con el trifosfato de uridina (el ARN contiene uracilo, en vez de la timina del ADN).

Cuando cada base se coloca en su lugar, se forma un enlace fosfato por reacción entre el nuevo nucleósido y la cadena creciente de ARN. Esto se produce de forma más rápida que el proceso similar de la replicación del ADN, a una velocidad de unos 40 nucleótidos/segundo. Aunque, obviamente, es importante que el ARNm sea una buena copia del ADN, errores ocasionales serían de menor importancia que en la replicación del ADN, por lo que no hay necesidad de una lenta y meticulosa corrección de pruebas como sucede en la replicación del ADN (ver página 107). El mensaje en el ADN debe ser conservado de forma tan perfectamente correcta como sea posible, ya que se trata de la copia maestra del mensaje para la célula. Por el contrario, el ARN mensajero tiene una corta duración, renovándose en pocas horas, y un defecto ocasional de copia no tendría mayores consecuencias.

Al final de la transcripción del gen, existe una **región de terminación** específica en el ADN. Esto origina una suspensión de la actividad de la ARN polimerasa, y liberación de ARN para experimentar de nuevo el proceso. La ARN polimerasa puede entonces comenzar la síntesis de otra copia de la misma o de otra región del ADN. En cualquier momento existen muchas moléculas de ARN polimerasa desplazándose a través de cualquier gen, por lo que esas copias múltiples del mensaje se llevan a cabo al mismo tiempo.

Existen tres etapas en **el procesado del ARN** que se forma por la ARN polimerasa antes de que pueda ser trasladado desde el núcleo como ARN mensajero:

a. El extremo 5' del ARN se bloquea por la formación de la base inusual 7-metil-guanosina. Esto se conoce como «el tapón», y tiene un importante papel en la iniciación de la síntesis de proteínas (ver página 221). El extremo 5' del ARN es el primero que se sintetiza, y el tapón se añade antes de que se haya completado la transcripción.
b. Se añade una cola en el extremo 3' del ARN, después del codón de terminación. Esta cola consiste en una secuencia de entre 20-250 residuos de adenosina, y por ello se llama la cola poli-A. La cola poli-A del ARN mensajero ha sido extremadamente útil a los biólogos moleculares, proporcionando un modo sencillo para separar ARNm de las otras formas del ARN en la célula. No conocemos la función de la cola poli-A *in vivo*. Sistemas experimentales pueden ser manipulados para producir ARNm sin cola; se transporta desde el núcleo hasta el citosol como el ARNm normal, y se traduce igualmente bien.
c. La secuencia de ADN, que es la codificación genética para cualquier proteína aislada, contiene secuencias del código para el inicio y el final de

cada mensaje, como cabría esperar. Sin embargo, entre estos dos marcadores, no se requiere toda la información para la síntesis de la proteína. Existen regiones de ADN en la zona media de los genes que parecen transportar una información que no es útil, aunque algunas de ellas sean regiones estimuladoras. Se denominan **intrones** porque están introducidas hacia la mitad de los genes. Antes de que el ARN transcrito recientemente pueda ser traducido tiene que pasar por una «edición» al objeto de separar estas secuencias extrañas de ADN y empalmar las secuencias de codificación para proporcionar un mensaje traducible de forma sencilla. Éste es el ARN mensajero (ARNm) que se transporta fuera del núcleo hacia el citosol, para ser usado en la síntesis de proteínas.

Traducción

El proceso de síntesis de proteína consiste en traducir el mensaje inserto en la secuencia de bases del ARNm en los aminoácidos, logrando así enlaces peptídicos entre los aminoácidos hasta formar una proteína. Esto tiene lugar en los ribosomas, y requiere una serie de enzimas, así como moléculas dc ARN de transferencia (ARNt) específico para cada aminoácido.

El código genético. Las bases del ARNm se leen tres de una vez. Estas «palabras» se denominan **codones,** las unidades en las que se lee el código genético. Existen 64 combinaciones posibles de tres por cuatro bases diferentes, y por tanto con sólo cuatro bases es posible codificar más de los 20 aminoácidos que están implicados en la síntesis proteica.

El código genético se muestra en las Tablas 9.6 y 9.7. Tres codones (UAA, UAG y UGA) no codifican aminoácidos, pero actúan como **señales de parada** para avisar del final del mensaje que se está traduciendo, y por consiguiente de la conclusión de la síntesis de la proteína. Los 61 codones restantes se emplean todos para codificar aminoácidos. En muchos casos, sólo las dos primeras bases del codón tienen que leerse para identificar el aminoácido; la tercera base puede ser, bien una purina (ya sea A o G, no importa), o bien pirimidina (C o U, de nuevo tampoco importa). En ciertos casos, no se establece diferencia sobre cuál sea la base de la tercera posición (A, G, C o U). Como se estudia en la página 301, esta redundancia en el código genético, donde un cambio en una base puede muy bien no tener efecto sobre el aminoácido que se codifica, suministra una protección frente a las mutaciones.

ARN de transferencia (ARNt). La clave para traducir el mensaje que transportan los codones sobre el ARNm a los aminoácidos es el ARN de transferencia (ARNt). Existen 56 diferentes tipos (especies) de ARNt en la célula. Todos ellos tienen la misma estructura general, como se muestra en la Figura 9.9 (el ARN se enrolla tomando la forma de hoja de trébol), constando de unos

Tabla 9.6 El código genético. Esta Tabla muestra los diferentes codones para cada aminoácido: las bases son para ARNm; en el ADN T sustituye a U

Aminoácido		*Codón(es)*
Alanina	Ala	GCU GCC GCA GCG
Arginina	Arg	CGU CGC CGA CGG AGA AGG
Asparragina	Asn	AAU AAC
Ácido aspártico	Asp	GAU GAC
Cisteína	Cys	UGU UGC
Ácido glutámico	Glu	GAA GAG
Glutamina	Gln	CAA CAG
Glicina	Gly	GU GGC GGA GGG
Histidina	His	CAU CAC
Isolecucina	Ile	AUU AUC AUA
Leucina	Leu	UUA UUG CUU CUC CUA CUG
Lisina	Lys	AAA AAG
Metionina	Met	AUG
Fenilalanina	Phe	UUU UUC
Prolina	Pro	CCU CCC CCA CCG
Serina	Ser	UCU UCC UCA UCG AGU AGC
Treonina	Thr	ACU ACC ACA ACG
Triptófano	Trp	UGG
Tirosina	Tyr	UAU UAC
Valina	Val	GUU GUC GUA GUG
	PARADA	UAA UAG UGA

70-90 nucleótidos. Cerca de la mitad de las bases del ARNt están emparejadas por enlace de hidrógeno; esto es importante para el mantenimiento de la forma de la molécula.

Las distintas especies de ARNt tienen entre sí muchas regiones en común, y todas tienen una cola –CCA en el final 3', que reacciona con el aminoácido. La región donde se dan las diferencias más importantes entre las distintas especies de ARNt es el **anticodón**, una secuencia de tres bases en la base de la hoja de trébol. Las bases del anticodón son complementarias de las bases de los codones del ARNm, y cada especie de ARNt se une específicamente a un codón o, en algunos casos, dos codones estrechamente relacionados para el mismo aminoácido.

Los aminoácidos se unen a las **«enzimas de activación»** (aminoacil-ARNt sintetasas), que identifican tanto el aminoácido como la molécula apropiada de ARNt. La primera etapa consiste en la reacción entre el aminoácido y ATP, para formar el aminoacil AMP, liberándose pirofosfato. Después, el aminoacil AMP reacciona con la cola –CCA del ARNt para formar el aminoacil- ARNt, liberándose AMP.

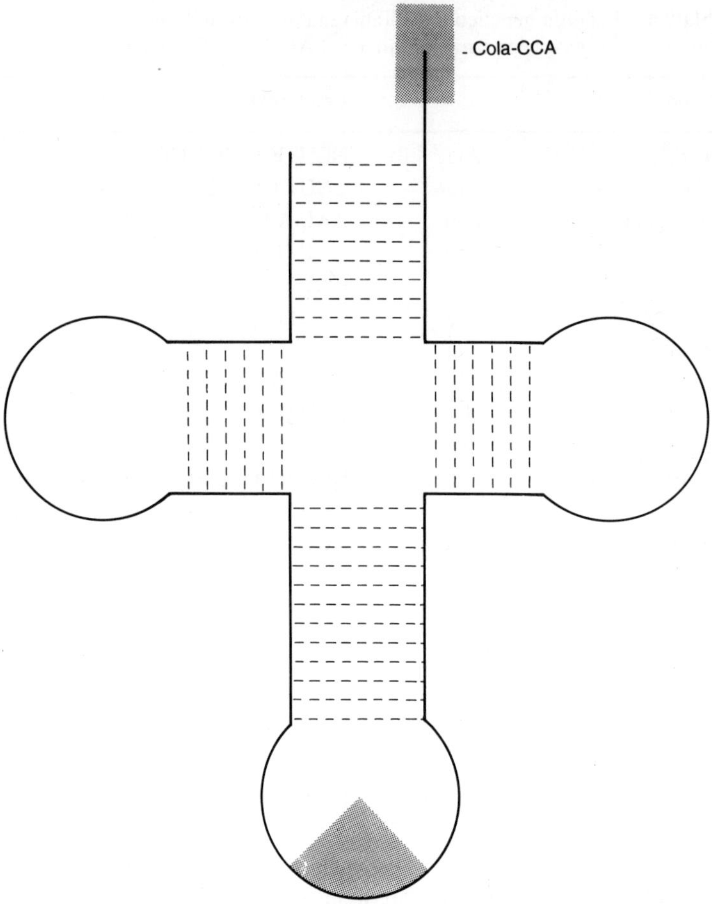

Figura 9.9 ARN de transferencia
Existen en la célula 56 tipos diferentes de ARNt; todos ellos presentan la misma estructura general, en forma de hoja de trébol que se mantiene por enlaces de hidrógeno. En la base de la hoja de trébol está el anticodón; en el otro extremo está la cola -CCA a la que se unirá el aminoácido.

La especificidad de estas enzimas de activación es, obviamente, de una importancia crítica para el proceso de traducción. Cada enzima identifica sólo un aminoácido, pero se unirá y reaccionará con todas las diversas especies de ARNt que transportan un anticodón para dicho aminoácido. Los errores son extremadamente raros. El error más fácilmente posible sería la afinidad de la valina por el ARNt para isoleucina, o viceversa, debido a la estrecha similitud entre las estructuras de estos dos aminoácidos (ver página 93). No obstante, este error sucede sólo una de cada 3.000 veces. Esto es mucho menor de lo que

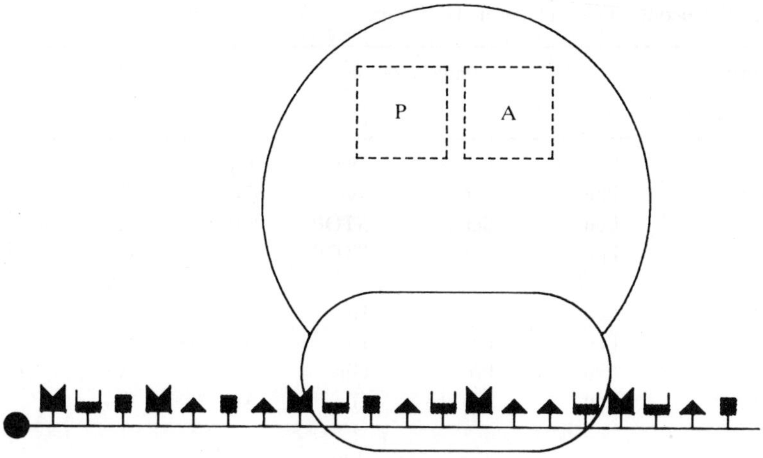

Figura 9.10 El ribosoma

cabría esperar. Las aminoacil-ARNt sintetasas poseen un segundo centro activo que controla que el aminoácido que se ha unido al ARNt ha sido el adecuado, y si no es así, se hidroliza el enlace recién formado, liberándose ARNt y el aminoácido.

Síntesis proteica en el ribosoma. El orgánulo intracelular implicado en la síntesis de proteína es el ribosoma. Consiste en dos subunidades, compuestas de ARN con una serie de proteínas asociadas. El ribosoma permite la unión de la región anticodón del aminoacil-ARNt al codón del ARNm, y alinea los aminoácidos para la formación de los enlaces peptídicos. Como se observa en la Figura 9.10, el ribosoma se une al ARNm, y presenta dos regiones de unión al ARNt. Una de ellas, la región P, contiene la cadena de crecimiento del péptido, unida al ARNt, mientras que la otra, la región A, se une al siguiente aminoacil-ARNt que debe incorporarse a la cadena peptídica.

El primer codón del ARNm (el **codón de iniciación**) es siempre AUG, el codón para metionina. Esto significa que el grupo amino terminal de todas las proteínas recientemente sintetizadas es el de la metionina, aunque ésta puede separarse sin problemas en la modificación post-traducción de la proteína (ver página 225)

Un iniciador especial metionina-ARNt forma un complejo con la subunidad ribosomal pequeña; posteriormente, junto con una serie de factores de iniciación (enzimas y otras proteínas) se une al codón iniciador del ARNm y, finalmente, a una subunidad ribosomal grande, para formar el ribosoma completo, como se muestra en la Figura 9.11a. El tapón 5' del ARNm es importante en

Tabla 9.7 El código genético. Esta Tabla muestra las bases del ARNm; en el ADN encontraría T en lugar de U

Primera posición	Segunda posición				Tercera posición
	U	C	A	G	
U	Phe	Ser	Tyr	Cys	U
U	Phe	Ser	Tyr	Cys	C
U	Leu	Ser	STOP	STOP	A
U	Leu	Ser	STOP	Trp	G
C	Leu	Pro	His	Arg	U
C	Leu	Pro	His	Arg	C
C	Leu	Pro	Gln	Arg	A
C	Leu	Pro	Gln	Arg	C
A	Ile	Thr	Asn	Ser	U
A	Ile	Thr	Asn	Ser	C
A	Ile	Thr	Lys	Arg	A
A	Met	Thr	Lys	Arg	G
G	Val	Ala	Asp	Gly	U
G	Val	Ala	Asp	Gly	C
G	Val	Ala	Glu	Gly	A
G	Val	Ala	Glu	Gly	G

este proceso, ya que señala dónde está el codón iniciador. AUG, que es el único codón para la metionina, y en cualquier otro lugar del ARNm, se une al grupo metionina-ARNt normal. Éste está inmediatamente contiguo al tapón con que AUG se une al iniciador metionina-ARNt.

Después de que se haya conectado el ribosoma, con el iniciador ARNt unido a la zona P y ocupando el codón iniciador AUG, el siguiente aminoacil-ARNt se une a la zona A del ribosoma, con su anticodón unido al siguiente codón en la secuencia. Esto se muestra en la Figura 9.11b.

La metionina se libera del ARNt iniciador en la zona P, y forma un enlace peptídico con el grupo amino del aminoacil-ARNt en la zona A del ribosoma. Luego, el iniciador ARNt, se libera de la zona P, y la cadena de crecimiento del péptido, unida a su ARNt, se desplaza del sitio A hasta la zona P. Puesto que la cadena del péptido está unida al ARNt, que ocupa un codón en el ARNm, esto quiere decir que cuando la cadena peptídica se desplaza desde la zona A a la zona P, entonces el conjunto global desplaza un codón a través del ARNm; lo que se muestra en la Figura 9.11c.

Cuando la cadena creciente del péptido se desplaza desde la zona A a la zona P, y el ribosoma se desplaza a lo largo de la cadena ARNm, entonces el

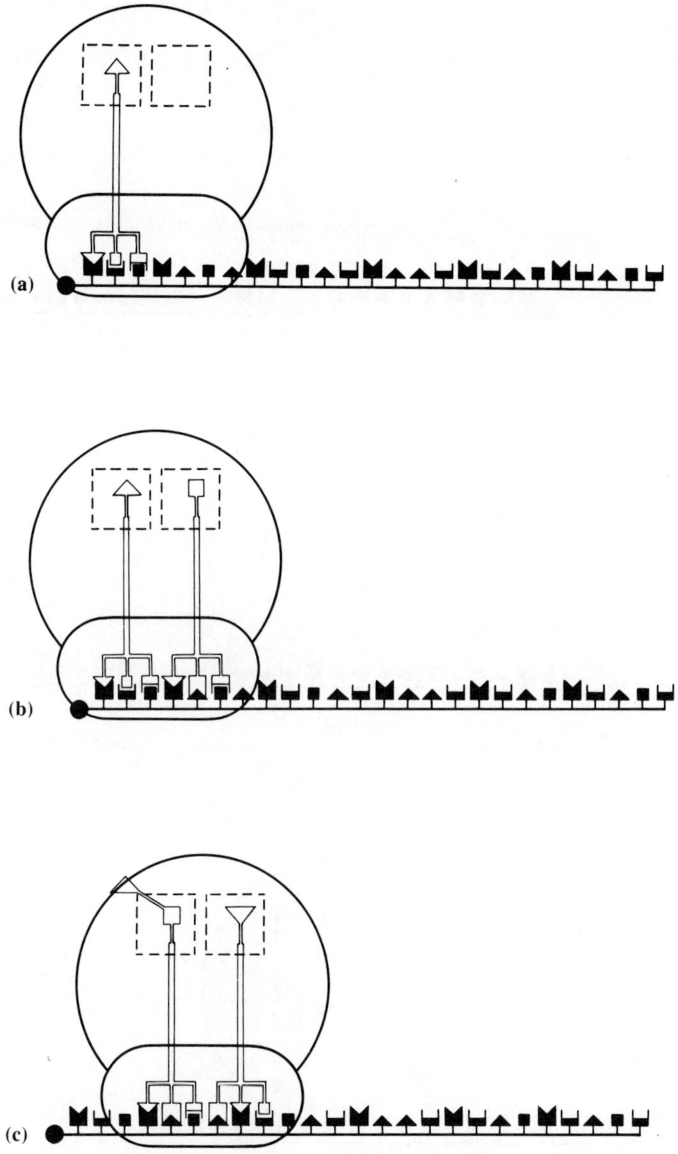

Figura 9.11 Síntesis de proteínas en el ribosoma

(a) El iniciador ARNt-metionina se une a la zona P del ribosoma, con su anticodón unido por enlace de hidrógeno al primer codón del ARNm. (b) El siguiente ARNt con su aminoácido enlazado se une al siguiente codon del ARNm, y ocupa el sitio A en el ribosoma. (c) El aminoácido enlazado al ARNt en la zona A desplaza la metionina del ARNt iniciador, formando un enlace peptídico y liberando el ARNt-iniciador. En el proceso, el ARNt se desplaza desde la zona del ribosoma hasta la zona P. Inmediatamente, el siguiente codón forma enlaces de hidrógeno con su ARNt, que lleva enlazado su aminoácido apropiado.

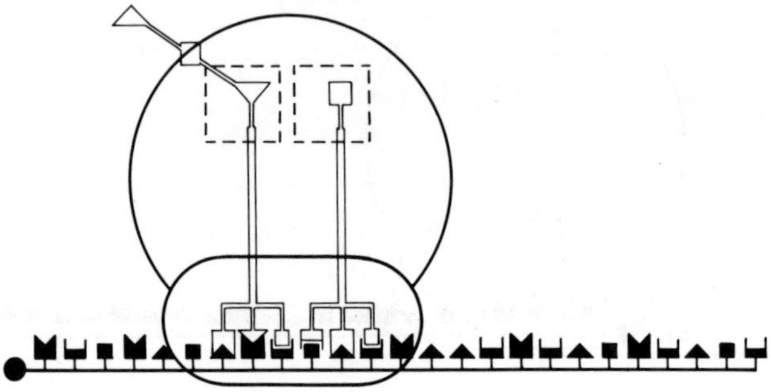

(d)

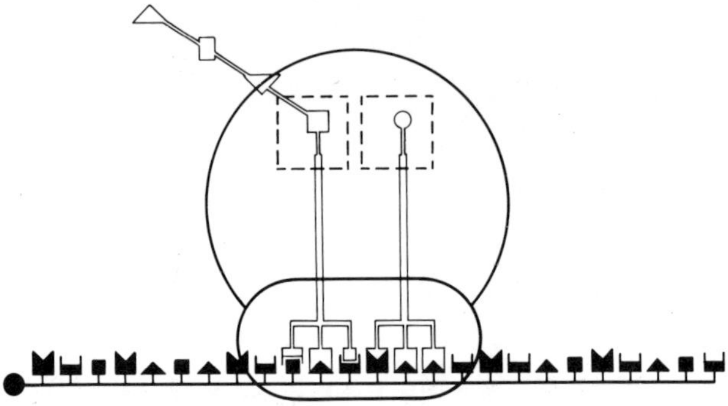

(d′)

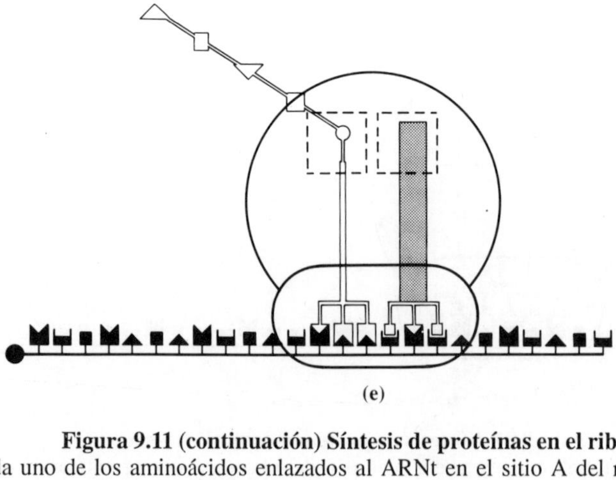

(e)

Figura 9.11 (continuación) Síntesis de proteínas en el ribosoma

(d) Cada uno de los aminoácidos enlazados al ARNt en el sitio A del ribosoma desplaza la cadena creciente del péptido a partir del ARNt en el sitio P, formando un nuevo enlace peptídico, y desplazándose hacia la zona P. (e) Cuando hay un codón de parada por debajo del sitio A del ribosoma, éste interacciona con un factor de terminación, que bloquea el sitio A, y origina la hidrólisis del enlace que está uniendo la cadena creciente del péptido al ARNt, en el sitio P. Esto libera la proteína nuevamente sintetizada, y origina que se separen las dos sub-unidades del ribosoma, dispuestas a dirigirse juntas de nuevo al sitio iniciador del ARNm.

siguiente aminoacil-ARNt ocupa la zona A, cubriendo su codón. La cadena de crecimiento del péptido se transfiere desde el ARNt de la zona P, formando un enlace peptídico con el aminoácido del sitio A. De nuevo, el ARNt libre de la zona P se libera, y el péptido en crecimiento, unido al ARNt, se desplaza desde la zona A hasta la zona P, desplazando un codón a través del ARNm, cuan largo es. Esto se muestra en la Figura 9.11d, y se repite hasta que el codón que esté debajo de la zona A sea un codón de parada.

Los **codones de parada** (UAA, UAG, y AGA) no se leen por el ARNt, sino por los factores que liberan la proteína. Éstos ocupan la zona A del ribosoma, como se muestra en la Figura 9.11e, e hidrolizan el enlace péptido-ARNt. Esto libera la proteína completa del ribosoma. Cuando la proteína se libera, entonces se separan las dos subunidades del ribosoma, y abandonan el ARNm; ahora están disponibles para unirse a otro ARNt iniciador y comienzan el proceso de traducción de nuevo otra vez.

La terminación, y liberación de la proteína del ribosoma, requiere la presencia de un codón de parada y los factores de liberación de proteína. Sin embargo, la síntesis de proteína puede también llegar a interrumpirse si no existe la cantidad suficiente requerida de uno de los aminoácidos unidos al ARNt. En este caso, la cadena creciente del péptido no se libera del ribosoma, sino que permanece, en una situación de desarrollo detenido, hasta que se dispone del acilaminoácido-ARNt requerido. Esto significa que si la ingesta de uno de los aminoácidos esenciales es inadecuada, entonces los suministros se agotan de una vez, en seguida, y la síntesis de proteína se interrumpirá.

Como quiera que varias moléculas de ARN polimerasa pueden transcribir el mismo gen al mismo tiempo (ver página 217), varios ribosomas traducen la misma molécula de ARNm al mismo tiempo. Como los ribosomas se deslizan a lo largo del ARNm, de este modo cada uno presenta una cadena de crecimiento del péptido más larga que el anterior. Tales acoplamientos de ribosomas sobre una molécula de ARNm se denominan **polisomas**.

Modificación post-traducción de las proteínas. Como quiera que el ARN producido por transcripción tiene que experimentar una edición y ulterior procesamiento antes de ser el ARNm traducible, los productos iniciales de la traducción experimentan frecuentemente modificación antes de ser proteínas activas maduras.

Las proteínas que tienen que ser exportadas desde la célula se sintetizan con una secuencia de aminoácidos de señal hidrófoba en el grupo amino terminal, para dirigirlas a través de la membrana del retículo endoplasmático. Éste se separa al principio en el proceso de modificación post-traducción. Muchas otras proteínas presentan regiones en el grupo amino o carboxilo terminal que son separadas durante la modificación post-traducción.

Muchas proteínas contienen carbohidratos y lípidos, covalentemente unidos a cadenas laterales de aminoácidos. Otras contienen cofactores unidos covalentemente y grupos prostéticos, tales como vitaminas y sus derivados, iones metálicos o grupos hemo. De nuevo, la ligazón de estas zonas no aminoacídicas de la proteína constituye parte del proceso de modificación post-traducción para formar la proteína activa.

Algunas proteínas contienen aminoácidos inusuales, para los cuales no existe codón, y tampoco ARNt. Éstas se forman por modificación de la proteína, una vez que se ha completado la traducción. Tales aminoácidos incluyen:

a. **Metilhistidina**, en las proteínas contráctiles del músculo;
b. **Hidroxiprolina** e **hidroxilisina**, en las proteínas del tejido conectivo. La formación de hidroxiprolina e hidroxilisina requiere vitamina C como cofactor. Esto explica porqué la cicatrización de una herida, que requiere nueva síntesis de tejido conectivo, se afecta por la deficiencia de vitamina C (ver página 284);
c. **γ-Carboxiglutamato** en varias de las proteínas que intervienen en la coagulación de la sangre. La formación de γ-carboxiglutamato requiere vitamina K, y esto explica el papel de la vitamina K en la coagulación de la sangre (ver página 263).

Antibióticos. Muchos de los antibióticos de uso común actúan a través de la inhibición de la síntesis de proteína por las bacterias, y así (gradualmente) destruyendo los organismos causantes de la enfermedad. Afortunadamente, existe una serie de diferencias entre los ribosomas y enzimas de la síntesis proteica de bacterias y organismos superiores (incluyendo al hombre). Para que sea clínicamente útil, un antibiótico debe inhibir el sistema de síntesis proteica bacteriana, a la vez que tenga un efecto muy pequeño, o no tenga ningún efecto sobre el sistema humano. Los antibióticos que inhiben a la vez la síntesis proteica en el hombre y en las bacterias pueden ser útiles en investigación, pero no tienen uso clínico. ¡Destruirían a la vez al paciente y al organismo causante de la enfermedad!

Las **tetraciclinas** se unen a los ribosomas de las bacterias, previniendo así la unión del acilaminoácido-ARNt a la zona A. La **estreptomicina** se une a la subunidad pequeña del ribosoma bacteriano y distorsiona su forma. Esto conduce a interacciones anormales codón-anticodón, y por tanto a una interpretación incorrecta y traducción falseada. Los péptidos erróneos resultantes son inservibles para las bacterias. La **eritromicina** inhibe la enzima bacteriana que es responsable de la transcolocación del péptido-ARNt desde la zona A hasta la zona P del ribosoma. El **cloranfenicol** inhibe la transpeptidasa bacteriana, que cataliza la formación del enlace peptídico entre la cadena peptídica unida al ARNt en la zona P y el siguiente aminoácido que debe ser añadido, en la zona A.

Proteínas humanas biosintéticas

Uno de los principales avances en el tratamiento de una serie de enfermedades durante los últimos años ha sido el desarrollo de la capacidad para sintetizar hormonas humanas y otras proteínas. El fundamento del método consiste en que el gen humano para la proteína deseada se inserta en el ADN de una bacteria, levadura o célula de un mamífero en un cultivo, y la célula huésped es persuadida para que transcriba y traduzca el nuevo gen, produciendo así una proteína que es idéntica a la proteína humana normal.

Para muchas proteínas, es relativamente fácil aislar el ARNm del tejido humano o de células en cultivo. Este ARNm se usa para sintetizar una copia complementaria, como ADN; el proceso es el inverso del proceso de transcripción descrito en la página 214, y de hecho la enzima usada se denomina **transcriptasa inversa**. Utiliza un dispositivo replicador con ARN para sintetizar una hebra del ADN, utilizando desoxirribonucleótidos, de la misma manera que ARN polimerasa forma ARNm copiando el dispositivo replicador con ADN. La hebra única de ADN puede luego usarse para formar su propia hebra complementaria, como sucede normalmente en la replicación del ADN. Ahora tenemos un tramo de ADN de doble hebra, que transporta el gen deseado. Bajo condiciones apropiadas, es posible insertar este ADN nuevamente sintetizado en el ADN de una célula huésped, junto con una región promotora adecuada, y posiblemente también regiones estimuladoras. Si todo ha ido bien, ahora podemos hacer un cultivo con la nueva cepa de la célula huésped, conteniendo y expresando el gen para una proteína humana.

Como resultado del desarrollo de tales técnicas de ingeniería genética y biotecnología, ahora podemos tratar a pacientes con diabetes utilizando **insulina humana**, en lugar de la insulina extraída del páncreas de cerdos o vacas (que difiere ligeramente en la estructura de la insulina humana, y desemboca gradualmente en el desarrollo de anticuerpos en el paciente que la utiliza durante muchos años).

También tenemos una abundante oferta de **hormona del crecimiento humana** para el tratamiento de niños de estatura extremadamente pequeña, mientras que hasta el advenimiento de hormona del crecimiento humana biosintética se disponía sólo de suficiente hormona procedente de personas fallecidas para tratar los casos más graves.

Ahora podemos producir **factores coagulantes de la sangre** para el tratamiento de pacientes con hemofilia y otros trastornos de coagulación de la sangre, sin depender de la sangre donada y los riesgos de infección con HIV o hepatitis.

Las mismas técnicas pueden usarse para preparar proteínas bacterianas y víricas puras para uso en la inmunización, evitando los riesgos asociados al uso de cepas atenuadas de organismos causantes de la enfermedad.

El coste energético de la síntesis de proteína

El primer requerimiento del organismo es disponer de una fuente de combustibles metabólicos, y si la ingesta total de alimento es inadecuada para cubrir el gasto energético, entonces se utilizará la proteína como combustible en lugar de usarla para reemplazar las proteínas tisulares (ver página 187). También hemos de considerar la energía metabólica requerida para la síntesis proteica; una proporción considerable de la tasa metabólica basal (ver página 168) concierne al gasto energético de la síntesis proteica.

La síntesis del ARNm requiere los nucleósidos trifosfato; la ARN polimerasa libera pirofosfato, que luego origina fosfato libre. Esto quiere decir que por cada base incorporada al ARNm existe un coste neto equivalente a la hidrólisis de dos moles de ATP a ADP y fosfato. Esto incluye aquellas bases que están incorporadas en regiones no codificadas del precursor del ARNm (regiones de cola 5' y 3' e intrones) que son escindidas con posterioridad y descompuestas para liberar nucleótidos libres durante la modificación post-transcripcional para dar ARNm.

Existen muchas copias del ARNm para cada proteína diferente que está siendo sintetizada en la célula y, como se observaba antes, ARNm tiene una reconversión rápida. Para proteínas que varían en la respuesta a la estimulación hormonal (ver página 235), el ARNm puede tener una vida media de sólo minutos, mientras que incluso para las proteínas que se sintetizan en cantidad más o menos constante, el ARNm presenta una vida media de horas; 30 h sería una vida media alta para una molécula de ARNm.

El proceso de traducción ocasiona también gasto energético:

a. La formación del aminoacil-ARNt requiere la formación de aminoacil AMP, con la liberación de pirofosfato, que de nuevo se descompone para dar fosfato. Por lo tanto, para cada aminoácido enlazado al ARNt existe un gasto equivalente a dos moles de ATP hidrolizado a ADP y fosfato
b. La unión de cada aminoacil-ARNt a las zonas A del ribosoma implica, pues, la hidrólisis de GTP a GDP y fosfato, que es equivalente a la hidrólisis de ATP a ADP y fosfato.

Esto supone un coste equivalente a la hidrólisis de 3 moles de ATP a ADP y fosfato para cada aminoácido incorporado a la proteína; ésta incluye aquellos aminoácidos incorporados a las regiones de la proteína que son separados durante la modificación post-traducción.

También hay necesidad tanto de GTP como de ATP para la iniciación de la síntesis proteica y la incorporación del ribosoma al ARNm, y de nuevo se requiere GTP en la unión y actuación del factor de liberación de la proteína en el codón de parada.

CAPÍTULO 10

Control hormonal del metabolismo

Hemos visto en la página 117 cómo los cambios en las concentraciones de metabolitos en una célula pueden regular etapas clave de rutas metabólicas, y así controlar el destino de sustratos y metabolitos. Esto es un mecanismo continuo de regulación del metabolismo, dentro de cada célula de aminoácidos.

Existe también una regulación e integración del metabolismo sobre una base corporal global, para asegurar la coordinación entre rutas metabólicas en diferentes tejidos y órganos. Esto se consigue por acción de las hormonas.

Las hormonas son sintetizadas y segregadas por las glándulas endocrinas, en respuesta a varios estímulos. El estímulo que cambia la cantidad segregada de una hormona puede ser un cambio en la concentración de un metabolito clave en el torrente sanguíneo, la estimulación nerviosa de la glándula endocrina o la acción de otra hormona.

Después de su liberación, las hormonas circulan por todo el organismo, y por tanto son potencialmente capaces de actuar sobre todas las células del mismo. Sin embargo, una hormona sólo puede actuar sobre células que tienen **receptores** para esa hormona. Las células que no tienen receptores no se afectan por cambios en la concentración de la hormona en la sangre. Las hormonas se metabolizan lentamente hasta formas inactivas; a veces esto sucede en el hígado, a veces en el interior de las células que han respondido a la acción de la hormona.

Las hormonas controlan el metabolismo principalmente bajo una de las dos formas siguientes:

a. Alterando la actividad de enzimas de la célula, por modificación química reversible de la proteína enzimática;
b. Cambiando la cantidad de proteína enzimática de la célula, por modificación de la velocidad a la cual se expresan genes individuales.

Los cambios en la cantidad de enzima de la célula pueden considerarse como un mecanismo de regulación a largo plazo, ya que los efectos duran algún tiempo, mientras que los cambios en la actividad enzimática por modificación de la proteína constituyen regulación a corto plazo, ya que pueden ser rápidamente invertidos.

Control hormonal de la formación y utilización de reservas de combustible metabólico

Como ejemplo de la forma en que las hormonas regulan e integran el metabolismo, podemos considerar las acciones de varias hormonas en el control de la formación y utilización de reservas tisulares de combustibles metabólicos. Las hormonas que aumentan la síntesis de reservas tisulares actúan en el estado de saciedad, mientras que otras hormonas actúan en el estado de ayuno para incrementar la movilización y utilización de reservas tisulares.

Insulina

La insulina es segregada por las células β del páncreas en respuesta a un incremento de la concentración de glucosa en el torrente sanguíneo. Su acción es aumentar la formación de reservas tisulares de combustibles metabólicos. La insulina tiene cinco acciones principales:

a. Estimula la captación de glucosa por el músculo y tejido adiposo.
b. Estimula la formación de glucógeno a partir de glucosa en músculo e hígado.
c. Aumenta la formación de ácidos grasos y triacilgliceroles a partir de glucosa en hígado y tejido adiposo.
d. Estimula la captación de aminoácidos por el músculo, con aumento de la velocidad de síntesis de proteína muscular.
e. Inhibe la hidrólisis de triacilgliceroles en el tejido adiposo, y por tanto bloquea la liberación de ácidos grasos.

Glucagón

El glucagón es segregado por las células α del páncreas cuando la concentración sanguínea de glucosa desciende, es decir, las situaciones opuestas bajo las que se segrega la insulina. Las elevadas concentraciones de glucosa circulantes, que estimulan la secreción de insulina, inhiben la secreción de glucagón.

El glucagón es la principal hormona del estado de ayuno, y sus acciones van a incrementar la movilización de reservas tisulares de combustibles metabólicos. El glucagón tiene tres acciones principales:

a. Inhibición de la síntesis de glucógeno y estimulación de la actividad de la glucógeno fosforilasa, incrementando así la degradación del glucógeno. Origina de este modo la liberación de glucosa del hígado;
b. Inhibición de la formación de ácidos grasos y triacilgliceroles en hígado y tejido adiposo y estimulación de la lipasa del tejido adiposo, con la consiguiente liberación de ácidos grasos;
c. Estimulación de la gluconeogénesis a partir de piruvato y otros sustratos derivados de aminoácidos.

Adrenalina

La adrenalina (a veces llamada también epinefrina) es segregada por las glándulas adrenales, especialmente como respuesta al temor o al miedo. Sus acciones tratan de conseguir la movilización rápida de las reservas tisulares de combustibles metabólicos para la lucha o la huida. La adrenalina tiene dos acciones principales:

a. Activación de la glucógeno fosforilasa del músculo e hígado. En el músculo esto proporciona glucosa-6-fosfato adicional para una rápida actividad muscular.
b. Activación de la lipasa del tejido adiposo, originando la liberación de ácidos grasos como un combustible metabólico adicional.

Hormona del crecimiento

La hormona del crecimiento es segregada por el hipotálamo. Además de sus acciones estimulantes del crecimiento, aumenta la actividad de la lipasa del tejido adiposo, aumentando así la liberación de ácidos grasos de las reservas de triacilglicerol del tejido adiposo.

Cortisol

El cortisol, hormona glucocorticoide, es segregada por la corteza adrenal. Una secreción elevada origina un descenso en la síntesis de nueva proteína, y por tanto un incremento de la degradación neta de proteínas y un aumento de la gluconeogénesis.

Esta acción del cortisol es indirecta; no tiene efecto directo sobre ninguna de las enzimas de la síntesis proteica o de la gluconeogénesis. Más bien, el efecto de la secreción de cortisol es el aumento de la síntesis de dos enzimas en el hígado, la triptófano oxigenasa y la tirosina transaminasa, las cuales son etapas clave en el catabolismo de estos dos aminoácidos. Como resultado del aumento de actividad de estas dos enzimas, hay agotamiento del «pool» corporal de triptófano, tirosina y fenilalanina libres. Esto origina una reducción en la velocidad de síntesis proteica en todo el organismo. Sin embargo, la degradación de las proteínas tisulares continúa a la velocidad normal. Por tanto, hay una acumulación de aminoácidos que no pueden ser usados para la síntesis proteica debido al déficit relativo de triptófano, tirosina y fenilalanina, que son metabolizados en el hígado, bien como combustibles metabólicos o, si es posible, como sustratos para la gluconeogénesis.

Cambios en la actividad enzimática como resultado de modificación de la proteína enzimática

Cambiar la actividad de la proteína enzimática existente es un mecanismo de control rápido; los efectos pueden ser conectados o desconectados en segundos. Éste es el mecanismo de las respuestas a hormonas tales como insulina, glucagón, adrenalina y hormona del crecimiento. Los neurotransmisores y algunos factores de crecimiento actúan a través del mismo tipo de mecanismo.

La clave para entender este tipo de regulación metabólica es el hecho de que una modificación química sencilla de uno o más grupos reactivos de la superficie de algunas enzimas origina cambios conformacionales que aumentan o disminuyen la actividad de la enzima de forma muy considerable. Comúnmente, la modificación química consiste, bien en la fosforilación del grupo hidroxilo de la serina o tirosina (catalizada por una enzima, la **proteína quinasa**), o bien en la reacción inversa, defosforilación de fosfoserina o fosfotirosina, catalizada por la **proteína fosfatasa**. Algunas enzimas son activadas por fosforilación; otras son inactivadas.

La acción de las hormonas es la de activar o inhibir las enzimas que catalizan la fosforilación y defosforilación de enzimas de regulación. Esto se logra indirectamente, por producción de un **segundo mensajero** dentro de la célula. La secuencia de sucesos es como sigue:

a. La hormona se une a un **receptor** sobre la superficie más externa de la membrana celular. El receptor es una proteína relativamente grande, que se extiende sobre la membrana celular. La unión de la hormona a la superficie externa origina un cambio conformacional, lo que facilita el transporte de la proteína a través de la membrana hasta la superficie más interna. Directa o indirectamente, esto da lugar a activación de una enzima en el interior de la célula;
b. La enzima activada cataliza una reacción que da lugar a la liberación en el interior de la célula de un segundo mensajero;
c. El segundo mensajero se une a una o más enzimas de la célula. Esto aumenta o disminuye su actividad;
d. Las enzimas activadas catalizan la fosforilación o defosforilación de nuevas enzimas, alterando así su actividad. Algunas veces, las enzimas cuya actividad se altera de esta forma son las enzimas que catalizan las etapas

metabólicas clave que tienen que ser reguladas. Más frecuentemente, son enzimas intermedias que a su vez activan o inactivan las enzimas diana finales por fosforilación o defosforilación.

El efecto de esta cascada de acciones es una amplificación considerable de la señal de la hormona:

a. Durante todo el tiempo que la hormona permanezca unida al receptor de la superficie celular, la enzima de la superficie más interna de la membrana celular continuará sintetizando y liberando el segundo mensajero. Esto significa que se formarán muchas moléculas de segundo mensajero en respuesta a la unión de una simple molécula de hormona;
b. Durante el tiempo que se esté produciendo el segundo mensajero, se activarán (o inhibirán) las enzimas a las que éste afecte. Esto significa que cada molécula de segundo mensajero puede tener un efecto considerable sobre la cantidad del producto de la enzima afectada que puede formarse;
c. Una vez que una enzima ha sido activada por fosforilación (o defosforilación), puede catalizar la conversión de muchas moléculas de sustrato. Permanecerá activado hasta que el proceso se invierta, normalmente como respuesta a otra hormona.

Adenil ciclasa y la formación de AMP cíclico como segundo mensajero

Los receptores de la superficie celular para las hormonas tales como glucagón y adrenalina activan la enzima adenil ciclasa, que cataliza la formación de AMP cíclico (AMPc) a partir de ATP:

$$\text{ATP} \rightarrow \text{AMPc} + \text{pirofosfato}$$

A su vez, AMPc activa enzimas que modifican esa actividad de proteinquinasas y fosfatasas.

Los receptores son proteínas complejas de multi-subunidades. Una subunidad se une al GDP en la cara interna de la membrana en estado de descanso. La unión de la hormona origina un cambio conformacional en el complejo total de proteína, dando lugar a la liberación de GDP y unión de GTP.

La subunidad con GTP unido abandona entonces el complejo proteico del receptor, y se une a la adenil ciclasa, activándola, de manera que se forma AMPc a partir de ATP. El AMP cíclico activa entonces a proteinquinasas y fosfatasas, las cuales fosforilan o defosforilan otras proteínas, alterando su actividad.

El AMP cíclico es hidrolizado hasta AMP por la fosfodiesterasa, de forma que la estimulación o la inhibición de las enzimas sólo dura durante el tiempo que el AMPc continúe formándose.

La subunidad del receptor con el GTP unido cataliza lentamente la hidrólisis de su GTP a GDP y fosfato. Cuando esto sucede, éste se disocia de la adenil ciclasa. Esto hace que la adenil ciclasa pierda actividad, y cesa la formación de AMP cíclico. La subunidad proteica que lleva unido GDP vuelve a unirse a la

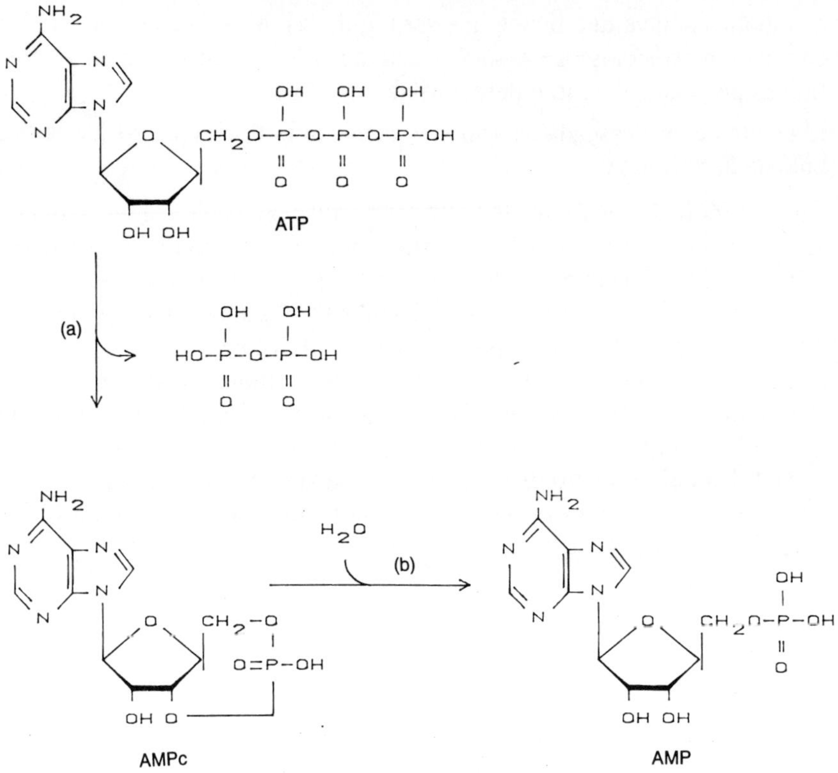

Figura 10.1 La formación e hidrólisis de AMP cíclico como un segundo mensajero en la acción hormonal

a) *Adenil ciclasa*: El AMPc se forma a partir de ATP en una reacción en la que se elimina pirofosfato. El pirofosfato se hidroliza luego hasta 2 moles de fosfato. La adenil ciclasa es una enzima intracelular asociada a membrana, que es activada, directa o indirectamente, por la unión de la hormona u otro agonista al receptor de la superficie celular. b) *Fosfodiesterasa*: El AMPc es hidrolizado por la fosfodiesterasa, para originar AMP, que no afecta a la actividad de enzimas cuya actividad es modificada por AMPc. AMP puede volver a fosforilarse hasta ATP.

superficie más interna del receptor. Si continúa la estimulación hormonal, perderá nuevamente su GDP, se unirá a GTP y activará una vez más, de nuevo, a la adenil ciclasa.

Fosfolipasa y la formación de trifosfato de inositol como un segundo mensajero

Varias respuestas a hormonas y otros modificadores del metabolismo celular ocurren a través de un tipo diferente de respuesta a un segundo mensajero, la cascada del fosfatidil inositol.

Uno de los fosfolípidos de las membranas celulares es el fosfatidil inositol, y una gran parte es fosforilado a bifosfato de fosfatidil inositol (ver Figura 10.2 y página 88). La unión de la hormona al receptor de la superficie celular causa un cambio conformacional que activa a una fosfolipasa. Ésta actúa específicamente sobre el bifosfato de fosfatidil inositol, dando lugar a la liberación en el interior de la célula de dos segundos mensajeros: trifosfato de inositol y diacilglicerol.

El **trifosfato de inositol** aumenta la concentración de iones calcio en el citoplasma, liberando calcio de los almacenes del retículo endoplasmático. Este calcio se une a una proteína específica de unión al calcio, **calmodulina**. La calmodulina con el calcio unido a ella afecta a la actividad de varias enzimas, que incluyen algunas de las proteinquinasas que fosforilan enzimas clave de regulación.

El **diacilglicerol** liberado por la acción de la fosfolipasa aumenta la sensibilidad de estas proteinquinasas a la activación por el calcio unido a la calmodulina.

El trifosfato de inositol sufre gradualmente o defosforilación o posterior fosforilación hasta productos inactivos, y el diacilglicerol se hidroliza hasta glicerol y ácidos grasos libres. Al mismo tiempo, la concentración de calcio en el citosol se reduce por bombeo de iones calcio dentro del retículo endoplasmático.

Cambios de la cantidad de enzima de la célula

Hay un recambio continuo de proteínas de la célula, y no todas las proteínas se destruyen y se reemplazan a la misma velocidad. Algunas son relativamente estables, mientras otras, y especialmente enzimas que son importantes en regulación metabólica, tienen vidas medias cortas, del orden de minutos o unas pocas horas. Este rápido recambio significa que es posible controlar rutas metabólicas cambiando la velocidad a la que una enzima llave es sintetizada, y por tanto la cantidad total de esa enzima en el tejido.

Un incremento de la velocidad de síntesis de una enzima u otra proteína por una hormona y otro compuesto se denomina **inducción**. Lo inverso, la disminución en la velocidad de síntesis de la enzima por un metabolito se denomina **represión.** Varias enzimas llave de rutas metabólicas son inducidas por sus sustratos, y de manera similar muchas son reprimidas por concentraciones elevadas de los productos finales de las rutas que controlan.

La inducción enzimática es el mecanismo de acción de las hormonas esteroides como cortisol, las hormonas sexuales (andrógenos, estrógenos y progesterona); vitaminas A y D (ver páginas 247 y 253); hormona tiroidea y varios factores de crecimiento. A diferencia de las hormonas de acción rápida mencionadas antes, que se unen a los receptores de la superficie celular, estas

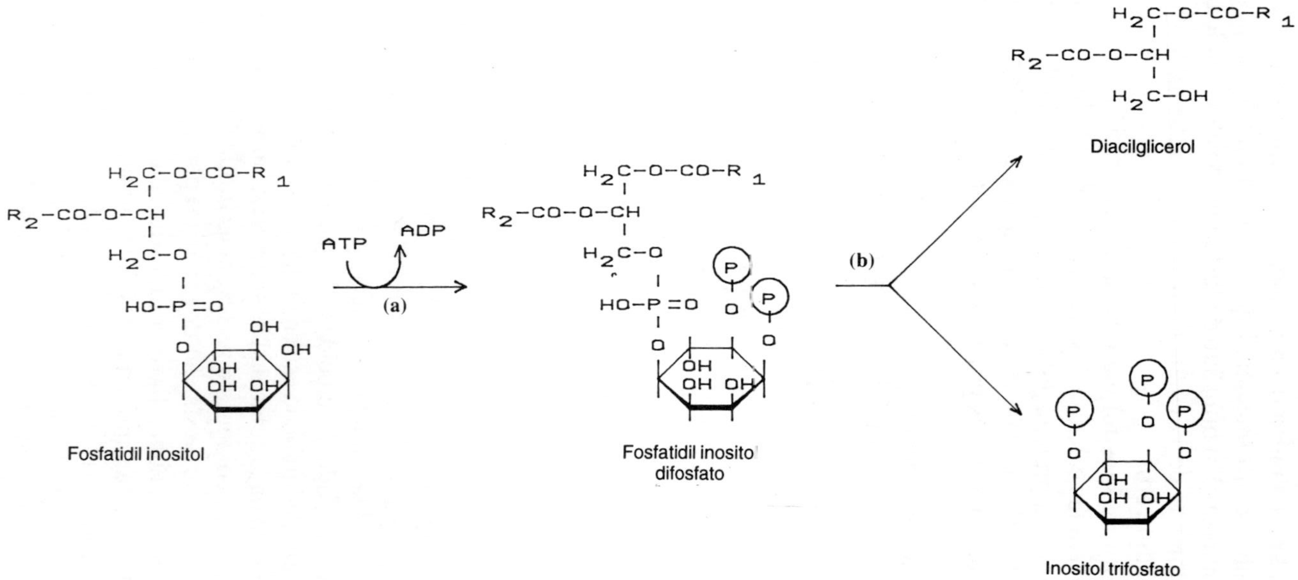

Figura 10.2 La formación de trifosfato de inositol y diacilglicerol como segundos mensajeros de la acción hormonal
a) *Fosfatidil inositol quinasa*: el fosfatidil inositol de las membranas sufre dos fosforilaciones en las que el ATP es el donador de fosfato, formando fosfatidil inositol difosfato.b) *Fosfolipasa sensible a hormonas*: la unión de la hormona al receptor de la superficie celular activa la fosfolipasa asociada a membrana, que hidroliza el fosfatidil inositol difosfato hasta formar trifosfato de inositol y diacilglicerol.

hormonas entran en la célula y se unen a las proteínas del receptor en el núcleo. El complejo hormona-receptor se une entonces a una secuencia estimuladora sobre el ADN (ver página 216). Esto incrementa la velocidad de transcripción del gen (o de una familia de genes relacionados).

Hay amplificación de la señal hormonal. Una molécula de complejo hormona-receptor unida a la secuencia estimuladora aumentará la transcripción de ese gen durante todo el tiempo que permanezca unida, produciendo así muchas moléculas de ARN mensajero. Cada molécula de ARN mensajero puede entonces ser traducida muchas veces, produciendo muchas moléculas de la enzima.

Tanto la unión del complejo hormona-receptor a la secuencia estimuladora como la unión de la hormona al receptor son reacciones en equilibrio, y la hormona se metaboliza hasta una forma inactiva en la célula. Esto significa que cuando cesa la secreción de la hormona hay una reducción de la concentración en el torrente sanguíneo, y una reducción de la concentración disponible para unirse a receptores en el núcleo. Así pues, cuando desciende la concentración de hormona, desciende también la transcripción del gen. Las cantidades tanto de ARN mensajero como de la enzima disminuyen entonces gradualmente hasta el nivel original.

Este tipo de regulación metabólica es evidentemente más lenta y más duradera que cambiar la actividad de una molécula de proteína enzimática existente. Lleva algún tiempo apreciar un incremento evidente de la cantidad de enzima de la célula. Después de finalizar la estimulación hormonal, el descenso de la actividad enzimática es relativamente lento, ya que depende de la velocidad a la cual la enzima (y su ARN mensajero) son destruidos.

El control de la expresión del gen por las hormonas esteroideas generalmente no es un caso de «abrir/cerrar». Más bien, la hormona produce un incremento de la expresión de un gen que, de cualquier modo, está siendo transcrito, aunque a una velocidad baja. Análogamente la secreción de hormonas esteroides no es estrictamente un problema de «conectar/desconectar», sino más bien un caso de cambios en la cantidad que está siendo segregada.

CAPÍTULO 11

Micronutrientes: vitaminas y minerales

Además de una fuente adecuada de combustibles metabólicos (carbohidratos, grasas y proteínas) y de proteína (y de aminoácidos esenciales) para la síntesis proteica, el organismo necesita cantidades mucho más pequeñas de otros nutrientes: vitaminas, minerales y ácidos grasos esenciales.

Las vitaminas son compuestos orgánicos que se necesitan para el mantenimiento de la buena salud y de la integridad metabólica. No pueden sintetizarse en el organismo, sino que deben ser proporcionadas en la dieta. Son necesarias en muy pequeñas cantidades, del orden de µg o mg/día, y por tanto pueden diferenciarse de los ácidos grasos esenciales (ver página 87) y de los aminoácidos esenciales (ver página 204), los cuales se requieren en cantidades mayores, varios gramos/día.

Los minerales esenciales son aquellos elementos químicos inorgánicos que tienen una función fisiológica en el organismo. Evidentemente, ya que son elementos químicos, tienen que ser proporcionados en la dieta, porque los elementos químicos no pueden interconvertirse. Las cantidades requeridas varían desde gramos/día para sodio y calcio, pasando por mg/día (por ejemplo hierro) hasta µg/día para los elementos traza (llamados así porque se requieren en cantidades pequeñísimas).

Las vitaminas

Como se indica en la Tabla 11.1, las vitaminas se nombran de una forma curiosa. Se trata de un accidente histórico, resultado de la forma en que fueron descubiertas. Algunos estudios realizados a comienzos del siglo XX mostraban que la leche contenía algo que era esencial, en cantidades muy pequeñas, para el crecimiento de ratones alimentados con una dieta consistente en grasa, carbohidratos, proteína y sales minerales purificadas.

Estos primeros estudios mostraban que eran esenciales dos factores: uno se encontraba en la nata y el otro en la parte acuosa de la leche. Lógicamente, fueron llamados Factor A (soluble en grasa, en la nata) y Factor B (soluble en agua, en la fase acuosa de la leche). El Factor B se identificó químicamente como una amina, y en 1913 se acuñó el nombre «vitamina» para estas «aminas vitales».

Estudios posteriores mostraron que la «Vitamina B» era una mezcla de varios compuestos, con acciones diferentes en el organismo, y por tanto también se les otorgó números: vitamina B_1, vitamina B_2, y así. Hay huecos en el orden numérico de las vitaminas B. Cuando la que podría haber sido denominada vitamina B_3 fue descubierta, se encontró que era un compuesto químico que ya era conocido, el ácido nicotínico. Por tanto, no se le asignó número. Otros huecos se deben a que compuestos que se asumía eran vitaminas y a los que se les asignó números, como B_4, B_5, etc., se comprobó más tarde que, o bien no eran vitaminas, o eran vitaminas que ya habían sido descritas por otros investigadores, y a las que les dieron otros nombres.

Las vitaminas C, D y E fueron nombradas en el orden de su descubrimiento. El nombre «vitamina F» fue usado durante un tiempo para lo que ahora llamamos ácidos grasos esenciales (ver página 87); la «vitamina G» se comprobó más tarde que era la que ya se conocía como vitamina B_2. La biotina todavía es llamada, a veces, vitamina H. La vitamina K fue descubierta por Henrik Dam, en Dinamarca, como resultado de estudios sobre alteraciones de la coagulación sanguínea, y la bautizó por su función, «Koagulation» en danés, de ahí el nombre de vitamina K.

Actualmente conocemos la estructura química de todas las vitaminas, y por tanto podemos darles nombres propios, como se muestra en la Tabla 11.1. En aquellos casos donde sólo un compuesto químico tiene la actividad biológica de la vitamina, esto es bastante fácil. Así, la vitamina B_1 es tiamina, la vitamina B_2 es riboflavina, etc.

Con algunas de las vitaminas, varios compuestos químicamente relacionados presentes en los alimentos pueden interconvertirse en el organismo, y todos muestran la misma actividad biológica. Llamamos **vitámeros** a tales compuestos químicamente emparentados, y usamos un nombre general (un **descriptor genérico**) para describir todos los compuestos que manifiestan la misma actividad biológica. Así, niacina es el descriptor genérico para dos compuestos, ácido nicotínico y nicotinamida, los cuales tienen la misma actividad biológica. Se usa vitamina B_6 para describir los seis compuestos que tienen actividad vitamina B_6.

Definición de esencialidad

Correctamente, para que un compuesto se clasifique como vitamina, debe ser esencial en la dieta. En otras palabras, es algo que debe ser suministrado en

Tabla 11.1 Las Vitaminas

Vitamina		*Principales funciones metabólicas*	*Enfermedad por deficiencia*
A	retinol	pigmentos visuales de la retina; diferenciación celular	ceguera nocturna, xeroftalmía;
	β-caroteno	β-caroteno es un antioxidante	queratinización de la piel
D	calciferol	mantenimiento del balance de calcio; aumenta la absorción intestinal de Ca^{2+} y moviliza el mineral óseo	raquitismo = deficiente mineralización ósea; osteomalacia = desmineralización ósea
E	tocoferoles tocotrienoles	antioxidantes, especialmente en membranas	extremadamente rara - disfunción neurológica grave
K	filoquinona menaquinonas	coenzima en la formación de carboxi-glutamato en enzimas de la coagulación sanguínea y matriz ósea	coagulación sanguínea alterada, enfermedad hemorrágica
B_1	tiamina	coenzima de la piruvato y 2-oxoglutarato deshidrogenasas, y transcetolasa; función no claramente definida en la conducción nerviosa	lesión de los nervios periféricos (beriberi) o lesiones del SNC(síndrome de Wernicke-Korsakoff); acidosis
B_2	riboflavina	coenzima en reacciones de oxidación y reducción; grupo prostético de flavo-proteínas	lesiones de la comisura de la boca, labios y lengua, dermatitis seborreica
nia-cina	ácido nicotínico nicotinamida	coenzima en reacciones de oxidación y reducción, parte funcional de NAD y NADP	pelagra: dermatitis fotosensible, psicosis depresiva, mortal
B_6	piridoxina piridoxal piridoxamina	coenzima en la transaminación y descar-boxilación de aminoácidos y en la fosforilasa del glucógeno; papel en la acción de hormonas esteroides	desórdenes del metabolismo de aminoácidos, convulsio-nes
	ácido fólico	coenzima en la transferencia de fragmentos de un carbono	anemia megaloblástica
B_{12}	cobalamina	coenzima en la transferencia de fragmentos de un carbono y en el metabolismo del ácido fólico	anemia perniciosa: anemia megaloblástica, con degeneración de la médula espinal
	ácido pantoténico	parte funcional del CoA y de la proteína transportadora de acilos	lesión de nervios periféricos (síndrome de los pies quemantes)
	biotina	coenzima en reacciones de carboxilación de la gluconeogénesis y síntesis de ácidos grasos	metabolismo alterado de grasas y carbohidratos, dermatitis
C	ácido ascórbico	coenzima en la hidroxilación de prolina y lisina en la síntesis de colágeno, antio-xidante, aumenta la absorción de hierro	escorbuto: alteración de la cicatrización de heridas, pérdida de cemento dental, hemorragia subcutánea

la dieta, y no puede sintetizarse en el organismo. Siguiendo esta estricta definición, hay dos vitaminas que realmente no deberían incluirse, ya que pueden sintetizarse en el organismo. La **vitamina D** se sintetiza en la piel expuesta al sol (ver página 253), y realmente debe considerarse como una hormona esteroidea más que como una vitamina. Sólo cuando la exposición al sol es inadecuada se requiere una fuente dietética. De forma similar, la **niacina** puede formarse a partir del aminoácido esencial triptófano. En efecto, probablemente la síntesis a partir de triptófano es más importante que la ingesta dietética de niacina preformada. Sin embargo, tanto la vitamina D como la niacina fueron descubiertas como resultado de investigaciones sobre enfermedades carenciales, y desde entonces son siempre consideradas como vitaminas.

La deficiencia de una vitamina origina una enfermedad específica, que se cura incorporando la vitamina a la dieta. Esto es importante ya que no es suficiente sólo demostrar que el compuesto tiene efectos cuando se añade a la dieta. Después de todo, la aspirina curará un dolor de cabeza, pero ¡esto no significa que el dolor de cabeza sea una enfermedad por deficiencia de aspirina, ni que la aspirina sea esencial en la dieta!

Actualmente conocemos las funciones metabólicas de todas las vitaminas. Por tanto, antes de aceptar una nueva sustancia como una posible vitamina, se requiere no sólo prueba de que la privación originó una enfermedad específica de deficiencia que podría curarse sólo con ese compuesto, sino también al menos alguna idea de su función metabólica. Aquí estamos excluyendo específicamente acciones farmacológicas; buscamos funciones metabólicas esenciales. Estamos seguros de que todos los compuestos de la lista de la Tabla 11.1 son esenciales en la dieta y por tanto vitaminas (con la anomalía de la vitamina D y la niacina, nombradas anteriormente).

Determinación de los requerimientos

Antes de que podamos estimar los requerimientos de una vitamina, mineral o cualquier otro nutriente, tenemos que considerar lo que se entiende por adecuación; en otras palabras, tenemos que responder a la pregunta *¿requerimiento, para qué propósito?*

Hemos de distinguir entre requerimientos para el mantenimiento de la buena salud e integridad metabólica, y las posibles acciones semejantes a fármacos o farmacológicas a niveles superiores de ingesta. En este caso estamos interesados en los requerimientos para mantener la buena salud, y no en posibles acciones de cantidades mayores de nutrientes para tratar enfermedades.

El mantenimiento de la buena salud e integridad metabólica es difícil de definir. Ciertamente, no podemos considerar la ausencia de enfermedad clínica por deficiencia como un criterio de algo más que adecuación mínima.

Se emplean varios **criterios de adecuación** diferentes: mantenimiento de las respuestas metabólicas normales; saturación de enzimas con sus cofactores derivados de vitaminas; excreción urinaria de metabolitos de la vitamina; concentración en el plasma o glóbulos rojos sanguíneos. Varios de ellos pueden usarse en estudios de requerimientos para cualquier vitamina, en los que se mantiene a grupos de voluntarios con dietas deficientes hasta que se desarrollan cambios específicos; a continuación se investiga la ingesta requerida para corregir las anormalidades observadas, añadiendo a la dieta cantidades variables de la vitamina. También podemos medir la velocidad a la que se recambia el contenido corporal de la vitamina (por ejemplo, usando vitamina marcada con isótopos); el requerimiento es en este caso la cantidad que se necesita para reponer lo que se pierde cada día. Los problemas se plantean al interpretar los resultados, y por tanto al definir los requerimientos, cuando diferentes criterios de adecuación responden a diferentes niveles de ingesta.

No todos los individuos tienen el mismo requerimiento de vitaminas y otros nutrientes, incluso cuando se expresan en relación al tamaño corporal o gasto energético. La Figura 11.1 ofrece los resultados de determinar los requerimientos de 1.000 individuos para una vitamina (esto es teórico, incluso teniendo en cuenta todos los estudios sobre requerimientos de vitaminas que se han llevado a cabo, probablemente no tengamos resultados sobre 1.000 personas). Existe una amplia dispersión de los requerimientos individuales, aunque la mayoría de las personas tienen requerimientos alrededor de la mitad del intervalo: requerimiento promedio, o media estadística.

Si analizamos estadísticamente los resultados, podemos determinar no sólo el requerimiento promedio, sino también la **desviación estándar (SD)** de los resultados, una medida de la dispersión de los resultados en torno a la media. Para resultados como los mostrados en la Figura 11.1, una distribución estadísticamente normal, *el 95% de la población tiene un requerimiento que se sitúa dentro del intervalo –2SD hasta +2SD en torno a la media.*

Una ingesta igual al requerimiento promedio será **más que suficiente** para satisfacer los requerimientos del 50% de la población. Una ingesta igual al promedio más 2SD será más que suficiente para satisfacer los requerimientos del 97,5% de la población. En contraste, una ingesta igual al promedio menos 2SD sólo será adecuada para satisfacer los requerimientos del 2,5% de la población.

Se toma como **intervalo de referencia** el intervalo de ±2SD en torno al requerimiento promedio (el requerimiento del 95% de la población), frente al cual podemos comparar la adecuación de las dietas. Entonces, podemos definir tres niveles de ingesta:

a. **Ingesta más baja de Nutriente de Referencia (LRNI)**, o Mínima Ingesta Umbral, por debajo de la cual es improbable que puedan satisfacerse los requerimientos de la mayoría de las personas. Ésta es, o bien el nivel de ingesta por debajo de la cual sabemos por estudios experimentales que la

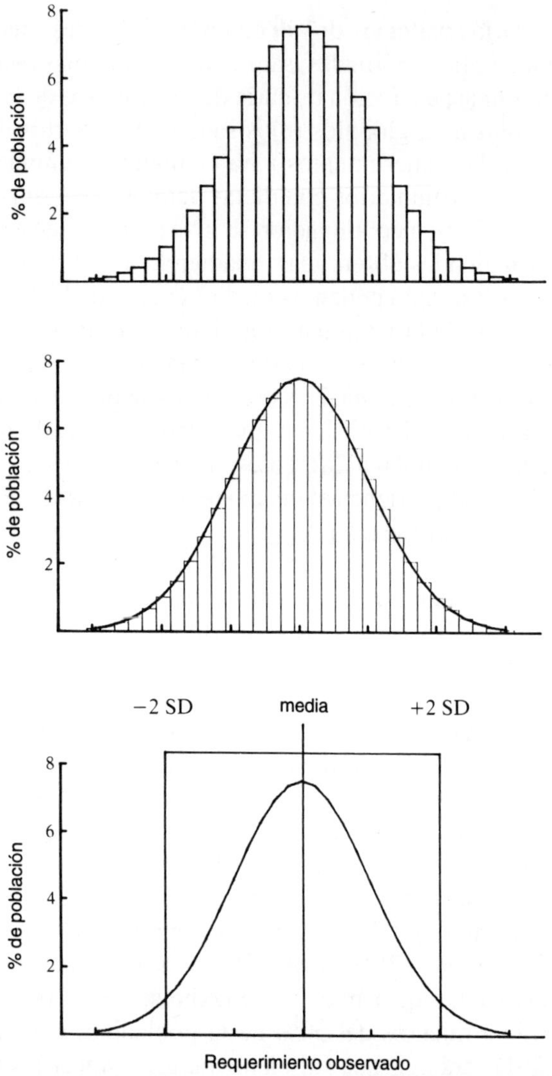

Figura 11.1 Determinación de Ingestas de Nutriente de Referencia

a) Si determináramos los requerimientos de 1.000 personas para cualquier nutriente dado, encontraríamos que tienen requerimientos individuales diferentes; dibujamos un histograma del porcentaje de individuos cuyos requerimientos están situados dentro de cada intervalo. b) Podemos unir los puntos medios de cada barra del histograma para conseguir una curva suave. Ésta es la curva de distribución estadísticamente normal, con el mismo número de personas que tienen requerimientos tanto por encima como por debajo del promedio o media. c) Un intervalo de 2 × desviación estándar alrededor de la media incluye el 95% de la población.

Si tomamos un valor 2 × desviación estándar *por encima* del requerimiento medio, hemos satisfecho con creces los requerimientos del 97,5% de la población. Ésta es la **Ingesta de Nutriente de Referencia** - es mayor que los requerimientos de cada individuo en la población. Si tomamos un valor 2 × desviación estándar *por debajo* del requerimiento medio, hemos fracasado al satisfacer los requerimientos del 97,5% de la población. Ésta es la **Ingesta más baja de Nutriente de Referencia**, por debajo de la cual es muy improbable que se aporte el nutriente adecuado.

integridad metabólica no puede mantenerse, o, donde no se dispone de tales pruebas experimentales, 2SD por debajo del requerimiento promedio.

b. **Requerimiento Promedio**. Esto es justo lo que parece ser, la media de los requerimientos de los individuos que han sido estudiados.
c. **Ingesta de Nutriente de Referencia (RNI)**. Esto es 2SD por encima del requerimiento promedio, y por tanto *más que adecuada para satisfacer los requerimientos del 97,5% de la población.* Esto es el nivel de ingesta que a veces se denomina Aporte Diario Recomendado (RDA), Ingesta Diaria Recomendada (RDI) o Ingesta de Referencia de la Población (PRI).

Hasta 1991 las tablas de requerimientos de nutrientes del Departamento de Salud británico usaban el término RDA. Los Estados Unidos y muchos otros países, todavía usan el término. Sin embargo, esto es engañoso:

a. No tenemos que tomar una ingesta de cualquier nutriente cada día; como promedio durante un período de tiempo tenemos que satisfacer nuestros requerimientos, pero no hay problema si la ingesta varía ampliamente de un día a otro.
b. Lo que es más importante, la RNI o RDA *no es la ingesta recomendada para un individuo,* sino un estándar de referencia frente al cual comparar las ingestas de una población o grupo de personas, y un objetivo para el abastecimiento en hospitales y otras instituciones, para asegurar que las ingestas sean más que adecuadas para satisfacer requerimientos individuales. Es evidente, del estudio anterior, que muy pocas personas tienen un requerimiento tan elevado como la RNI.

Las Tablas 11.2 y 11.3 muestran las RNI para vitaminas y minerales.

Acciones farmacológicas de las vitaminas, y problemas de toxicidad

Las Ingestas de Nutriente de Referencia de vitaminas y minerales se establecen sobre la base de su adecuación para satisfacer requerimientos para el mantenimiento de la buena salud y la integridad metabólica. Algunas de las vitaminas tienen acciones diferentes a cantidades elevadas, en general considerablemente superiores a las que podrían obtenerse de los alimentos. Algunas de estas acciones pueden ser útiles para el tratamiento de enfermedades distintas a las enfermedades carenciales. Aquí nos estamos refiriendo a acciones farmacológicas, o semejantes a fármacos, de compuestos que, por casualidad, son vitaminas en cantidades más pequeñas.

Es un capricho de la legislación que compuestos que son nutrientes puedan, en general, venderse al público sin necesidad de probar su eficacia en el tratamiento de las alteraciones para las cuales se recomiendan. En cambio, un compuesto que no es un nutriente debe sufrir un ensayo riguroso de seguridad y eficacia antes de que pueda concederse una autorización para su venta como medicamento. Esto significa que muchos de los efectos atribuidos a las vitami-

Tabla 11.2 Ingestas de Nutriente de Referencia para Vitaminas. (Departamento de Salud del Reino Unido, 1991)

	A *µg*	B_1 *mg*	B_2 *mg*	*Niacina* *mg*	B_6 *mg*	B_{12} *µg*	*Folato* *µg*	*C* *mg*
0 - 3 meses	350	0,2	0,4	3	0,2	0,3	50	25
4 - 6 meses	350	0,2	0,4	3	0,2	0,3	50	25
7 - 12 meses	350	0,2	0,4	4	0,3	0,4	50	25
10 - 1 año	350	0,3	0,4	5	0,4	0,4	50	25
1-3 años	400	0,5	0,6	8	0,7	0,5	70	30
4-6 años	500	0,7	0,8	11	0,9	0,8	100	30
7-10 años	500	0,7	1,0	12	1,0	1,0	150	30
hombres								
11-14 años	600	0,9	1,2	15	1,2	1,2	200	35
15-18 años	700	1,1	1,3	18	1,5	1,5	200	40
19-50 años	700	1,0	1,3	17	1,4	1,5	200	40
más de 50 años	700	0,9	1,3	16	1,4	1,5	200	40
mujeres								
11-14 años	600	0,7	1,1	12	1,0	1,2	200	35
15-18 años	600	0,8	1,1	14	1,2	1,5	200	40
19-50 años	600	0,8	1,1	13	1,2	1,5	200	40
más de 50 años	600	0,8	1,1	12	1,2	1,5	200	40
embarazo	700	0,9	1,4	14	1,2	1,5	300	50
lactancia								
0 - 4 meses	950	1,0	1,6	16	1,2	2,0	260	70
más de 4 meses	950	1,0	1,6	16	1,2	2,0	260	70

nas a niveles elevados (no nutricionales) de ingesta están sin ensayar. Sin prueba de eficacia y seguridad, es difícil justificar la venta o consumo de suplementos de vitaminas y minerales que aportan más del RNI.

Sencillamente, porque un compuesto sea esencial en la dieta en pequeñas cantidades no significa que ingestas elevadas sean inocuas. Se sabe que algunas vitaminas en exceso son tóxicas. En general, esto ocurre a niveles muy elevados de ingesta, como puede obtenerse de los suplementos, no a las cantidades que se encuentran en los alimentos. Una excepción es el caso de la vitamina A; como se estudia en la página 252, el hígado puede contener niveles inesperadamente elevados de vitamina A, y a las mujeres embarazadas se les recomienda específicamente que no tomen hígado debido a los posibles efectos teratogénicos del exceso de vitamina A. Los casos en los que tenemos información sobre efectos no deseables de ingestas elevadas de vitaminas y minerales son estudiados en las páginas siguientes.

La ausencia de cualquier información no significa que una vitamina sea segura en cantidades ilimitadas, sino simplemente que aún no tenemos datos. La vitamina B_6 (ver página 271) fue generalmente considerada como bastante inocua hasta hace alrededor de 10 años, cuando se hicieron patentes los efec-

Tabla 11.3 Ingestas de Nutriente de Referencia para minerales. (Departamento de Salud del Reino Unido, 1991)

	Ca *mg*	*P* *mg*	*Mg* *mg*	*Na* *mg*	*K* *mg*	*Cl* *mg*	*Fe* *mg*	*Zn* *mg*	*Cu* *mg*	*Se* *μg*	*I* *μg*
0-3 meses	525	400	55	210	800	320	1,7	4,0	0,2	10	50
4-6 meses	525	400	60	280	850	400	4,3	4,0	0,3	13	60
7-9 meses	525	400	75	320	700	500	7,8	5,0	0,3	10	60
10-1 año	525	400	80	350	700	500	7,8	5,0	0,3	10	60
1-3 años	350	270	85	500	800	800	6,9	5,0	0,4	15	70
4-6 años	450	350	120	700	1.100	1.100	6,1	6,5	0,6	20	100
7-10 años	550	450	200	1.200	2.000	1.800	8,7	7,0	0,7	30	110
hombres											
11-14 años	1.000	775	280	1.600	3.100	250	11,3	9,0	0,8	45	130
15-18 años	1.000	775	300	1.600	3.500	2.500	11,3	9,5	1,0	70	140
10-50 años	700	550	300	1.600	3.500	2.500	8,7	9,5	1,2	75	140
más de 50	700	550	300	1.600	3.500	2.500	8,7	9,5	1,2	75	140
mujeres											
11-14 años	800	625	280	1.600	3.100	2.500	14,8	9,0	0,8	45	130
15-18 años	800	625	300	1.600	3.500	2.500	14,8	7,0	1,0	60	140
19-50 años	700	550	270	1.600	3.500	2.500	14,8	7,0	1,2	60	140
más de 50	700	550	270	1.600	3.500	2.500	8,7	7,0	1,2	60	140
embarazo	700	550	270	1.600	3.500	2.500	14,8	7,0	1,2	60	140
lactancia											
0-4 meses	1.250	990	320	1.600	3.500	2.500	14,8	13,0	1,5	75	140
más de 4 m	1.250	990	320	1.600	3.500	2.500	14,8	8,5	1,5	75	140

tos secundarios de ingestas muy elevadas; hasta entonces nadie había consumido tan elevadas ingestas, y por tanto, no habían sido ensayados.

Vitamina A

Dos grupos de compuestos tienen actividad vitamínica A: retinol (vitamina A preformada), que se encuentra sólo en alimentos animales, y una diversidad de carotenos que se encuentran en vegetales amarillos, rojos y verdes (ver Figura 11.2). Las fuentes principales de vitamina A preformada son carne (y especialmente hígado), leche y productos lácteos, y huevos. La vitamina A se añade a la margarina para alcanzar el mismo nivel que tiene en la mantequilla.

Muchos, pero no todos, los carotenos pueden metabolizarse en la mucosa intestinal para dar retinol. Éstos se conocen como carotenoides provitamina A.

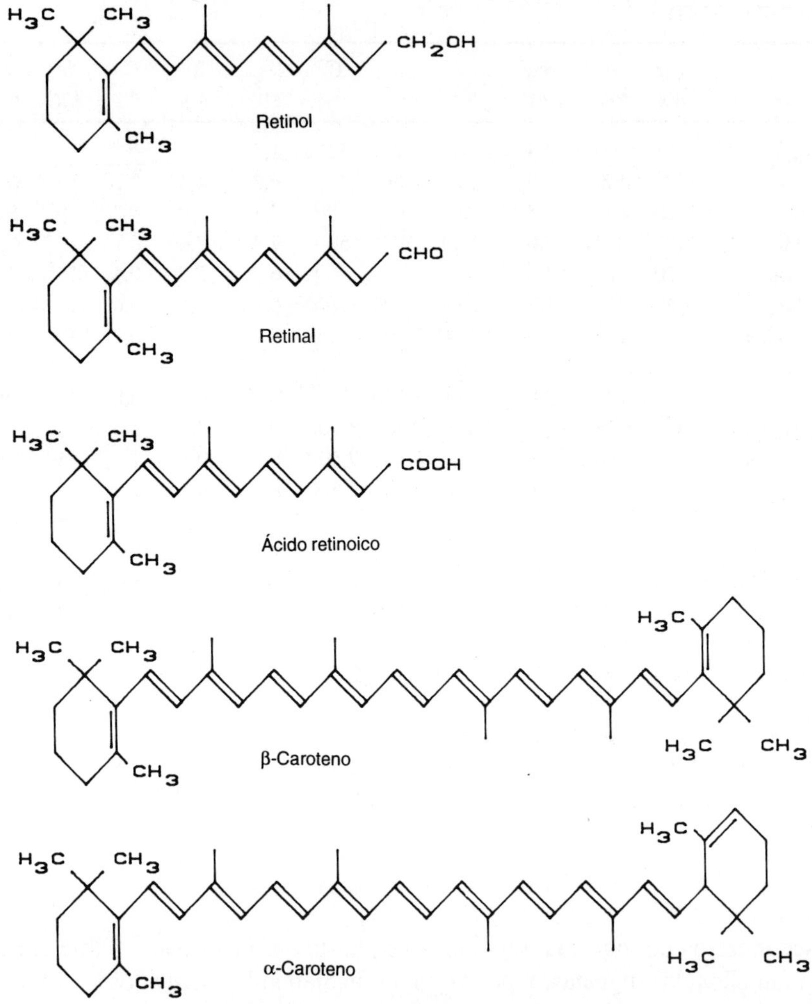

Figura 11.2 Vitámeros de la vitamina A

Retinol, retinal y ácido retinoico hacen referencia a veces a la vitamina A preformada; los carotenos, que pueden escindirse para formar retinal, son carotenoides pro-vitamina A.

El más importante de los carotenos con actividad vitamínica A es el β-caroteno. Aunque a partir de su estructura, mostrada en la Figura 11.2, parecería que una molécula de β-caroteno da lugar a 2 moléculas de retinol, esto no es así en la práctica, ya que una cantidad considerable se absorbe como caroteno. Nutricionalmente, 6 μg de β-caroteno equivalen a 1 μg de retinol preformado. Para otros carotenos con actividad vitamínica A, 12 μg equivalen a 1 μg de retinol preformado.

Expresamos la cantidad total de vitamina A de los alimentos como **µg de equivalentes de retinol**. Se calcula por adición:

µg de vitamina A preformada
+ 1/6 × µg β-caroteno
+ 1/12 × µg de otros carotenoides provitamina A

A veces la vitamina A se expresa en **unidades internacionales (ui)**, aunque la unidad internacional resulta ahora obsoleta. Antes de que la vitamina A pura estuviera disponible por el análisis químico, el contenido de vitamina A de los alimentos fue determinado por ensayos biológicos, y los resultados se expresaron en unidades experimentales estandarizadas (ui):

1 ui = 0,3 µg retinol
1 µg de retinol = 3,33 ui

Funciones metabólicas

La función más conocida y mejor definida de la vitamina A es la de la **visión**. La secuencia de sucesos se muestra en la Figura 11.3. El retinol sufre un cambio conformacional hasta el isómero *cis*, el cual se oxida a continuación a *cis*-retinal. Éste se une después a la proteína opsina, formando el pigmento **rodopsina**. Cuando la rodopsina se expone a la luz, sufre un cambio conformacional que origina la liberación del retinal, el cual se isomeriza a la forma todo-*trans*.

La forma alterada de la opsina interacciona con otras proteínas, activando un sistema de segundo mensajero que da lugar a la transmisión de un impulso nervioso. *Trans*-retinal es reducido a retinol, y después convertido lentamente en *cis*-retinal para la formación de rodopsina. Bajo condiciones donde hay poco retinol o retinal en el ojo (por ejemplo, en deficiencia), la visión está alterada (ver más adelante).

Aunque ésta es la función mejor entendida de la vitamina A, su función principal en el organismo consiste en el control de la **diferenciación celular** y recambio celular. Tanto el retinol como el ácido retinoico son activos en la promoción del crecimiento, desarrollo y diferenciación tisular; tienen diferentes acciones en diferentes tejidos. Igual que las hormonas esteroides (ver página 235) y vitamina D (ver página 255), el retinol y el ácido retinoico se unen a receptores intracelulares, y regulan la transcripción de genes. Un gran número de genes son sensibles al control por el retinol y ácido retinoico en diferentes tejidos, y en diferentes etapas del desarrollo.

Caroteno. Aparte de su papel como precursores de la vitamina A, los carotenos son importantes por derecho propio. Como se estudia en la página 260, la lesión de los tejidos por radicales libres puede tener varios efectos graves, que incluyen alteración del ADN, lo cual puede originar el desarrollo de cáncer. El caroteno pertenece a un grupo de micronutrientes globalmente conocidos como

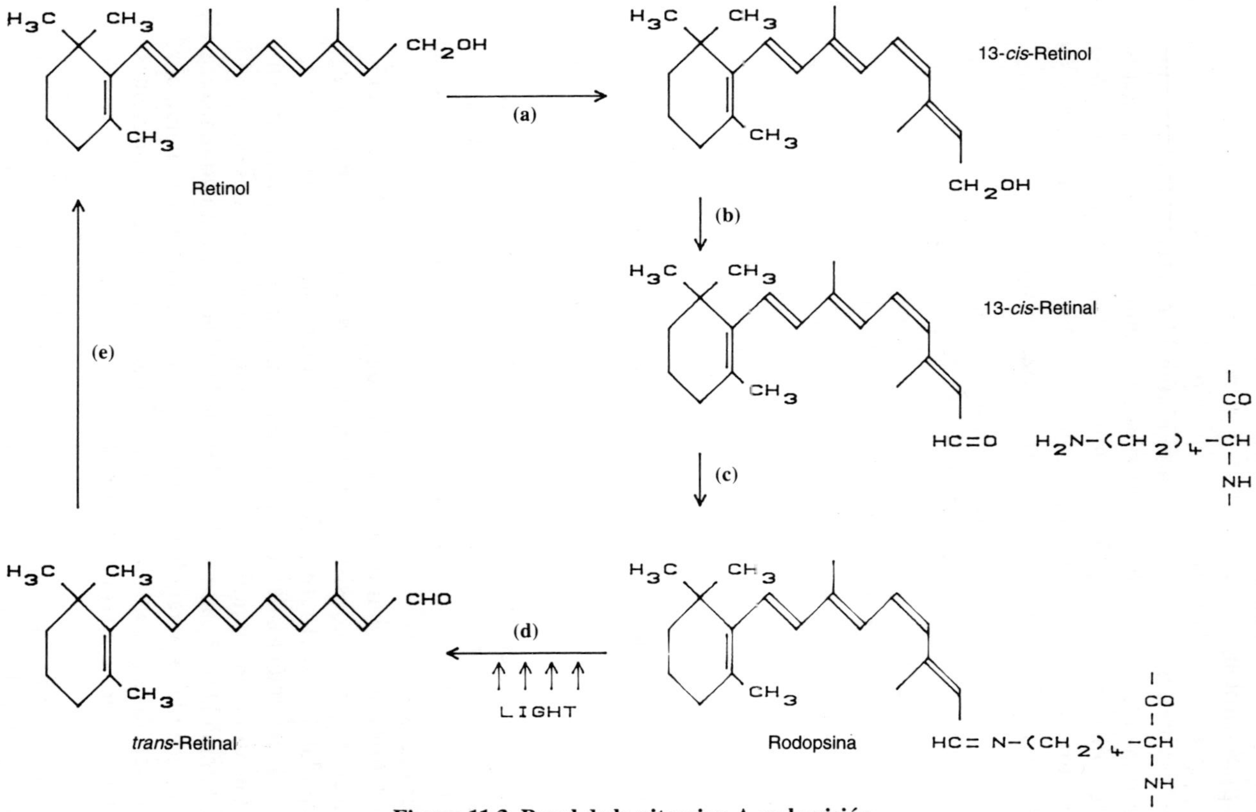

Figura 11.3 Papel de la vitamina A en la visión

a) El retinol sufre una isomerización conformacional a 11-*cis*-retinol. b) El 11-*cis*-retinol es oxidado a 11-*cis*-retinal. c) 11-*cis*-retinal sufre una reacción de condensación con el grupo amino de la cadena lateral de la lisina de la proteína opsina, formando rodopsina (púrpura visual). d) La acción de la luz sobre la rodopsina origina isomerización del 11-*cis*-retinal a *trans*-retinal, y rotura del enlace entre retinal y opsina. El cambio conformacional en la opsina es responsable de la iniciación de la transmisión nerviosa hasta el cerebro. e) El retinal es reducido nuevamente a retinol.

nutrientes antioxidantes, porque pueden prevenir la lesión oxidativa de las células. Los carotenos reaccionan con radicales para formar nuevos radicales relativamente estables, no reactivos, debido a que el electrón desapareado se deslocaliza por todo el sistema de dobles enlaces conjugados del caroteno.

Hay pruebas epidemiológicas de que ingestas elevadas de caroteno se asocian a un menor riesgo de desarrollar algunas formas de cáncer, o al menos que algunas formas de cáncer se asocian con ingestas bajas de frutas y vegetales ricos en caroteno, y con bajas concentraciones plasmática y tisulares de caroteno. Hay pocas pruebas todavía sobre si suplementos de caroteno no superiores a los que pueden obtenerse con dieta mixta normal proporcionan protección frente al cáncer u otras enfermedades, y ninguna evidencia sobre la cual basar ingestas de referencia de caroteno, distintas de aquéllas como precursor de retinol.

Deficiencia

Los primeros signos de deficiencia de vitamina A están relacionados con la visión. Inicialmente, hay una pérdida de sensibilidad a la luz verde; esto va seguido de alteración de la capacidad de adaptación a la oscuridad, seguido de incapacidad para la visión con luz débil: **ceguera nocturna**. Una deficiencia más prolongada o grave conduce a la dolencia llamada **xeroftalmía**: queratinización de la córnea, seguida de ulceración. Ésta es la causa más importante de ceguera (evitable) en el mundo. Al mismo tiempo, se producen cambios en la piel, con formación considerable de tejido queratinizado.

Como se estudió en la página 188, los signos de deficiencia de vitamina A también aparecen en la malnutrición energético-proteica, independientemente de si la ingesta de vitamina A es o no adecuada. Esto se debe a alteración en la síntesis de la **proteína plasmática que se une al retinol**, la cual se requiere para transportar el retinol desde las reservas hepáticas hasta sus lugares de acción. Por tanto, la deficiencia funcional de vitamina A puede ser secundaria a una malnutrición energético-proteica.

Requerimientos

Los requerimientos de vitamina A se basan en las ingestas necesarias para mantener una concentración de 20 μg de retinol/g en el hígado. Esta concentración es adecuada para mantener concentraciones plasmáticas normales de la vitamina, y las personas con este nivel de reservas hepáticas pueden mantenerse con una dieta libre de vitamina A durante muchos meses antes de que desarrollen signos detectables de deficiencia. A medida que aumenta la concentración de retinol en el hígado, por encima de 20 μg/gramo, hay un incremento de la velocidad de metabolismo y excreción de la vitamina. El requerimiento medio para mantener una concentración de 20 μg/gramo de hígado es 6,7 μg de equivalentes de retinol/kg de peso corporal.

Toxicidad

Aunque se produce un incremento de la velocidad del metabolismo y excreción de retinol cuando la concentración hepática se eleva por encima de 20 μg/gramo, sólo hay una capacidad limitada para metabolizar la vitamina. Ingestas excesivamente elevadas conducen a la acumulación indeseable en el hígado y otros tejidos, y pueden causar lesión hepática y ósea, pérdida de pelo, vómitos y dolores de cabeza. Mientras que dosis únicas elevadas pueden ser tóxicas de forma aguda, el principal problema es la toxicidad crónica de elevadas ingestas de forma habitual. Los niños son más sensibles a la intoxicación por vitamina A que los adultos.

Aunque se requiere para el desarrollo normal del organismo, en exceso, la vitamina A puede ser teratogénica. A las mujeres embarazadas se les recomienda que no consuman más de 3.300 μg/día. En efecto, debido al elevado contenido de vitamina A de algunos tipos de hígados a la venta, se ha aconsejado a las mujeres embarazadas que eviten comer hígado y productos derivados.

Tabla 11.4 Límites superiores recomendados de ingestas habituales de retinol preformado

	Límite superior de ingesta μg/día	*RNI μg/día*
Bebés	900	350
1-3 años	1.800	400
4-6 años	3.000	500
6-12 años	4.500	500
13-20 años	6.000	600-700
Hombres adultos	9.000	700
Mujeres adultas	7.500	600
Mujeres embarazadas	3.300	700

Los límites superiores recomendados para una ingesta habitual de retinol se muestran en la Tabla 11.4. Se refieren sólo a retinol preformado. No se conoce que la ingesta excesiva de caroteno tenga ningún efecto adverso, aparte de proporcionar un color amarillo-anaranjado a la piel.

Vitamina D

La forma dietética normal de la vitamina D es el colecalciferol. Éste es también el compuesto que se forma en la piel expuesta al sol. Algunos alimentos están enriquecidos o fortificados con el compuesto sintético ergocalciferol. El ergocalciferol experimenta el mismo metabolismo que colecalciferol, y tiene la misma actividad biológica.

Al igual que la vitamina A, la vitamina D se determinó en unidades internacionales de actividad biológica antes de que fuera aislado el compuesto puro. Aunque la ui es actualmente obsoleta, a veces se hace uso de ella:

1 ui = 25 ng de colecalciferol
1 µg de colecalciferol = 40 ui

Síntesis de vitamina D en la piel

Como se muestra en la Figura 11.4, el esteroide 7-dehidrocolesterol (que es un intermediario en la síntesis de colesterol), puede sufrir una reacción no enzimática en la dermis expuesta a luz ultravioleta, dando lugar primero a un compuesto llamado provitamina D. Éste sufre lentamente una reacción posterior (después de un período de muchas horas) para formar colecalciferol, el cual se absorbe en la sangre.

Aunque, como se estudia más adelante, el exceso de vitamina D en la dieta es tóxico, la exposición excesiva a la luz solar no conduce a intoxicación por vitamina D. Existe una capacidad limitada para formar el precursor, 7-dehidrocolesterol, en la piel, y una capacidad limitada para absorber colecalciferol desde la piel. Además, la exposición prolongada de provitamina D a la luz ultravioleta da lugar a posteriores reacciones para formar compuestos biológicamente inactivos.

Existen muy pocas fuentes dietéticas ricas en vitamina D: pescados grasos como arenque y caballa, huevos, mantequilla y margarina. En climas templados existe una marcada variación estacional en la concentración plasmática de vitamina D; es máxima al final del verano, y mínima al final del invierno. Aunque puedan existir muchos días soleados en invierno, incluso en el sur de Inglaterra, hay muy poca radiación ultravioleta de la longitud de onda apropiada para la síntesis de colecalciferol, cuando el sol está bajo en el cielo. En cambio, en verano, cuando el sol luce más o menos sobre nuestras cabezas, hay una cantidad considerable de luz ultravioleta, incluso en un día ligeramente nublado, y una cantidad suficiente puede atravesar ropas ligeras para dar lugar a formación significativa de vitamina D.

En climas nórdicos, y sobre todo en ciudades industriales con polución y poca luz solar, puede que las personas no estén expuestas a suficiente luz ultravioleta para satisfacer sus necesidades de vitamina D, por lo que dependerán de las pocas fuentes dietéticas disponibles de la vitamina.

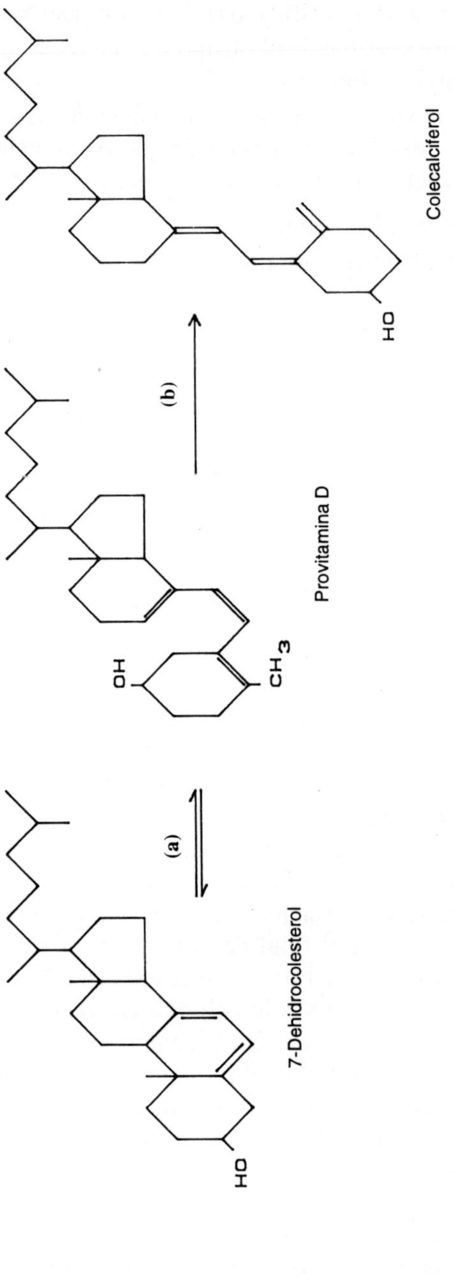

Figura 11.4 Síntesis de vitamina D a partir de 7-dehidrocolesterol

a) El 7-dehidrocolesterol de la piel sufre una reacción de escisión reversible cuando se expone a luz ultravioleta, dando lugar a la formación de provitamina D. b) La provitamina D sufre una lenta reacción de isomerización para formar colecalciferol (vitamina D) que después se absorbe en la sangre.

El metabolismo de la vitamina D

El colecalciferol, ya sea sintetizado en la piel o tomado con los alimentos, se metaboliza como se muestra en la Figura 11.5. En el hígado se hidroxila a calcidiol, después en el riñón éste se convierte bien en calcitriol, el cual es la hormona activa o en 24-hidroxicalcidiol, que no tiene actividad biológica, pero es metabolizado, y a continuación excretado en la bilis.

El papel metabólico de la vitamina D radica en el control de la **homeostasis del calcio**. A su vez, las actividades de las dos enzimas que metabolizan el calcidiol bien hasta calcitriol (activo) o 24-hidroxicalcidiol (inactivo) son controladas por el estado del balance de calcio. Cuando desciende el calcio del suero, se segrega **hormona paratiroidea** de la glándula paratiroides. La hormona paratiroidea estimula la enzima que forma calcitriol e inhibe la enzima que forma el 24-hidroxicalcidiol. Así, cuando desciende el calcio del suero, aumenta la formación del metabolito activo de la vitamina D, el cual actúa elevando el calcio sérico.

Funciones metabólicas de la vitamina D

El calcitriol actúa como una hormona esteroide (ver página 235), que penetra en las células de la mucosa intestinal y se une a una proteína nuclear receptora. El complejo receptor-calcitriol se une después al lugar estimulador del gen que codifica una proteína de unión al calcio, aumentando su transcripción, y por tanto incrementando la cantidad de proteína de unión con el calcio en la célula. Esto aumenta la capacidad de la mucosa intestinal para absorber calcio de la dieta, y eleva la concentración plasmática de calcio.

El calcitriol también estimula la movilización de calcio desde los huesos, con el fin de mantener una adecuada concentración plasmática para sus funciones muscular y nerviosa. Sin embargo, también actúa estimulando la reposición de nuevo tejido óseo que sustituye al que se pierde.

Deficiencia: raquitismo y osteomalacia

Históricamente, el raquitismo era la enfermedad de la infancia, especialmente en ciudades industriales del norte. Los huesos están poco mineralizados, como resultado de escasa absorción de calcio en ausencia de cantidades adecuadas de calcitriol. Cuando el niño comienza a caminar, los huesos largos de las piernas se deforman, torciéndose y arqueándose las piernas. En los casos más graves, el raquitismo también puede conducir al hundimiento de la caja torácica, y deformaciones de los huesos de la pelvis. Problemas similares también pueden ocurrir en adolescentes deficientes de vitamina D durante el esfuerzo que supone el crecimiento en la adolescencia, donde hay de nuevo una elevada demanda de calcio para formación de más tejido óseo.

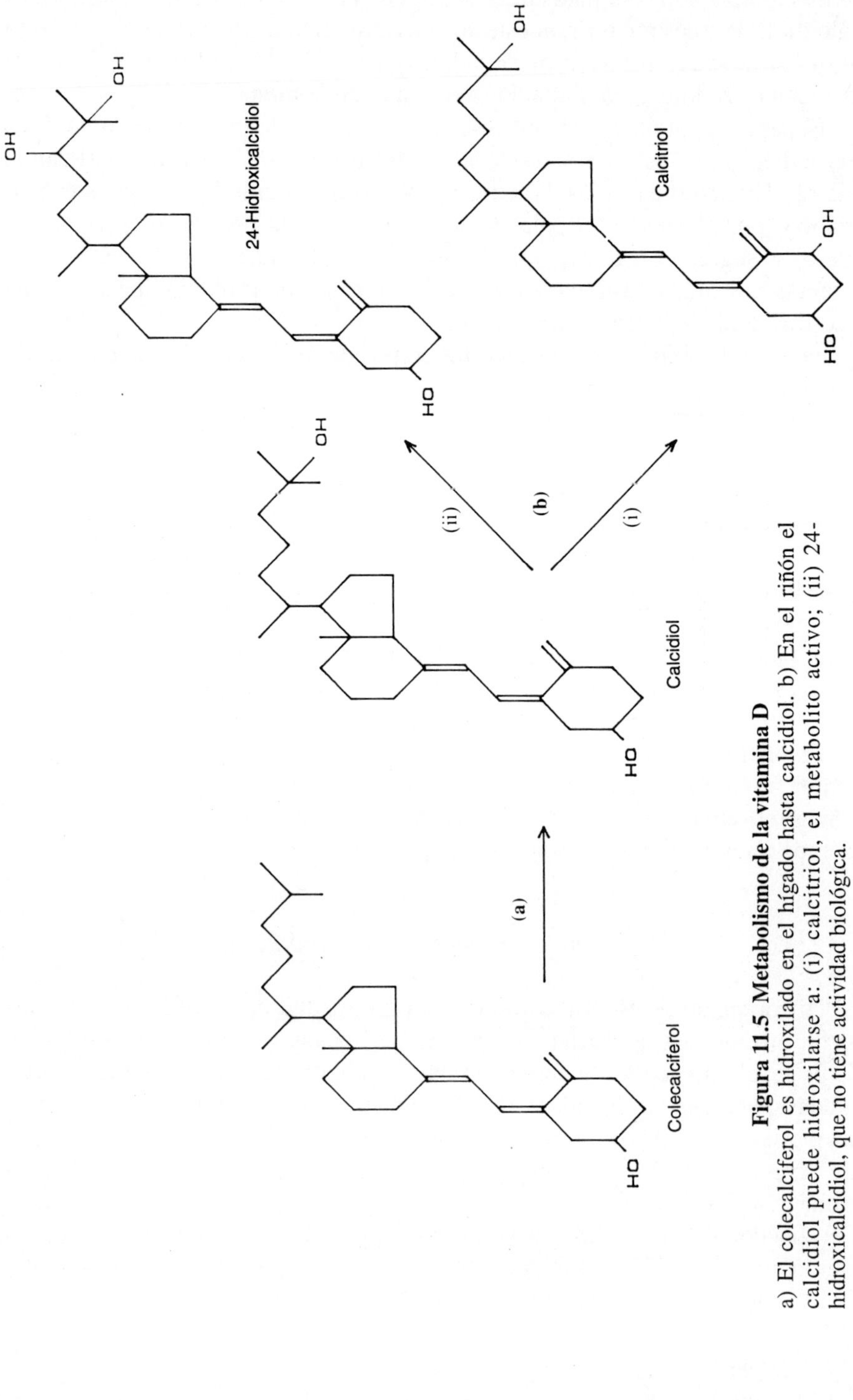

Figura 11.5 Metabolismo de la vitamina D
a) El colecalciferol es hidroxilado en el hígado hasta calcidiol. b) En el riñón el calcidiol puede hidroxilarse a: (i) calcitriol, el metabolito activo; (ii) 24-hidroxicalcidiol, que no tiene actividad biológica.

La **osteomalacia** es el equivalente en el adulto del raquitismo. Se origina como consecuencia de desmineralización del hueso, más que de un fallo de mineralización del mismo, como es el caso del raquitismo. Las mujeres que están poco expuestas a la luz del sol se encuentran especialmente en riesgo de padecer osteomalacia después de varios embarazos, debido al agotamiento que el embarazo produce de la reserva marginal de calcio. La osteomalacia también ocurre de forma bastante común en la tercera edad. Aquí, nuevamente el problema puede ser la inadecuada exposición a la luz solar, pero existen también pruebas de que la capacidad de formar 7-dehidrocolesterol en la piel disminuye al avanzar la edad, de manera que las personas mayores son más dependientes de las pocas fuentes dietéticas de vitamina D.

El raquitismo y la osteomalacia constituyen un importante problema de salud pública y nutrición entre los asiáticos que viven en el Norte de Europa. Se combinan tres factores que ponen a este grupo de personas en especial riesgo:

a. Como se advirtió antes, hay pocas fuentes dietéticas de vitamina D, y los vegetarianos estrictos reciben poca o ninguna vitamina D preformada en la dieta;
b. Una dieta basada en pan integral sin fermentar («chapatti») contiene una gran cantidad de fitatos, que reducen seriamente la absorción de calcio (ver página 293). La deficiencia de calcio puede ser un factor en la etiología del raquitismo y osteomalacia independientemente del estado en vitamina D;
c. El tradicional recato hace que en general las personas asiáticas, y especialmente mujeres y muchachas, estén menos expuestas a la luz solar, y expongan una menor superficie de sus cuerpos al sol de lo que lo hacen otros grupos de población. En cualquier caso, hay considerablemente menos radiación ultravioleta en Europa del norte que en la India o Este de África. Es improbable que en este caso la pigmentación de la piel sea un factor, ya que el raquitismo y la osteomalacia no constituyen un problema significativo entre las personas africanas y afro-caribeñas del Norte de Europa.

La otra enfermedad ósea degenerativa de la vejez es la **osteoporosis**. Esta dolencia no se asocia a la deficiencia de vitamina D (aunque puede ocurrir junto con osteomalacia en algunas personas). La causa subyacente de la osteoporosis es la pérdida de estrógenos (en las mujeres) y de andrógenos (en los hombres) al avanzar la edad; los esteroides sexuales son importantes a la hora de controlar el metabolismo normal del hueso. Los suplementos de vitamina D no afectan al desarrollo y progreso de la osteoporosis.

Requerimientos

Es difícil determinar requerimientos para la vitamina D, ya que la fuente principal es la síntesis en la piel. Por esta razón, no hay RNI para niños de más de 4 años de edad, o para adultos de menos de 65 años.

Para los ancianos, la RNI es de 10 μg/día, un nivel de ingesta que mantiene una concentración plasmática de calcidiol por encima de 20 nmol/l, el límite más bajo del intervalo de referencia en personas más jóvenes, que presentan una adecuada exposición a la luz del sol. Casi con toda seguridad esto requerirá, o bien la fortificación de los alimentos con la vitamina, o bien el uso de suplementos de vitamina D; la ingesta promedio de vitamina D a partir de los pocos alimentos que son fuentes ricas en esta vitamina es menos de 4 μg/día.

Toxicidad

Durante los años cuarenta y cincuenta, el raquitismo fue casi totalmente erradicado en Gran Bretaña. Este logro fue la consecuencia de enriquecer un gran número de alimentos infantiles con vitamina D. Sin embargo, un pequeño número de niños sufrieron intoxicación por vitamina D, cuyo más grave efecto es una elevada concentración de calcio en plasma. Esto puede conducir a contracción de vasos sanguíneos, y por tanto a presión sanguínea peligrosamente elevada. También puede producir calcinosis: calcificación de tejidos blandos, inclusive el riñón, corazón, pulmones y paredes de vasos sanguíneos.

Algunos niños son sensibles a ingestas de vitamina D del orden de 50 μg/día (comparado con una RNI de 8,5 μg para niños). Con el fin de evitar el grave problema de intoxicación por vitamina D en los niños susceptibles, se ha reducido considerablemente el grado de fortificación con vitamina D de alimentos infantiles. Desafortunadamente, esto significa que una pequeña proporción, que tienen requerimientos relativamente elevados, están ahora en riesgo de desarrollar raquitismo. El problema es identificar aquéllos que tienen requerimientos elevados, y administrarles suplementos.

El umbral tóxico en los adultos no se conoce, pero todos aquellos pacientes que sufren de intoxicación con vitamina D que han sido investigados consumían más de 250 μg de vitamina D/día.

Vitamina E

La vitamina E es el descriptor genérico de dos familias de compuestos, los **tocoferoles** y los tocotrienoles (ver Figura 11.6). Los diferentes vitámeros tienen diferente potencia biológica. El más activo es el α-tocoferol, y es usual expresar la ingesta de vitamina E en términos de **mg de equivalentes de α-tocoferol**. Esto se calcula por adición:

mg α-tocoferol
+ 0,5 × mg β-tocoferol
+ 0,1 × mg γ-tocoferol
+ 0,3 × mg α-tocotrienol

Los otros vitámeros, o bien están presentes en cantidades despreciables en los alimentos, o tienen una actividad vitamínica insignificante.

Aunque sea obsoleta, la unidad internacional de actividad de vitamina E es, a veces, todavía empleada:

1 ui = 0,67 mg de equivalente de α-tocoferol

1 mg α-tocoferol = 1,49 ui

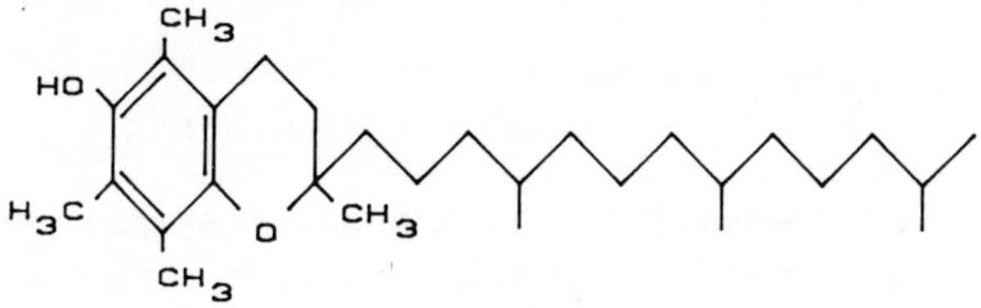

α-Tocoferol

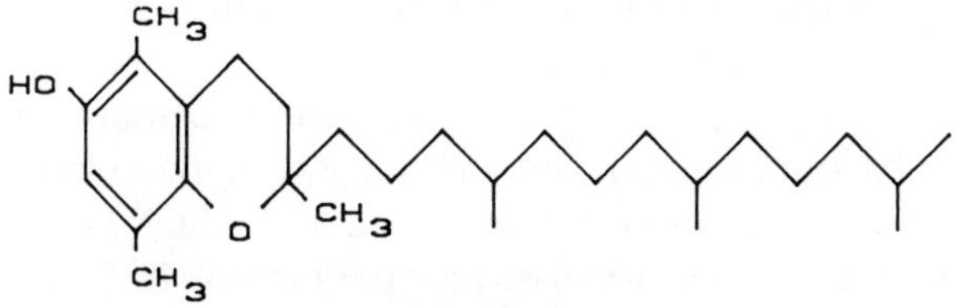

β-Tocoferol

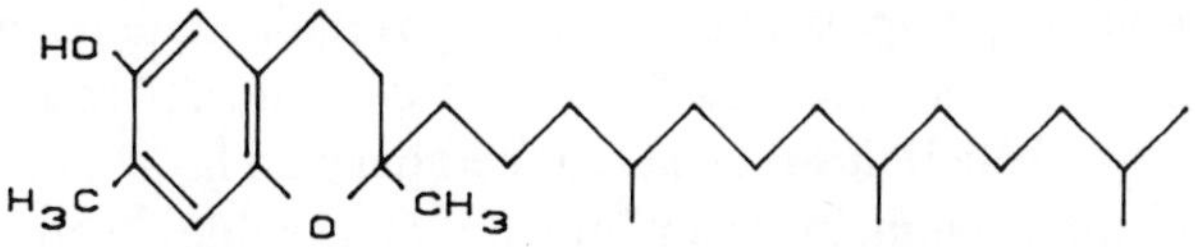

γ-Tocoferol

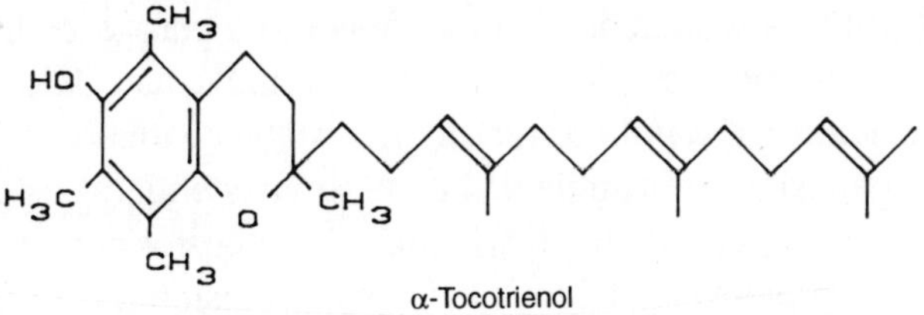

α-Tocotrienol

Figura 11.6 Principales formas de la vitamina E

Los diferentes vitámeros de vitamina E tienen distinta actividad biológica. El más potente es el α-tocoferol.

Potencia relativa

(α-tocoferol = 1,0)

β-tocoferol	0,49
γ-tocoferol	0,10
α-tocotrienol	0,29

El α-tocoferol sintético no tiene la misma potencia biológica que el compuesto natural. Esto se debe a que la cadena lateral de tocoferol tiene tres centros de asimetría, y cuando se sintetiza químicamente, el resultado es una mezcla de los distintos isómeros. En el compuesto natural todos los centros de asimetría tienen la configuración *R*- (ver página 73). Por tanto el α-tocoferol natural se llama a veces todo-*R*, o α-tocoferol-*RRR*.

Funciones metabólicas y deficiencia

La función de la vitamina E es la de **antioxidante «caza radicales»**, especialmente en las membranas celulares. Es importante, sobre todo para limitar la lesión oxidativa producida por los radicales a los ácidos grasos poliinsaturados. Como se estudió en la página 73, los radicales libres son muy reactivos químicamente, porque tienen un electrón desapareado. Interaccionan con otros compuestos creando, a la vez, un nuevo radical.

Los radicales más importantes que lesionan las células son los radicales oxígeno. Éstos se forman como parte del metabolismo oxidativo normal de la célula, incluyendo la oxidación de flavoproteínas reducidas (ver página 127). Los radicales oxígeno son también producidos por linfocitos activados y macrófagos como parte de su mecanismo de acción citotóxica, y en el metabolismo de varios agentes químicos a los que estamos expuestos debido a la polución ambiental, y a veces como consecuencia de ciertas medicaciones.

La radiación (por ejemplo, rayos X e isótopos radiactivos) también conduce a la formación de radicales. La formación de radicales es la responsable tanto de los efectos beneficiosos de la radioterapia para la destrucción de células tumorales, como también de los efectos indeseables (carcinogénesis y mutagénesis) debidos a la exposición ocupacional y ambiental a la radiación.

La principal lesión biológica causada por los radicales oxígeno afecta a los ácidos grasos poliinsaturados de las membranas celulares (ver página 88). Los ácidos grasos poliinsaturados pueden oxidarse hasta peróxidos lipídicos, que son radicales altamente reactivos y pueden continuar atacando a moléculas adicionales de ácido graso poliinsaturado. Se establece una reacción en cadena, causando una lesión irreparable de la membrana celular. Los productos de la escisión de peróxidos lipídicos son también compuestos reactivos, y pueden interaccionar con proteínas y ácidos nucleicos. La lesión del ADN puede dar lugar a un apareamiento de bases anormal durante la replicación; si esto ocurre en las células germinales (óvulos o espermatozoides), el resultado es una **mutación**; en otras células la lesión del ADN puede conducir al desarrollo de cáncer.

Ya hemos visto que el caroteno actúa capturando radicales libres antes de que puedan lesionar los tejidos. La vitamina E tiene una acción similar, capturando radicales libres formados por ataque oxidativo de los ácidos grasos poliinsaturados, antes de que puedan establecer una reacción en cadena en la membrana. El radical formado a partir de la vitamina E es relativamente inerte, y extingue la reacción en cadena. El radical de la vitamina E es inactivado, y la vitamina activa se vuelve a formar, por reacción con vitamina C, como se muestra en la Figura 11.7.

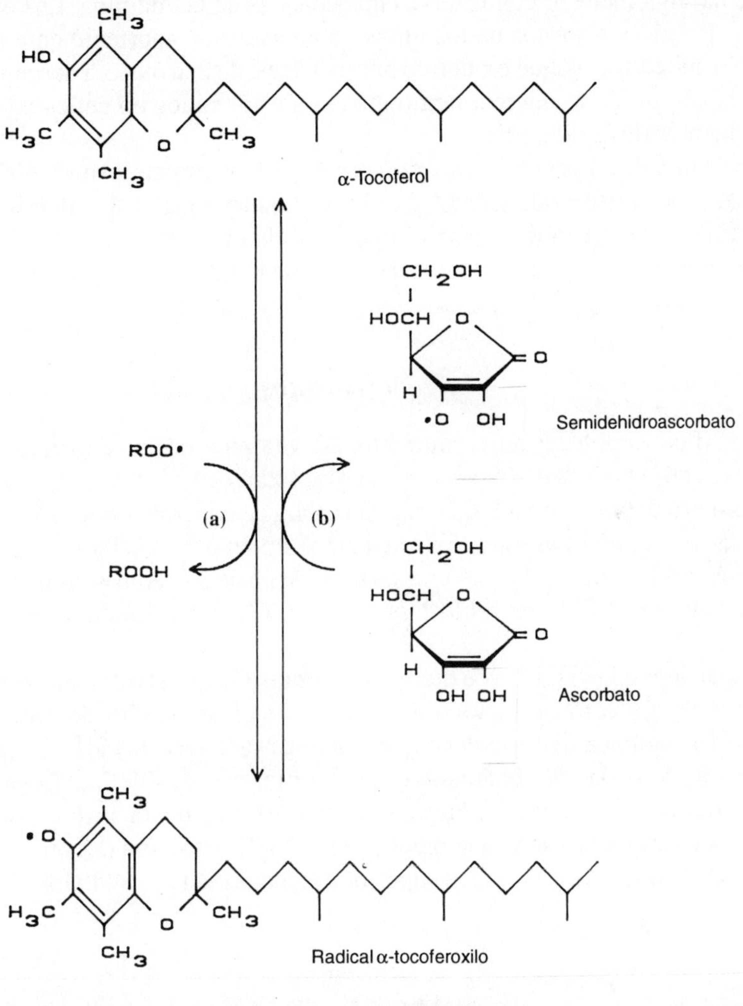

Figura 11.7 Papel de la vitamina E como antioxidante que rompe la cadena oxidativa
a) El α-tocoferol de las membranas puede reaccionar con radicales lipídicos hidroperóxido, formados por la acción de radicales oxígeno con ácidos grasos insaturados, para originar productos estables no radicales. En el proceso se forma el radical tocoferoxilo relativamente estable. b) El radical tocoferoxilo puede ser reducido de nuevo a α-tocoferol por reacción con ácido ascórbico (vitamina C) en el plasma o fluido extracelular. Esto da lugar a la formación del radical estable semidehidroascorbato, que puede reducirse de nuevo a ascorbato (ver Figura 11.9).

La deficiencia dietética de vitamina E en seres humanos es desconocida, aunque los pacientes con malabsorción grave de grasas, fibrosis cística, algunas formas de enfermedad hepática crónica y pérdida congénita (muy rara) de β-lipoproteína plasmática, sufren deficiencia debido a que son incapaces de absorber la vitamina o transportarla por el organismo. Presentan una alteración grave de las membranas musculares y nerviosas.

Los niños prematuros están en riesgo de deficiencia de vitamina E, debido a que nacen a menudo con reservas inadecuadas de la vitamina. Las membranas de los glóbulos rojos de los niños deficientes son anormalmente frágiles, como resultado de ataque oxidativo por radicales, de una manera descontrolada. Esto puede producir anemia hemolítica si a estos niños no se les administra suplementos de la vitamina.

Los animales de experimentación carentes de vitamina E son estériles. Sin embargo, no existe evidencia de que el estado nutricional de la vitamina E esté relacionado de cualquier forma con la fertilidad humana, ¡y desde luego no hay evidencia de que suplementos de vitamina E aumenten la potencia sexual, la destreza o el vigor!

Requerimientos

Es difícil establecer requerimiemtos de vitamina E, que dependen principalmente de la ingesta de ácidos grasos poliinsaturados. Generalmente se acepta que la ingesta de vitamina E debería ser 0,4 mg de equivalentes de α-tocoferol/g de ácido graso poliinsaturado de la dieta. Esto no presenta ningún problema, ya que todos los alimentos que son fuentes ricas en ácidos grasos poliinsaturados (los aceites vegetales, ver Tabla 2.7 en página 23), lo son también en vitamina E.

Existe alguna evidencia de que **ingestas más elevadas de vitamina E** pueden tener un efecto protector útil para evitar el desarrollo de enfermedad isquémica cardíaca. Esto se debe a que concentraciones elevadas de vitamina E inhiben la oxidación de ácidos grasos poliinsaturados de las lipoproteínas plasmáticas, y es esta oxidación la responsable de la iniciación de la aterosclerosis. Los niveles que parecen ser beneficiosos son del orden de 17 - 40 mg α-tocoferol/día, cantidad superior a la alcanzada tomando los alimentos usuales.

Vitamina K

La vitamina K fue descubierta como resultado de investigaciones sobre la causa de las hemorragias (enfermedad hemorrágica) que padece el ganado vacuno alimentado con forraje a base de trébol dulce, y de pollos alimentados con una dieta carente de grasa. El factor ausente en la dieta de los pollos fue identificado como vitamina K, mientras que el problema en el ganado vacuno era que la dieta contenía un antagonista de la vitamina.

Ya que la consecuencia la deficiencia de la vitamina, o de una ingesta excesiva del antagonista era la coagulación sanguínea gravemente alterada, el antagonista fue aislado y ensayado en cantidades más pequeñas como **anticoagulante**, para su uso en pacientes con riesgo de trombosis. Aunque era efectivo, el antagonista natural tenía efectos secundarios no deseados, y por eso se desarrollaron antagonistas sintéticos de la vitamina K para su uso clínico como anticoagulantes. El más comúnmente empleado de éstos es el warfarín. El warfarín es también utilizado como veneno para matar ratas y ratones. En pequeñas dosis origina una ligera alteración de la coagulación sanguínea, que es lo que se requiere en pacientes con riesgo de trombosis. En exceso, causa una alteración de la coagulación sanguínea muy grave, y las víctimas padecen de hemorragia.

Tres compuestos poseen la actividad biológica de vitamina K (ver Figura 11.8):

a. **filoquinona**, que es la fuente dietética normal; se encuentra en los vegetales de hoja verde;
b. las **menaquinonas**, que son una familia de compuestos estrechamente relacionados, sintetizados por bacterias intestinales, con distintas longitudes de la cadena lateral;
c. **menadiona**, es un compuesto sintético que se metaboliza dando filoquinona.

Funciones metabólicas

Aunque se conocía desde los años treinta que la vitamina K era necesaria para la coagulación sanguínea, no fue hasta los años setenta cuando se estableció su función precisa. Es el cofactor para la carboxilación de residuos de glutamato en la modificación post-sintética de proteínas para formar el aminoácido inusual γ-carboxiglutamato (ver Figura 11.9).

La **protrombina** y diversas proteínas del sistema de la coagulación sanguínea contienen entre 4-6 residuos de γ-carboxiglutamato. Este aminoácido forma quelatos con iones calcio, y así permite la unión de las proteínas de la coagulación sanguínea a las membranas lipídicas. En la deficiencia de vitamina K, o en presencia de un antagonista como el warfarín, se libera a la circulación un precursor anormal de protrombina, que no contiene o apenas contiene γ-carboxiglutamato. Esta proteína anormal no puede quelar calcio o unirse a las membranas de fosfolípidos, y por tanto, es incapaz de iniciar la coagulación sanguínea.

Otra proteína también contiene γ-carboxiglutamato, y es dependiente de la vitamina K para su formación. Es la **osteocalcina**, una de las proteínas de la matriz ósea que se une al calcio. Los niños nacidos de madres tratadas con warfarín están en riesgo de padecer graves deformaciones óseas (síndrome fetal de warfarín) como resultado de alteración de la síntesis de osteocalcina.

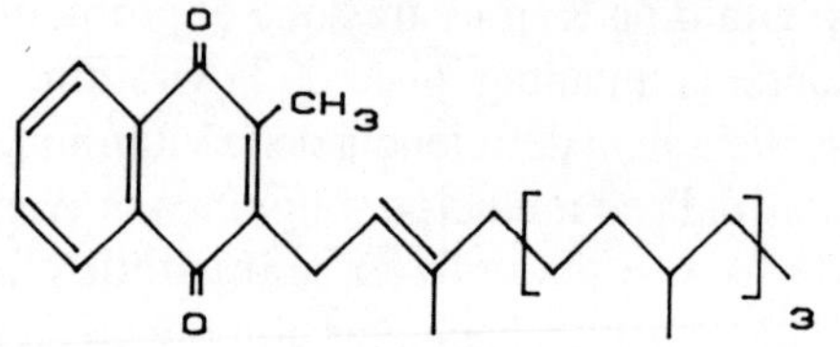

Filoquinona

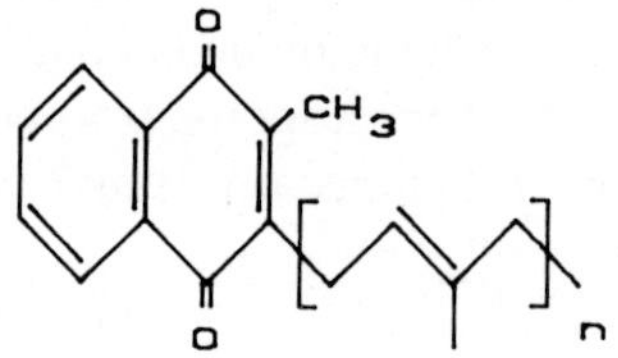

Menaquinona

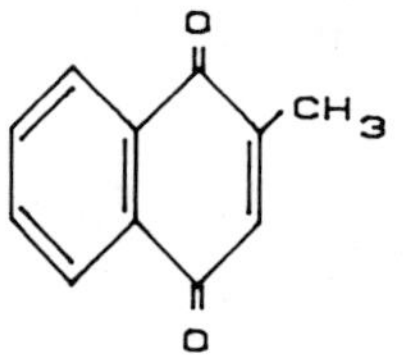

Menadiona

Figura 11.8 Vitámeros de la vitamina K

La filoquinona es la principal forma dietética de vitamina K, presente en varios alimentos vegetales. Las bacterias intestinales producen diversas menaquinonas (con longitudes variables de la cadena lateral) que se absorben y contribuyen en algo al aporte de vitamina K. La menadiona es un compuesto sintético que puede convertirse en filoquinona en el hígado. Es poco usada actualmente, ya que la conversión a filoquinona es relativamente lenta y la menadiona no metabolizada puede producir lesiones hepáticas.

Puede verse en la Figura 11.9 que la vitamina K es oxidada hasta el epóxido durante la carboxilación del glutamato. Normalmente el epóxido se vuelve a reducir hasta la forma activa de la vitamina. Es esta reducción lo que se inhibe por el warfarín. Incluso en presencia de warfarín, la carboxilación del glutamato puede tener lugar más o menos normalmente, siempre que esté disponible suficiente vitamina K para ser usada siquiera una vez, y luego excretada como el epóxido y sus metabolitos. Dosis elevadas de vitamina K se emplean para tratar a pacientes que han recibido una sobredosis de warfarín.

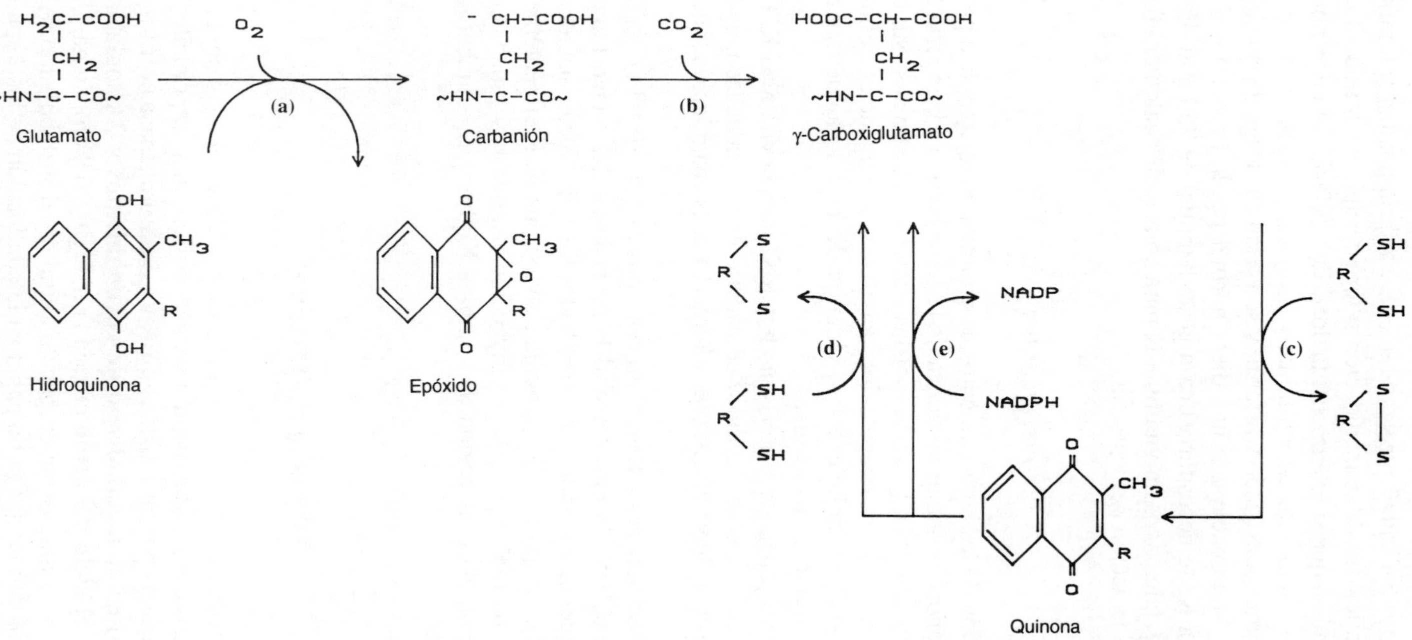

Figura 11.9 Papel de la vitamina K en la carboxilación de glutamato en las proteínas

a) La forma reducida de la vitamina K (la hidroquinona) capta un ion hidrógeno de un glutamato de la proteína, formando el carbanión glutamato, y reacciona con oxígeno para formar el epóxido de la vitamina K. b) El carbanión glutamato reacciona con dióxido de carbono para formar γ-carboxiglutamato. c) El epóxido de la vitamina K se reduce a vitamina K quinona en una reacción en la que un compuesto disulfhidrilo es oxidado a disulfuro. Esta reacción es inhibida por anticoagulantes como warfarín. d) La vitamina K quinona es reducida a hidroquinona por una reacción similar en la que un compuesto disulfhidrilo se oxida a disulfuro. Esta reacción es también inhibida por anticoagulantes como el warfarín. e) La vitamina K quinona puede reducirse también a la hidroquinona por una reacción insensible al warfarín en la que NADPH se oxida a NADP.

Es posible que los pacientes que se tratan con warfarín puedan contrarrestar los efectos beneficiosos de su medicación si toman suplementos de vitamina K. El peligro está en que si se aumenta la dosis de warfarín para neutralizar los efectos de los suplementos de vitamina, y después se dejan de tomar los suplementos, recibiran demasiado warfarín, y se verían en riesgo de sufrir hemorragia. Es muy improbable que una dieta normal pueda proporcionar tal exceso de vitamina K; se necesitaría una ingesta habitual de 250 g al día de bróculi u otros vegetales ricos en vitamina K para conseguir cualquier efecto significativo sobre la acción del warfarín.

Requerimientos

La determinación de los requerimientos de vitamina K se complica por el hecho de que no conocemos la importancia de la contribución a la ingesta que suponen las menaquinonas sintetizadas por las bacterias intestinales. Sin embargo, se observa un tiempo de coagulación sanguínea prolongado en voluntarios mantenidos con dietas deficientes en vitamina K, de forma que hay una clara necesidad de una ingesta dietética.

Debido a la no existencia de pruebas, no hay RNI para la vitamina K. Una ingesta de 1 µg/kg de peso corporal/día se considera segura y adecuada, ya que a este nivel de ingesta no hay evidencia de alteración de la coagulación sanguínea.

Algunos niños recién nacidos tienen reservas muy escasas de vitamina K, y están en riesgo de padecer la **enfermedad hemorrágica del recién nacido**. Por tanto, se recomienda generalmente que a todos los niños recién nacidos se les administre una dosis profiláctica sencilla de vitamina K. Preferentemente se administra por vía oral, más que por inyección, ya que hay pruebas que sugieren una relación entre inyección de vitamina K al nacer y aumento del riesgo de leucemia.

Vitamina B_1 (tiamina)

La tiamina, en forma de difosfato (ver Figura 11.10), es el coenzima para diversas reacciones de descarboxilación oxidativa. Las más importantes de éstas son las catalizadas por las enzimas piruvato deshidrogenasa (ver Figura 6.7 en página 149) en el **metabolismo de carbohidratos** y 2-oxoglutarato deshidrogenasa en el **ciclo del ácido cítrico** (ver Figura 6.8 en página 151). Esto significa que la tiamina tiene un papel central en el metabolismo. Además, el trifosfato de tiamina juega un papel en la conducción de los impulsos nerviosos, que hasta la fecha no ha sido completamente dilucidado.

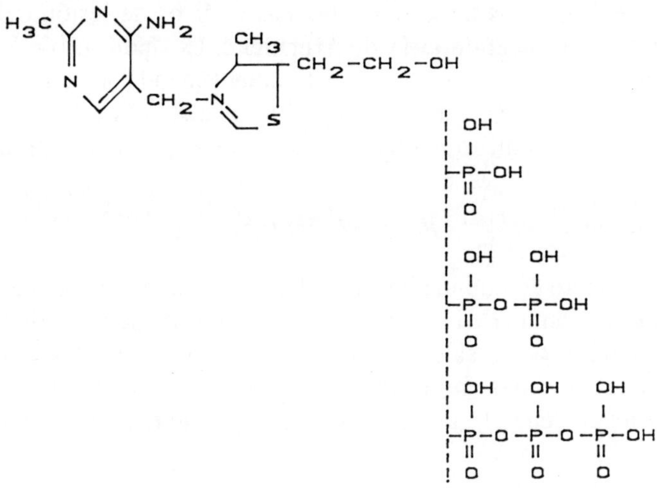

Figura 11.10 Tiamina - vitamina B_1

La tiamina puede estar esterificada con uno, dos o tres fosfatos, formando tiamín mono-, di- y trifosfatos. La forma activa del coenzima de tiamina es el difosfato de tiamina. El trifosfato de tiamina desempeña un papel en la conducción nerviosa.

Deficiencia

Dos enfermedades diferentes están asociadas con deficiencia de tiamina: el beriberi y el síndrome de Wernicke-Korsakoff.

El **beriberi** está asociado con deficiencia de tiamina a largo plazo, con una ingesta de alimentos generalmente baja, pero relativamente rica en carbohidratos. Es un problema principalmente en el Sureste de Asia. Hay alteración del sistema nervioso periférico, con neuritis ascendente, que causa debilidad y atrofia muscular. Comienza con debilidad, dolor y rigidez de piernas que se extiende hacia arriba: se pierde el reflejo aquileo, después se afectan los músculos de la pantorrilla, y el paciente es incapaz de elevar del suelo el pie o los dedos. Las manos y los brazos pueden también verse afectados. Aunque hay pérdida de sensación en las regiones implicadas, también existe dolor muscular profundo.

El corazón puede también verse afectado en el beriberi, especialmente en personas cuya dieta es rica en carbohidratos. Hay un **fallo del lado derecho del corazón**, provocando edema. En algunos pacientes, el edema y el fallo cardíaco pueden ocurrir sin que la alteración nerviosa sea manifiesta.

En los países occidentales, la deficiencia de tiamina se observa en alcohólicos y adictos a las drogas. En este caso la alteración es del sistema nervioso central. Los pacientes desarrollan la **psicosis de Korsakoff**, que se caracteriza por pérdida de memoria reciente, aunque normalmente la memoria para hechos lejanos no esté alterada, y lo que se llama fabulación: la invención de historias fantásticas. Más tarde hay síntomas clínicos de lesión del sistema nervioso central, la **encefalopatía de Wernicke**. El síndrome de Wernicke-Korsakoff se asocia a una deficiencia relativamente aguda de tiamina, con una ingesta energética relativamente elevada. En los alcohólicos el problema se agrava debido a que el alcohol altera la absorción de tiamina en el intestino.

Requerimientos

El requerimiento de tiamina depende del gasto energético. Las RNI se basan en 95 µg de tiamina/MJ de gasto energético. Las fuentes principales de tiamina en la dieta son cereales (se añade a la harina y cereales de desayuno para reponer las pérdidas en la molienda), hortalizas y carne. El jamón y la carne de cerdo, en general, son fuentes especialmente ricas en tiamina.

Vitamina B_2 (riboflavina)

Al igual que la tiamina, la riboflavina participa en el metabolismo de combustibles metabólicos, como coenzima de una amplia variedad de enzimas que intervienen en reacciones de oxidación y reducción (flavoproteínas, ver Figura 5.7 en página 128). La riboflavina y los coenzimas de flavina se muestran en la Figura 11.11. Las flavoproteínas son importantes en el metabolismo de carbohidratos, ácidos grasos y aminoácidos, así como en la cadena de transporte de electrones en las mitocondrias.

Deficiencia

Aunque la riboflavina participa en todas las áreas del metabolismo, y la carencia esté muy extendida a escala global, la deficiencia no es mortal. Los síntomas clínicos de deficiencia se manifiestan como grietas en los bordes de los labios (queilitis) y ángulos de la boca (estomatitis angular), pérdida dolorosa del epitelio normal de la lengua (glositis), y lesiones de la piel que asemejan seborrea.

Parecen existir dos razones por las que la deficiencia no es mortal. La primera es que aunque la deficiencia es común, la vitamina está muy difundida en los alimentos, y la mayoría de las dietas proporcionan cantidades de la vitamina mínimamente adecuadas para permitir el mantenimiento de rutas metabólicas centrales. La segunda, y más importante razón, es que en caso de deficiencia existe una reutilización, extremadamente eficiente, de la riboflavina que es liberada por el recambio de las flavoproteínas, de forma que sólo una cantidad muy pequeña se metaboliza o se excreta.

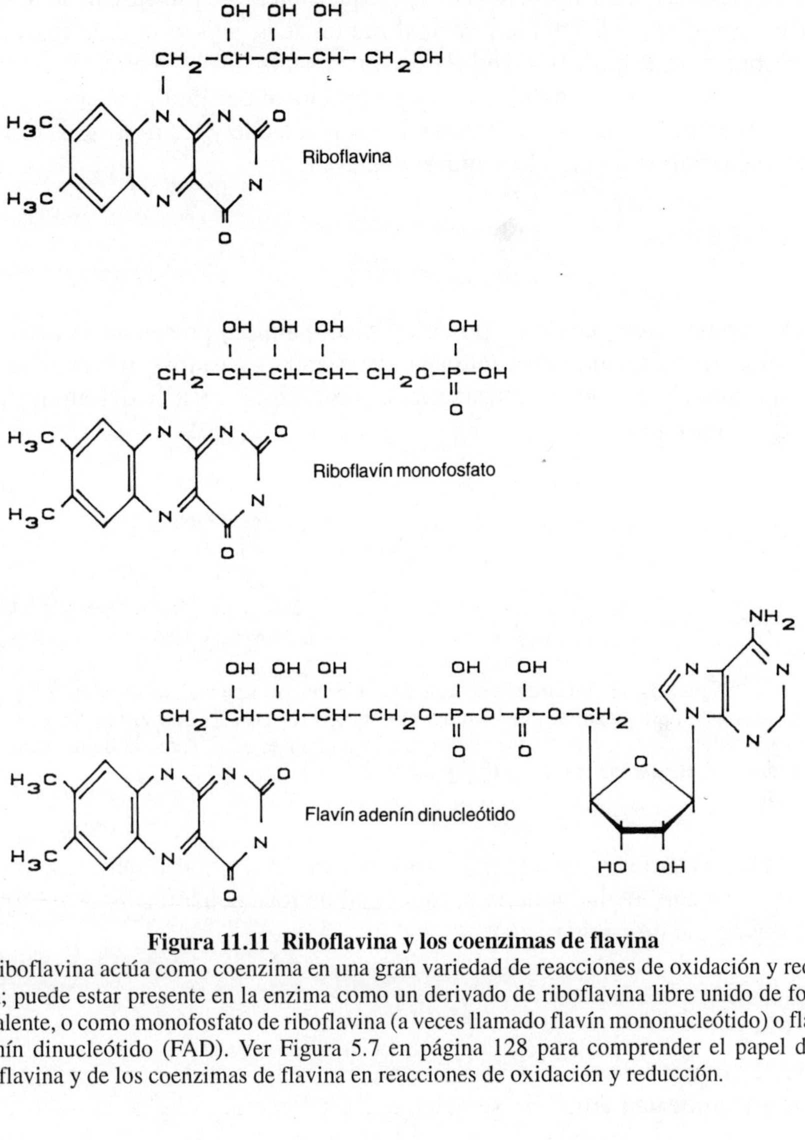

Figura 11.11 Riboflavina y los coenzimas de flavina

La riboflavina actúa como coenzima en una gran variedad de reacciones de oxidación y reducción; puede estar presente en la enzima como un derivado de riboflavina libre unido de forma covalente, o como monofosfato de riboflavina (a veces llamado flavín mononucleótido) o flavín adenín dinucleótido (FAD). Ver Figura 5.7 en página 128 para comprender el papel de la riboflavina y de los coenzimas de flavina en reacciones de oxidación y reducción.

Requerimientos

Las estimaciones de los requerimientos de riboflavina están basadas en estudios de agotamiento/repleción para determinar la ingesta mínima a la cual existe excreción significativa de la vitamina. Como se advirtió anteriormente, en caso de deficiencia no existe virtualmente excreción de la vitamina; cuando se satisfacen los requerimientos, cualquier exceso se excreta en la orina.

Una estimación más generosa de los requerimientos, y la base de la RNI, es el nivel de ingesta a la cual hay normalización de la actividad de la enzima de los glóbulos rojos **glutatión reductasa**, que es una flavoproteína cuya actividad es especialmente sensible al estado nutricional en riboflavina.

Las principales fuentes de riboflavina son la leche y los derivados lácteos, carne (especialmente hígado y riñón) y huevos.

Niacina

Dos compuestos, ácido nicotínico y nicotinamida, presentan la actividad biológica de la niacina (ver Figura 11.12). Como se estudia más adelante, la niacina también puede sintetizarse en el organismo a partir del aminoácido esencial triptófano.

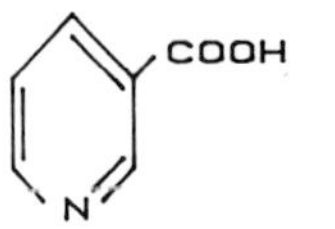

Ácido nicotínico

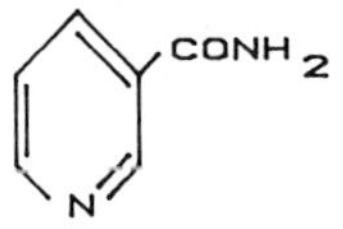

Nicotinamida

Figura 11.12 Vitámeros de niacina, ácido nicotínico y nicotinamida
Ácido nicotínico y nicotinamida pueden ambos ser incorporados en los coenzimas de nucleótidos de nicotinamida, NAD y NADP, los cuales funcionan en una gran variedad de reacciones de oxidación y reducción (ver Figura 5.6 en página 126).

La niacina también participa en el metabolismo de combustibles metabólicos, como la fracción de nicotinamida funcional de los coenzimas NAD y NADP (ver Figura 5.6 en página 126).

Deficiencia

La deficiencia de niacina causa la enfermedad conocida como **pelagra**. Se caracteriza por una erupción semejante a quemaduras solares en áreas de la piel expuestas a la luz del sol, y por psicosis depresiva. La pelagra no tratada es mortal, y fue la causa principal de mortalidad en el Sur de los Estados Unidos durante toda la primera mitad del siglo veinte. Todavía es un importante problema en zonas de África y la India.

Requerimientos

La determinación de los requerimientos de niacina se complica por el hecho de que la fracción de nicotinamida del NAD y del NADP puede formarse, o bien a partir de niacina preformada, o a través del metabolismo del aminoácido esencial triptófano. Como promedio, 60 mg de triptófano de la dieta equivale a 1 mg de niacina preformada en la dieta. Es normal expresar la ingesta de niacina como **mg de equivalentes de niacina,** que se calculan por adición:

mg de niacina preformada (excluyendo cereales)

+ 1/60 mg de triptófano

La niacina de los cereales se excluye del cálculo de la ingesta, porque gran parte está presente bajo una forma ligada químicamente, la cual no se libera durante la digestión, de tal manera que la vitamina no está disponible biológicamente.

El requerimiento promedio de la niacina es 1,3 mg de equivalentes de niacina/MJ de gasto energético, y las RNI están basadas en 1,6 mg/MJ.

La ruta metabólica que conduce a formación de NAD a partir de triptófano es también la principal ruta del **metabolismo del triptófano**. Esto significa que para un adulto en balance de nitrógeno (ver página 198), una cantidad de triptófano igual al total de la ingesta dietética está disponible para la síntesis de NAD. Las ingestas promedio de triptófano en los países occidentales son más que adecuadas para satisfacer los requerimientos de niacina, sin necesidad de niacina preformada en la dieta.

Toxicidad

El ácido nicotínico ha sido usado para reducir los triglicéridos y colesterol sanguíneos en pacientes con hiperlipidemia. Sin embargo, se requieren cantidades relativamente grandes (del orden de 1-6 g/día, comparadas con la RNI de 18 - 20 mg/día). A este nivel de ingesta, el ácido nicotínico produce dilatación de vasos sanguíneos y enrojecimiento, con irritación de la piel, prurito y sensación de quemazón. Este efecto desaparece pasados unos pocos días.

Ingestas elevadas, tanto de ácido nicotínico como de nicotinamida, superiores a 500 mg/día, también lesionan el hígado, y el uso prolongado puede producir colapso hepático. Esto es un problema, especialmente con preparaciones de niacina de liberación sostenida, que permiten que se mantenga un nivel sanguíneo elevado durante un tiempo relativamente largo.

Vitamina B_6

Seis compuestos relacionados entre sí tienen actividad biológica de vitamina B_6; todos ellos se convierten en el organismo en la forma metabólicamente activa, **fosfato de piridoxal** (ver Figura 11.13).

El fosfato de piridoxal es un coenzima en tres áreas principales del metabolismo:

a. En una gran diversidad de reacciones de aminoácidos, especialmente la **transaminación**, en la que ésta funciona como el portador intermediario del grupo amino (ver Figura 9.3 en la página 209);

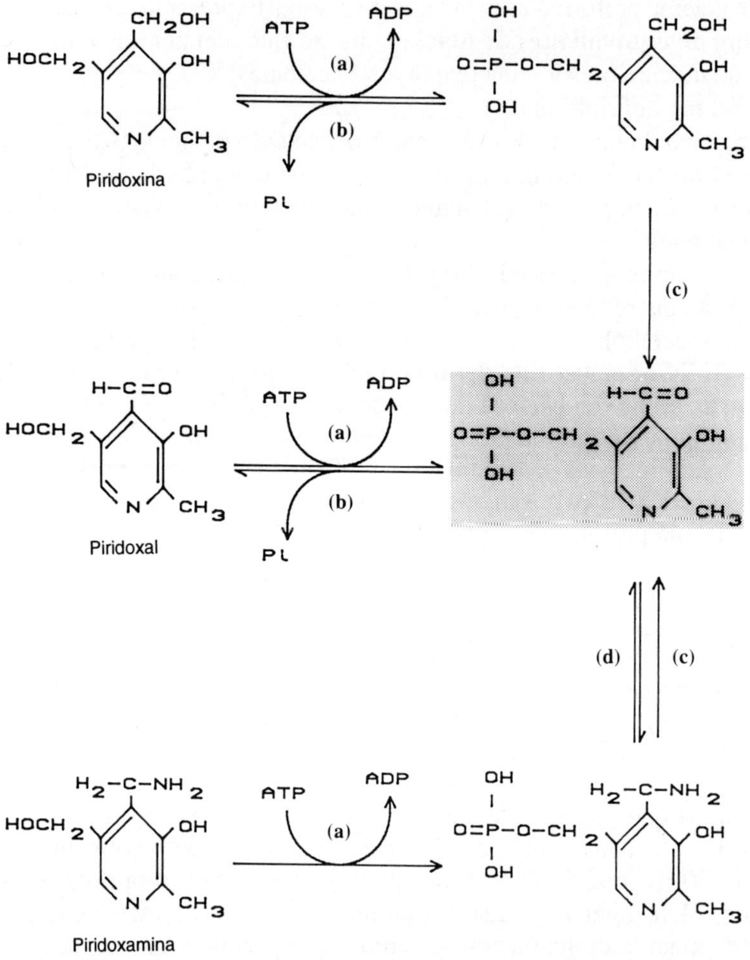

Figura 11.13 La interconversión de los vitámeros de la vitamina B_6

La forma metabólicamente activa de la vitamina B_6 es fosfato de piridoxal (encuadrada en gris). Los alimentos pueden contener piridoxina (el alcohol), piridoxal (el aldehído) o piridoxamina (la amina) o sus fosfatos. Todos ellos pueden ser convertidos en fosfato de piridoxal: a) *Piridoxina quinasa* cataliza la fosforilación de piridoxina, piridoxal o piridoxamina a fosfato. b) *Fosfatasa*: fosfato de piridoxina y fosfato de piridoxal pueden ambos ser defosforilados por acción de varias fosfatasas. Esta reacción es importante para el transporte de fosfato de piridoxal desde el torrente sanguíneo hacia los tejidos, ya que el fosfato no puede atravesar membranas celulares, mientras que el piridoxal libre sí que puede. En el hígado, cualquier excedente de fosfato de piridoxal es defosforilado a piridoxal y oxidado a ácido piridóxico, el cual se excreta. c) *Piridoxina fosfato oxidasa* oxida al fosfato de piridoxina o al fosfato de piridoxamina a fosfato de piridoxal. d) Las *transaminasas* forman fosfato de piridoxamina como parte de la reacción y pueden interconvertir fosfatos de piridoxal y de piridoxamina.

b. Como el cofactor de la **glucógeno fosforilasa** del músculo e hígado (ver página 158);
c. En la regulación de la acción de **hormonas esteroides** (ver página 235). El fosfato de piridoxal actúa separando el complejo hormona-receptor de los estimuladores del gen, y así finalizar la acción de las hormonas. En deficiencia de vitamina B_6 hay aumento de sensibilidad de los tejidos diana a las acciones de concentraciones bajas de hormonas como los estrógenos, andrógenos y cortisol.

Deficiencia

La deficiencia de vitamina B_6 es extremadamente rara, y sólo se ha descrito una deficiencia clara en un brote, durante los años cincuenta, cuando los bebés eran alimentados con un preparado lácteo que había sido muy sobrecalentado durante su elaboración. Muchos de los bebés afectados tuvieron convulsiones, que respondieron rápidamente a la administración de vitamina B_6.

La causa de las **convulsiones** era una grave alteración de la actividad de la enzima glutamato descarboxilasa, que es una enzima dependiente de fosfato de piridoxal. El producto de la glutamato descarboxilasa es el GABA (ácido γ-aminobutírico), que es un neurotransmisor regulador en el sistema nervioso central.

La deficiencia moderada de vitamina B_6 produce varias anormalidades del metabolismo de los aminoácidos. Especialmente se ve gravemente afectado el metabolismo del triptófano y de la metionina y, para evaluar el estado nutricional de vitamina B_6, se usan ampliamente ensayos del metabolismo del triptófano y la metionina. La actividad de las transaminasas está también alterada en caso de deficiencia de vitamina B_6, y la medida de la actividad de la transaminasa de los glóbulos rojos sanguíneos proporciona una forma adicional de evaluar el estado nutricional de la vitamina B_6.

Requerimientos

Aunque la mayoría de la vitamina B_6 del organismo está asociada con la glucógeno fosforilasa del músculo, ésta es relativamente estable y bien conservada. El requerimiento depende no del gasto energético ni del metabolismo del glucógeno, sino de la ingesta de proteína. El requerimiento promedio es de 13 μg/gramo de proteína dietética; las RNI se basan en 15 μg/gramo de ingesta de proteína, teniendo en cuenta que la ingesta observada de proteína un 15% de la ingesta energética total en los países occidentales.

Las fuentes principales de vitamina B_6 son la carne, cereales de grano entero, hortalizas y frutos secos.

Vitamina B_6, anticonceptivos orales y el síndrome premenstrual

Varios estudios han sugerido que los anticonceptivos orales originan deficiencia de vitamina B_6. Como consecuencia, se han sugerido suplementos de vitamina B_6 entre 50-100 mg/día, y a veces más, para superar los efectos secundarios de los anticonceptivos orales. Suplementos similares también se han recomendado para el tratamiento del síndrome premenstrual.

Todos estos estudios que han sugerido que los anticonceptivos orales causan deficiencia de vitamina B_6 han usado el metabolismo del triptófano como un medio para evaluar el estado nutricional de vitamina B_6. Cuando se han ensayado otros marcadores bioquímicos, no se han visto afectados por el uso de anticonceptivos orales.

Los anticonceptivos orales no causan deficiencia de vitamina B_6. El problema es que tanto los estrógenos como los progestágenos de los anticonceptivos inhiben el metabolismo del triptófano. Esto origina la excreción de cantidades anormales de metabolitos del triptófano, de forma similar a lo que se observa en la deficiencia de vitamina B_6, pero por una razón bastante diferente. No existe evidencia de quc los suplementos tengan ningún efecto beneficioso para superar los efectos secundarios del uso de anticonceptivos orales. Existen muy pocas pruebas de que los suplementos de vitamina B_6 tengan algún efecto beneficioso en el síndrome premenstrual.

Toxicidad

Ingestas muy elevadas de vitamina B_6 (varios cientos de mg/día) durante un período de varias semanas o meses causan grave alteración de los nervios periféricos, originando parálisis parcial. Esto sólo se cura parcialmente dejando de administrar los suplementos de vitamina B_6. Dosis más modestas (del orden de 50-100 mg/día, todavía muy superiores a los requerimientos) causan una afección nerviosa menos grave, y originan una sensación de comezón en los dedos y en la punta de los pies que desaparece al cesar los suplementos.

Síndromes de dependencia de vitamina B_6

Muy rara vez, los niños muestran sólo uno de los signos bioquímicos de deficiencia de vitamina B_6: anormalidades del metabolismo del triptófano o metionina, u otro aminoácido, o quizá convulsiones debido a una actividad anormalmente baja de glutamato descarboxilasa, a pesar de una ingesta adecuada de la vitamina. En tales niños, no se afectan otros índices bioquímicos del estado nutricional de la vitamina B_6; pero las anormalidades metabólicas y los signos clínicos responden bien a la administración de cantidades relativamente grandes de vitamina B_6.

En estos niños el problema consiste en un defecto genético de sólo una enzima, afectando al lugar de unión del coenzima. Esto significa que la enzima sólo puede unirse al fosfato de piridoxal y, por tanto, alcanzar actividad significativa, en presencia de concentraciones anormalmente elevadas del coenzima. Tales casos se denominan **síndromes de dependencia de la vitamina**.

Vitamina B_{12}

La vitamina B_{12} participa en la transferencia de grupos metilo en un pequeño número de reacciones metabólicas. Su función metabólica está estrechamente relacionada con la del ácido fólico (ver página 277) y, efectivamente, los signos de deficiencia de vitamina B_{12} son debidos en gran manera a desarreglos del metabolismo del ácido fólico. Como se observa en la Figura 11.14,

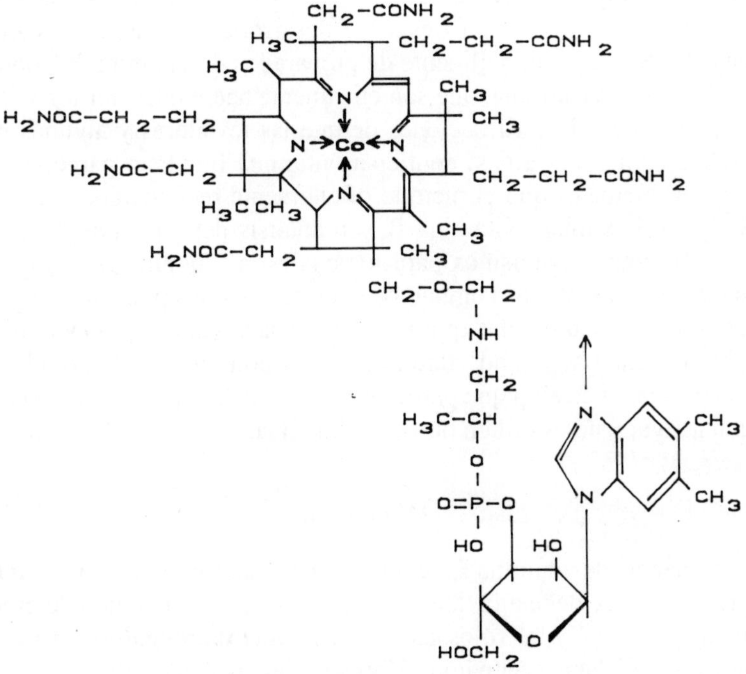

Figura 11.14 Vitamina B_{12}

El átomo de cobalto central (Co) de la vitamina B_{12} forma un quelato, compartiendo electrones, con seis átomos donadores de la molécula. Cuatro de los puntos de quelación están ocupados por átomos de nitrógeno de la estructura del anillo central, indicados por las flechas. El quinto lugar, situado por debajo del plano del anillo, está ocupado por el nitrógeno de la cadena lateral, mostrado de nuevo por una flecha. El sexto lugar puede estar ocupado por:

un ion cianuro (CN^-)	cianocobalamina
agua (H_2O)	acuocobalamina
un ion hidroxilo (OH^-)	hidroxicobalamina
un grupo metilo ($-CH_3$)	metilcobalamina

la vitamina B_{12} contiene cobalto metálico, la única función conocida del cobalto en el metabolismo humano.

El problema principal de la deficiencia de vitamina B_{12} no es nutricional, sino que se debe a un fallo en la absorción de la vitamina. La absorción de la vitamina B_{12} requiere una proteína segregada por las células parietales del estómago, el **factor intrínseco**. La vitamina es liberada de las proteínas a las que está unida en los alimentos por la acción del ácido del estómago, y después se une al factor intrínseco. En el intestino delgado, el complejo vitamina B_{12}–factor intrínseco se une a receptores de la superficie de las células de la mucosa para absorberse. Un fallo en la secreción del factor intrínseco, o pérdida de secreción de ácido gástrico (**aclorhidria**) puede conducir a un fallo en la absorción de la vitamina B_{12}, y originar deficiencia.

La vitamina B_{12} se encuentra sólo en alimentos de origen animal, aunque también la forman algunas bacterias. No hay fuentes vegetales de esta vitamina. Esto significa que los vegetarianos estrictos (vegans) que no toman alimentos de origen animal están en riesgo de desarrollar deficiencia dietética de vitamina B_{12}. Se dispone fácilmente de preparados de vitamina B_{12} obtenidos por fermentación bacteriana, que son éticamente aceptables por los vegans.

Son interesantes las afirmaciones de que las levaduras y algunas plantas (especialmente algunas algas) contienen vitamina B_{12}. Esto parece ser incorrecto. El problema es que el método oficialmente reconocido, y legalmente exigido, para determinar vitamina B_{12} en análisis de alimentos depende del desarrollo de microorganismos para los cuales la vitamina B_{12} es un factor esencial de crecimiento. Sin embargo, estos organismos pueden usar también algunos compuestos que están químicamente relacionados con la vitamina B_{12}, pero que no tienen actividad vitamínica en el hombre. Por tanto, el análisis revela la presencia de algo que parece ser vitamina B_{12}, pero de hecho no es la vitamina activa, y no es útil en nutrición humana.

Deficiencia

La deficiencia de vitamina B_{12} causa lo que se conoce como **anemia perniciosa**. La anemia se debe a la liberación en el torrente sanguíneo de precursores inmaduros de glóbulos rojos sanguíneos: **anemia megaloblástica**. Como se estudia más adelante (ver página 279), se requiere ácido fólico para la síntesis de timidina necesaria para la síntesis del ADN, y la deficiencia de vitamina B_{12} interfiere con el metabolismo del ácido fólico. Como consecuencia, se altera la rápida multiplicación de glóbulos rojos sanguíneos, y se liberan a la circulación precursores inmaduros.

La otra característica clínica de deficiencia de vitamina B_{12}, que es muy rara en la deficiencia de ácido fólico, es la **degeneración de la médula espinal**; de ahí el nombre «perniciosa» para la anemia por deficiencia de vitamina B_{12}. Esta degeneración de la médula espinal ocurre en un tercio de los pacientes con anemia perniciosa debida a deficiencia por vitamina B_{12}, y en un tercio de pacientes que no muestran signos de anemia.

La causa más común de anemia perniciosa es un fallo de la secreción de factor intrínseco. Esto puede ser el resultado de enfermedad autoinmune, en la que el paciente produce anticuerpos, o contra el factor intrínseco o contra las células parietales del estómago. También puede originarse por atrofia de la mucosa gástrica que tiene lugar en la tercera edad. Evidentemente, los pacientes gastrectomizados también estarán en riesgo. El tratamiento puede ser por administración oral del factor intrínseco, permitiendo así una absorción más o menos normal de vitamina B_{12}, o por inyección de cantidades relativamente grandes de vitamina B_{12} cada pocos meses.

Requerimientos

Las primeras estimaciones de los requerimientos de vitamina B_{12} estaban basadas en las cantidades requeridas para mantener la maduración normal de los glóbulos rojos sanguíneos, en pacientes con anemia perniciosa debida a pérdida de secreción del factor intrínseco. Sin embargo, sabemos que hay una considerable circulación entero-hepática de vitamina B_{12}. Ésta se segrega con la bilis y se reabsorbe en el intestino delgado. Sin embargo, en pacientes con secreción defectuosa de factor intrínseco la vitamina no puede ser reabsorbida, sino que se excreta en las heces. Esto significa que los pacientes con secreción alterada de factor intrínseco tienen un requerimiento mucho mayor de lo normal de vitamina B_{12}.

La RNI para la vitamina B_{12} es 1 µg/día. La ingesta promedio de los adultos que comen carne y productos cárnicos es del orden de 5 µg/día.

Ácido fólico

El ácido fólico participa en una gran variedad de reacciones metabólicas, como portador de grupos metilo y de otros fragmentos de «un solo carbono». Como se observa en la Figura 11.15, el ácido fólico se encuentra en los alimentos en formas diferentes, con diferente número de residuos de glutamato y diferentes fragmentos de un solo carbono. El grado de absorción de las distintas formas de ácido fólico varía; como promedio, sólo está disponible alrededor de la mitad del ácido fólico de la dieta.

El metabolismo del ácido fólico está estrechamente unido con el de la vitamina B_{12}. El ácido metil-fólico es un intermediario normal del metabolismo del ácido fólico; sólo puede reconvertirse en ácido fólico libre mediante la metilación de homocisteína a metionina. Esta reacción es catalizada por una enzima dependiente de la vitamina B_{12}, y en la deficiencia de vitamina B_{12} gran parte del ácido fólico corporal se acumula como metil-folato, que no puede ser

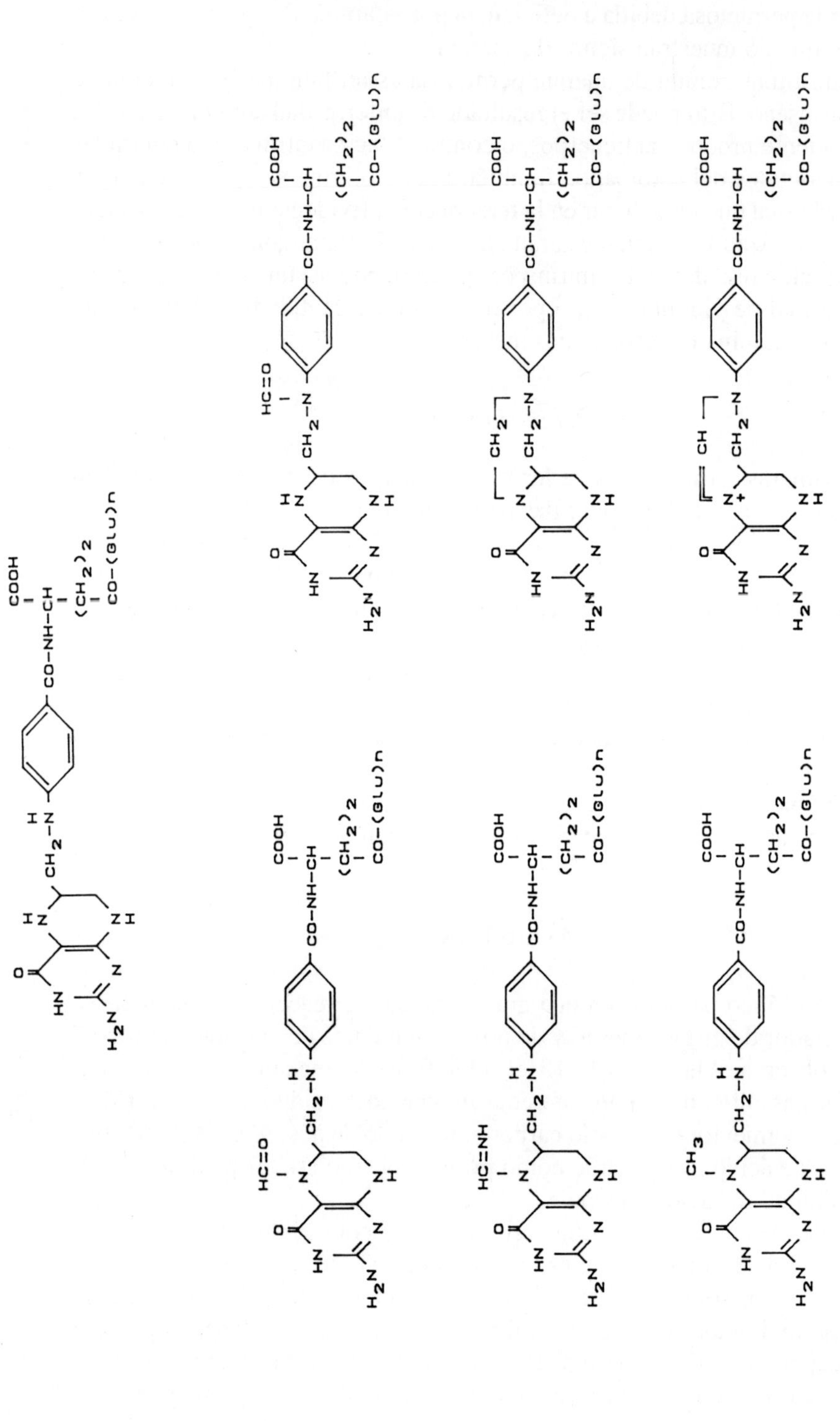

Figura 11.15 Ácido fólico

Puede existir un número variable de residuos de glutamato unidos al ácido fólico, que se indican como $(Glu)_n$. Del ácido fólico existe una serie de derivados que portan diferentes fragmentos de un solo carbono.

utilizado. Así, la deficiencia de vitamina B_{12} da lugar a deficiencia secundaria de ácido fólico, a pesar de una ingesta aparentemente adecuada de esta vitamina.

La administración de suplementos de ácido fólico a pacientes con anemia megaloblástica debida a deficiencia de vitamina B_{12} puede causar la degeneración de la médula espinal, de manera que es importante descartar la deficiencia de vitamina B_{12} como causa de anemia megaloblástica antes de tratarla con ácido fólico.

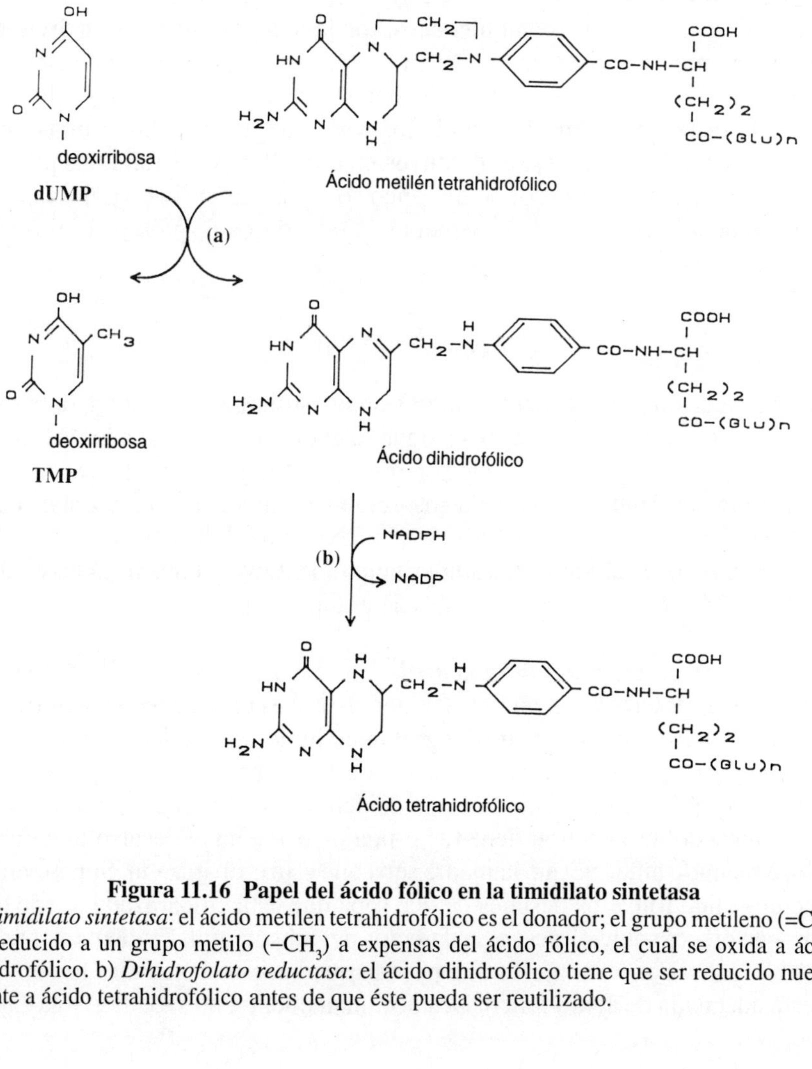

Figura 11.16 Papel del ácido fólico en la timidilato sintetasa

a) *Timidilato sintetasa*: el ácido metilen tetrahidrofólico es el donador; el grupo metileno ($=CH_2$) es reducido a un grupo metilo ($-CH_3$) a expensas del ácido fólico, el cual se oxida a ácido dihidrofólico. b) *Dihidrofolato reductasa*: el ácido dihidrofólico tiene que ser reducido nuevamente a ácido tetrahidrofólico antes de que éste pueda ser reutilizado.

La otra reacción dependiente de ácido fólico, que es importante para entender las bases de los efectos de la deficiencia de ácido fólico y vitamina B_{12}, es la formación de timidina para la **síntesis de ADN**. Como se observa en la Figura 11.16, esta reacción implica la transferencia de un fragmento metileno ($=CH_2$) desde el ácido metilen-fólico hasta dUTP, acoplada con la reducción del grupo metileno hasta un grupo metilo ($-CH_3$). En el proceso, el ácido fólico se oxida a ácido dihidrofólico. La segunda etapa de la reacción implica la reducción de dihidrofolato de nuevo hasta la forma activa, tetrahidrofolato.

Deficiencia

La deficiencia dietética de ácido fólico no es rara y, como se advirtió anteriormente, la deficiencia de vitamina B_{12} también conduce a deficiencia de ácido fólico funcional. En cualquier caso, son las células que se están dividiendo rápidamente, y que por tanto tienen un requerimiento grande de timidina para la síntesis de ADN, las más gravemente afectadas. Éstas son las células de la médula ósea que forman los glóbulos rojos sanguíneos; las células de la mucosa intestinal, las cuales se sustituyen en unas 48 h, y los folículos pilosos. Clínicamente, la deficiencia de ácido fólico conduce a **anemia megaloblástica**, la liberación a la circulación de precursores inmaduros de glóbulos rojos sanguíneos.

Requerimientos

Los requerimientos de ácido fólico se han estimado en estudios de agotamiento y repleción, en los cuales se sigue la evolución de marcadores bioquímicos de deficiencia de ácido fólico en respuesta a ingestas graduales de la vitamina libre. Teniendo en cuenta la absorción incompleta de la mezcla de derivados del ácido fólico de los alimentos, la RNI para adultos es de 200 μg/día.

Fuentes ricas de ácido fólico son principalmente vegetales foliares verdes, hígado y riñón, frutos secos y cereales de grano completo.

Ácido fólico y defectos del tubo neural. Un factor en el desarrollo de **espina bífida** y otros defectos congénitos del tubo neural es una inadecuada nutrición en cuanto a ácido fólico de la madre gestante. Suplementos de ácido fólico del orden de 400 μg/día, comenzando antes de la concepción, tienen un efecto significativo para reducir la incidencia de defectos en el tubo neural.

El cierre del tubo neural tiene lugar precozmente en el desarrollo embrionario, a menudo antes de que la madre sepa que está embarazada. Suplementos de ácido fólico tomados después de que sepa que está embarazada puede que no tengan efecto sobre el riesgo de defectos del tubo neural. Evidentemente, es deseable que todas las mujeres que puedan quedarse embarazadas tomen una ingesta adecuada de ácido fólico. Desafortunadamente, no sabemos si la cantidad que proporciona una buena dieta es adecuada para ofrecer protección frente a defectos del tubo neural en mujeres que están bajo riesgo. Ingestas de 400 µg de ácido fólico libre/día son considerablemente superiores a las que puedan obtenerse de los alimentos, y existe mucha controversia en cuanto a si es deseable fortificar o no los alimentos con ácido fólico, para asegurar ingestas elevadas en mujeres embarazadas, en vista de los riesgos potenciales asociados con ingestas excesivas de la vitamina, y estudiados más adelante.

Toxicidad

No existe evidencia de que suplementos de ácido fólico moderadamente elevados tengan efectos adversos. Sin embargo, existen dos problemas potenciales:

a. Los suplementos de ácido fólico enmascaran la anemia megaloblástica por deficiencia de vitamina B_{12}, y pueden acelerar el desarrollo de la lesión nerviosa (irreversible). Esto supone un problema especialmente en la tercera edad, que puede tener alterada la absorción de vitamina B_{12}, como resultado de atrofia gástrica al avanzar la edad.
b. Algunas personas con epilepsia controlada con anticonvulsivantes muestran signos de deficiencia de ácido fólico. Esto es el resultado de un aumento en la velocidad del metabolismo del ácido fólico, causado por los anticonvulsivantes. Sin embargo, el antagonismo entre el ácido fólico y los anticonvulsivantes es parte del mecanismo de acción de estos medicamentos. Suplementos relativamente grandes de ácido fólico (un exceso de 1.000 µg/día) pueden antagonizar los efectos beneficiosos de los anticonvulsivantes, y conducir a un incremento en la frecuencia de los ataques.

Antagonistas del ácido fólico en quimioterapia

Puesto que se requiere ácido fólico para la síntesis de timidina, necesaria para la síntesis de ADN, las células en división rápida son las más susceptibles a la deficiencia de ácido fólico: las células de la médula ósea y de la mucosa intestinal y los folículos pilosos. Las células cancerígenas tienen también un requerimiento muy elevado para la síntesis de ADN, y son también sensibles a deficiencia por ácido fólico. Se emplean varios antagonistas del ácido fólico, como metotrexate, en la quimioterapia del cáncer.

Las bacterias y los parásitos también se reproducen con mucha rapidez, y por tanto son igualmente sensibles al estatus de ácido fólico del huésped. Algunas bacterias, y algunos parásitos, (como el parásito de la malaria), tienen una dihidrofolato reductasa (ver Figura 11.16) que difiere de la enzima humana, y puede ser inhibida por medicamentos como trimetoprim, que tienen poco o ningún efecto sobre la dihidrofolato reductasa humana.

Biotina

La biotina se requiere como cofactor para un pequeño número de reacciones de carboxilación; actúa como portador de dióxido de carbono, según indica la Figura 11.17. Las más importantes de estas reacciones son la formación de malonil CoA a partir de acetil CoA en la **síntesis de los ácidos grasos** (ver Figura 6.12 en página 157) y la carboxilación de piruvato a oxalacetato en la **gluconeogénesis** (ver Figura 6.15 en página 163).

La biotina se encuentra ampliamente distribuida en los alimentos, y la deficiencia es desconocida, excepto entre las personas mantenidas durante muchos meses con nutrición parenteral total, y un número muy pequeño de personas que toman cantidades anormalmente elevadas de huevo crudo.

Existe una proteína en la clara del huevo, la **avidina**, que se une a la biotina muy tenazmente, y la hace no disponible para la absorción. La avidina se desnaturaliza por cocción, con lo cual pierde su capacidad para unirse a la biotina.

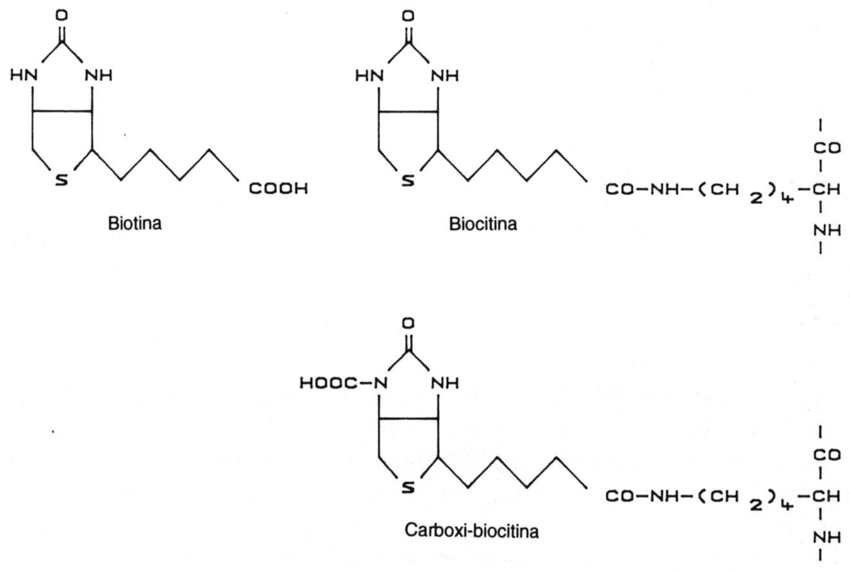

Figura 11.17 Biotina

La biotina está normalmente unida al grupo amino de la cadena lateral de la lisina en las enzimas, formando biocitina. Funciona en las reacciones de carboxilación como transportador intermediario de dióxido de carbono en su transferencia a sustratos, por ejemplo en la carboxilación de piruvato a oxalacetato en la gluconeogénesis (ver Figura 6.15 en página 163) y la carboxilación de acetil CoA a malonil CoA en la síntesis de ácidos grasos (ver Figura 6.12 en página 157).

La cantidad de avidina en la clara de huevo sin cocer es relativamente pequeña, y sólo han ocurrido problemas de deficiencia de biotina en personas que comen cantidades anormalmente elevadas, una docena o más de huevos crudos al día, durante muchos años.

No existe prueba con la cual estimar los requerimientos de biotina. Las ingestas promedio están entre 10-200 µg/día. Puesto que no ocurre deficiencia dietética, tales ingestas son obviamente más que adecuadas para satisfacer los requerimientos.

Ácido pantoténico

El ácido pantoténico forma parte del CoA y del grupo prostético de la proteína transportadora de acilo en la síntesis de ácidos grasos (ver Figura 11.18).

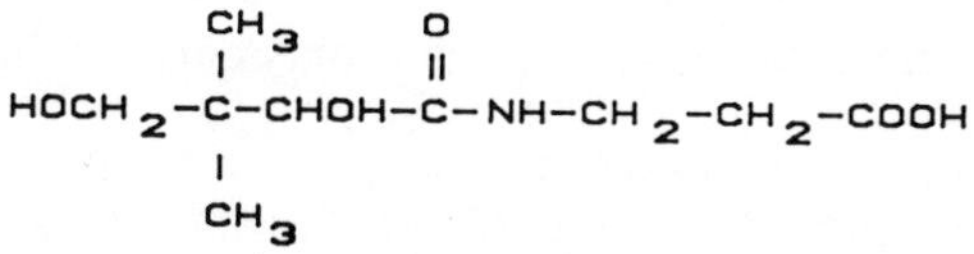

Ácido pantoténico

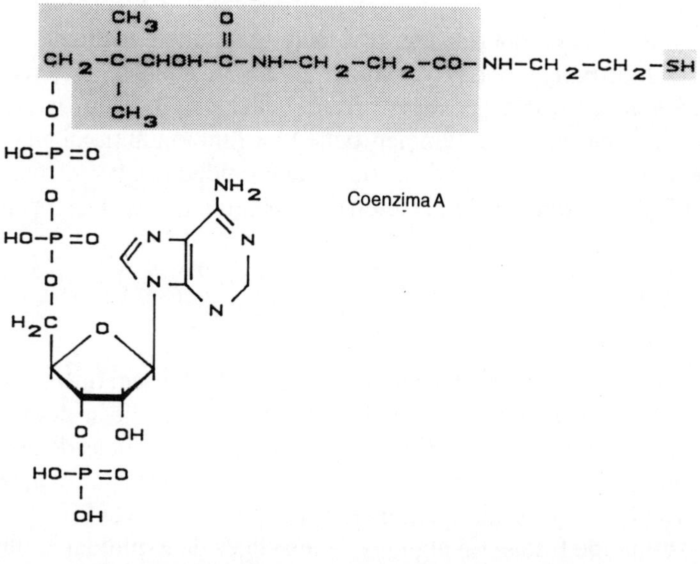

Figura 11.18 Ácido pantoténico y coenzima A (CoA)
El ácido pantoténico es parte tanto del CoA (mostrado aquí) como de la proteína transportadora de acilo que participa en la síntesis de ácidos grasos (ver Figura 6.12 en página 157). Tanto en el CoA como en la proteína transportadora de acilo, la parte de la molécula funcionalmente importante es el grupo sulfhidrilo (–SH), que proviene del aminoácido cisteína, no del ácido pantoténico.

Está ampliamente distribuido en los alimentos; en efecto, el nombre ácido pantoténico deriva del griego, que significa «de cualquier lugar». No existe una evidencia segura de una enfermedad específica por deficiencia de ácido pantoténico, aunque se han observado anormalidades metabólicas en experimentaciones con individuos mantenidos con dietas exentas de ácido pantoténico. Prisioneros de guerra en el Lejano Oriente al final de la Segunda Guerra Mundial sufrían un desorden neurológico consistente en dolor ardiente, intenso, en los pies (el llamado **síndrome del pie ardiente**). Se asumió que era debido a deficiencia de ácido pantoténico. Sin embargo, padecían una malnutrición general, y la deficiencia de varias vitaminas. Más que realizar experimentos poco éticos para determinar si el síndrome del pie ardiente era o no el resultado de deficiencia de ácido pantoténico, estos pacientes fueron tratados con fuentes ricas en todas las vitaminas del grupo B (generalmente extracto de levadura).

No existe prueba con la que determinar los requerimientos de ácido pantoténico. Las ingestas promedio oscilan entre 3-7 mg/día, y ya que no se produce deficiencia, tales ingestas son obviamente más que adecuadas para satisfacer los requerimientos.

Vitamina C (ácido ascórbico)

La vitamina C es requerida como cofactor para un pequeño número de reacciones de hidroxilación. Las más importantes son la hidroxilación de prolina y lisina en la modificación post-sintética del colágeno y la hidroxilación de la dopamina a noradrenalina. También tiene una función antioxidante general, especialmente en la reducción de la vitamina E oxidada en las membranas (ver Figura 11.7). La oxidación y reducción de la vitamina C se muestra en la Figura 11.19.

Deficiencia

La enfermedad por deficiencia de vitamina C, el **escorbuto**, fue inicialmente un problema habitual al final del invierno, cuando no se podía disponer de frutas ni hortalizas y verduras frescas (las fuentes dietéticas de la vitamina) durante muchos meses. Los marineros, en los largos viajes por mar, sufrían de escorbuto antes de que se descubriera el papel protector de la fruta y hortalizas frescas, o zumo de frutas. En algunos de los viajes de exploración durante los siglos XVI y XVII, más del 90% de la tripulación murió de escorbuto.

Casi todos los síntomas clínicos de escorbuto pueden atribuirse a alteración de la formación de colágeno, y por tanto a defectos del tejido conjuntivo. El primer síntoma es la aparición de petequias hemorrágicas alrededor de los folículos pilosos. A esto sigue inflamación de las encías, entre los dientes, con

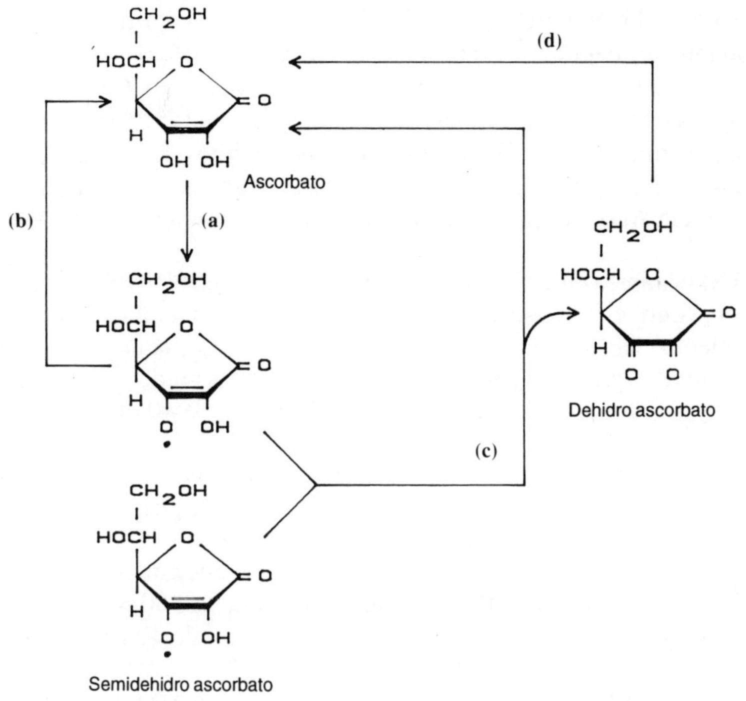

Figura 11.19 El papel de la vitamina C en reacciones de oxidación y reducción
a) El ácido ascórbico puede ser oxidado a radical semidehidro-ascorbato en una variedad de reacciones (ver por ejemplo el papel del ácido ascórbico en la acción de la vitamina E en la Figura 11.7). b) El semidehidro-ascorbato puede ser reducido nuevamente a ácido ascórbico por una reductasa específica ligada a la oxidación de una flavoproteína reducida. c) Dos moléculas de semidehidro-ascorbato pueden reaccionar entre sí para formar una molécula de ácido ascórbico y una de dehidro-ascorbato. d) El dehidro-ascorbato puede ser reducido a ascorbato por reacción con NADH.

pérdida de cemento dental, de manera que los dientes se mueven y se caen. Debido a la alteración de la síntesis del colágeno, la cicatrización de las heridas se retrasa mucho en la deficiencia de vitamina C. En una deficiencia avanzada, se afecta el colágeno de los huesos, con dolor óseo intenso. La síntesis alterada de adrenalina y noradrenalina conduce a depresión e irritabilidad.

Requerimientos

La vitamina C ilustra extremadamente bien cómo diferentes criterios de adecuación, y diferente interpretación de la evidencia experimental, pueden conducir a estimaciones diferentes de los requerimientos, y a ingestas de referencia que varían entre 30-80 mg/día para adultos.

El requerimiento de vitamina C para prevenir el escorbuto clínico es menor de 10 mg/día. Sin embargo, a este nivel de ingesta, las heridas no cicatrizan apropiadamente, debido al requerimiento de vitamina C para la síntesis de colágeno del tejido conectivo. Se requiere una ingesta de 20 mg/día para la cicatrización óptima de las heridas. Teniendo en cuenta la variación individual de los requerimientos, esto lleva a una RDA para adultos de 30 mg/día, que era la RDA británica hasta 1991, y es la RDA de la Organización de las Naciones Unidas para la Agricultura y la Alimentación/Organización Mundial de la Salud.

La RNI británica en 1991 para vitamina C se basa en el nivel de ingesta a la cual la concentración plasmática se eleva repentinamente, mostrando que los requerimientos han sido ya satisfechos; los tejidos están saturados y hay vitamina C sobrante que está siendo transportada entre los tejidos, disponible para su excreción. Este criterio de adecuación da una RNI de 40 mg/día para adultos.

La aproximación alternativa para determinar los requerimientos consiste en estimar el contenido corporal total de vitamina C, después de determinar la velocidad a la que es metabolizada, dando una dosis de ensayo de vitamina radiactiva. Ésta es la base, tanto de la RDA de Estados Unidos de 60 mg/día para los adultos, como de la RDA de los Países Bajos de 80 mg/día. Además, también proporciona una base alternativa para la RNI de 40 mg/día adoptada en Gran Bretaña en 1991.

El problema está en decidir cuál es el contenido corporal total apropiado de vitamina C. Los estudios americanos se desarrollaron en individuos cuya vitamina corporal total se estimó que era 1.500 mg al comienzo de un estudio de agotamiento de la vitamina. Sin embargo, no hay prueba de que éste sea el contenido corporal de la vitamina necesario ni deseable, sino que es simplemente el contenido corporal de un grupo pequeño de jóvenes que tomaban una dieta rica en fruta seleccionada por ellos mismos. Existen buenas pruebas de que un contenico corporal total de 900 mg es más que adecuado. Es tres veces mayor que el contenido corporal al cual se observan los primeros síntomas de deficiencia, y protegerá frente al desarrollo de cualquier signo de deficiencia durante varios meses con una dieta completamente exenta de vitamina C.

Hay un problema adicional al interpretar los resultados de este tipo de estudios. La velocidad a la que se metaboliza la vitamina C varía con la cantidad consumida. Esto significa que cuando se les agota la vitamina a los individuos en estudio, la velocidad a la cual metabolizan la vitamina disminuye. De esta forma, la velocidad a la que asumimos que se metaboliza la vitamina y, por tanto, la cantidad que se requiere para mantener el contenido corporal, depende de la forma en que extrapolemos los resultados obtenidos durante los estudios de agotamiento con la velocidad en individuos que consumen una dieta normal, y de la cantidad de vitamina C en esa dieta.

Una ingesta de 40 mg/día es más que adecuada para mantener un contenido corporal total de 900 mg de vitamina C, (el mismo que la RNI británica). Un nivel mayor de ingesta habitual, 60 mg/día, es adecuada para mantener un contenido corporal total de 1.500 mg (la RDA de Estados Unidos). Teniendo en cuenta los cambios en la velocidad del metabolismo con niveles diferentes de ingesta, y considerando la absorción incompleta de la vitamina, obtenemos la RDA de 80 mg/día de los Países Bajos.

A ingestas entre 70-100 mg/día, la capacidad del organismo para metabolizar vitamina C se satura, y cualquier ingesta adicional se excreta en la orina, sin modificación.

Ingestas elevadas de vitamina C. Hay quienes argumentan que ingestas de vitamina C mucho mayores que las estudiadas anteriormente, pueden conferir algunos beneficios. Puesto que ingestas por encima de 70-100 mg/día conducen a un aumento de excreción de la vitamina sin modificar, es difícil justificar tales pretensiones. Realmente no hay buenas pruebas de que ingestas elevadas de vitamina C protejan frenta al cáncer o proporcionen algún beneficio a personas que padezcan cáncer. Igualmente, no existe evidencia, en bastantes y extensos estudios, de que la vitamina C tenga cualquier efecto útil en el tratamiento o prevención del resfriado común o de la gripe.

El único beneficio de una ingesta elevada de vitamina C consiste en ayudar a la **absorción de hierro**. Como se estudia en la página 296, la absorción de hierro es estimulada por la vitamina C presente en el intestino junto con el hierro. Esto significa que el tomar alimentos ricos en vitamina C junto con alimentos ricos en hierro aumentará la absorción óptima del hierro. La mejor estimación es que la absorción óptima de hierro se alcanza con una ingesta de alrededor de 25-50 mg de vitamina C con cada comida. Las personas que están tomando suplementos para tratar la anemia por deficiencia de hierro deberían tomar comprimidos de vitamina C al mismo tiempo, o bien ingerir los comprimidos de hierro con un vaso de zumo de fruta.

Minerales

Los elementos minerales inorgánicos nutricionalmente importantes son aquellos que tienen alguna función en el organismo. Obviamente deben ser suministrados por la dieta, ya que los elementos no pueden interconvertirse. Podemos clasificar los minerales de acuerdo con sus funciones, aunque algunos minerales tienen funciones que caen dentro de más de una clase.

Muchos de los minerales, incluso aquéllos que son esenciales, carecen de importancia nutricional práctica, ya que están ampliamente distribuidos en los alimentos, y la mayoría de los individuos que toman una dieta mixta normal reciben probablemente ingestas adecuadas.

En general, las deficiencias minerales son un problema cuando los individuos dependen más o menos completamente de alimentos que se han cultivado en una región pequeña, donde el suelo es deficiente en algunos minerales. Para las personas cuya dieta consiste en alimentos cultivados en varias regiones diferentes, las deficiencias son extremadamente improbables. Sin embargo, como se estudia en la página 295, la deficiencia de hierro es un problema en la mayor parte del mundo, porque si las pérdidas de hierro por el organismo son relativamente elevadas (por ejemplo, fuertes pérdidas de sangre menstrual), es difícil tomar una ingesta lo suficientemente grande como para reponerlas.

La deficiencia mineral es improbable entre las personas que consumen una dieta mixta adecuada. Algo muy importante, sucede que muchos minerales, inclusive aquéllos que son dietéticamente esenciales, pueden resultar tóxicos si están presentes en cantidades mayores, aunque sean relativamente modestas. Es poco probable que el contenido mineral de los alimentos sea lo suficientemente elevado para que resulte un problema toxicológico, a pesar de que los cultivos producidos en regiones en las que el contenido en selenio del suelo es muy elevado pueden ser la causa de consumos peligrosamente altos de este mineral. El problema surge cuando individuos cuyas dietas son adecuadas toman suplementos inapropiados de minerales o están expuestos a la contaminación de los alimentos o del suministro de agua.

Minerales con una función estructural

Calcio, magnesio y fosfato. El componente mineral de huesos y dientes es una mezcla compleja de fosfatos y carbonatos de calcio y magnesio. La nutrición del calcio se estudia en la página 293.

Sodio y potasio. El mantenimiento de la composición normal de los fluidos intracelular y extracelular, y de la homeostasis osmótica depende en gran extensión del mantenimiento de concentraciones relativamente elevadas de potasio dentro de las células y de sodio fuera de las mismas. No hay problema para satisfacer los requerimientos de sodio; en efecto, como se estudió en la página 27, el problema principal con la nutrición del sodio es una ingesta excesiva, más que la deficiencia.

Minerales que funcionan como grupos prostéticos de enzimas

Cobre. El cobre constituye la parte funcional esencial de varias enzimas implicadas en reacciones de oxidación y reducción (ver página 60), entre otras la dopamina hidroxilasa para la síntesis de noradrenalina y adrenalina, y citocromo oxidasa de la cadena de transporte de electrones (ver página 134).

Hierro. La función más evidente del hierro es formar parte del grupo hemo de la hemoglobina, la proteína transportadora del oxígeno de los glóbulos rojos sanguíneos, y de la mioglobina de los músculos. El hemo es también importante en varias enzimas, por ejemplo los citocromos (ver página 134), donde es el coenzima en reacciones de oxidación y reducción (ver página 60). Diversas enzimas contienen también hierro no hemo (es decir, hierro distinto del hemo unido a la enzima), que es esencial para la función de las mismas. La nutrición del hierro se estudia en la página 295.

Molibdeno. El molibdeno funciona como el grupo prostético de un pequeño número de enzimas, que incluyen la xantina oxidasa (implicada en el metabolismo de purinas hasta ácido úrico para su excreción) y piridoxal oxidasa (que metaboliza la vitamina B_6 hasta el producto de excreción inactivo ácido piridóxico). Se presenta bajo la forma de un complejo orgánico, la molibdopterina, que es químicamente similar al ácido fólico (ver página 277) pero puede sintetizarse en el organismo siempre que estén disponibles cantidades adecuadas de molibdeno.

La deficiencia de molibdeno se ha asociado con aumento de la incidencia de cáncer de esófago, pero esto parece ser una asociación indirecta. El problema surge entre personas que consumen mucho maíz cultivado en suelo pobre en molibdeno. Por razones que no están del todo claras, el maíz resultante deficiente en molibdeno es más susceptible al ataque por hongos que producen toxinas carcinogénicas. Así, las personas que viven con esta dieta están en riesgo de padecer deficiencia de molibdeno, pero el problema principal no es la deficiencia de molibdeno, sino más bien la alteración fúngica de su alimento.

Selenio. El selenio funciona en, al menos, dos enzimas: glutatión peroxidasa y tiroxina desiodinasa, que forma la **hormona tiroidea** activa, tri-yodotironina a partir de la tiroxina segregada por la glándula tiroides. En ambos casos está presente como el análogo con selenio del aminoácido cisteína, la **selenocisteína**.

La **glutatión peroxidasa** actúa reduciendo los radicales oxígeno que, de otra forma, atacarían a los ácidos grasos poliinsaturados, y también reduciendo los productos del ataque oxidativo de los ácidos grasos poliinsaturados. De esta manera, el selenio tiene una importante función en el estado antioxidante global del organismo, en gran medida en conjunción con la vitamina E (ver página 260).

La deficiencia está ampliamente distribuida en zonas de China, y el suelo en algunas zonas de los Estados Unidos, Nueva Zelanda y Finlandia es tan pobre en selenio que se añade a los fertilizantes, con el fin de incrementar la ingesta de selenio de la población, y así evitar la deficiencia.

Sin embargo, el selenio es también extremadamente tóxico incluso en un exceso moderado. La RNI de selenio para adultos es 75 μg/día: signos de intoxicación pueden observarse con ingestas por encima de 450 μg/día, y la Organización Mundial de la Salud recomienda que las ingestas de selenio no excedan de 200 μg/día. En algunas zonas del Mundo el suelo es tan rico en selenio que las plantas cultivadas localmente proporcionarían una cantidad por encima de este límite superior recomendado para la ingesta de selenio, si estas cosechas fueran la principal fuente de alimento, y no es posible criar ganado de forma segura en los pastos de estas regiones.

Cinc. El cinc es el grupo prostético de más de un centenar de enzimas, con numerosas funciones. También está implicado en las proteínas receptoras de las hormonas esteroides y tiroidea, calcitriol y vitamina A. En estas proteínas, el cinc forma parte integrante de la región de la proteína que interacciona con el punto promotor del ADN donde se inicia la transcripción del gen en respuesta a la acción de la hormona (ver página 235).

La deficiencia de cinc sólo tiene lugar en personas que viven en áreas tropicales o subtropicales cuya dieta está basada principalmente en pan integral sin levadura. El problema se manifiesta principalmente como un relevante **retraso de la pubertad**, de forma que los hombres jóvenes de 18-20 años no han alcanzado todavía la pubertad. Esto es el resultado de una reducida sensibilidad de tejidos diana a los andrógenos y estrógenos, debido al papel del cinc en los receptores de las hormonas esteroides. Dos factores independientes contribuyen a la deficiencia:

a. La harina de trigo proporciona muy poco cinc, y en el pan integral sin levadura gran parte del cinc presente no está disponible para su absorción debido a que está unido al **fitato** (ver página 293);
b. El sudor contiene una concentración relativamente elevada de cinc, y en condiciones tropicales puede producirse una pérdida de cinc considerable con el sudor.

La deficiencia marginal de cinc en los países desarrollados puede estar relacionada con la lenta cicatrización de heridas, y a alteración de los sentidos del gusto y olfato.

Minerales que juegan un papel regulador (en la neurotransmisión, como activadores de enzimas o en hormonas)

Calcio. Además de su papel como mineral óseo, el calcio tiene una función primordial en la regulación metabólica (ver página 232), conducción nerviosa y contracción muscular. La nutrición del calcio se estudia en la página 293.

Cromo. El cromo participa en un complejo orgánico llamado **factor de tolerancia a la glucosa**, en la interacción entre la insulina y los receptores para la insulina de la superficie celular. La deficiencia de cromo está asociada con una alteración de la tolerancia a la glucosa, como se observa en la diabetes. Sin embargo, no hay evidencia de que ingestas aumentadas de cromo tengan efecto beneficioso en la diabetes.

Yodo. El yodo se requiere para la síntesis de las hormonas tiroideas, tiroxina y triyodotironina. La deficiencia, que produce bocio, está muy extendida en áreas de tierras altas del interior, con suelos de tierra caliza. Esto se debe a que el suelo de tierra caliza es ligero y los minerales, incluido el yodo, rápidamente pasan a su través, de forma que las plantas cultivadas localmente son deficientes en yodo. Cerca de la costa el aire marino contiene suficiente yodo para reponer estas pérdidas. A lo largo del mundo, muchos millones de personas están en riesgo de deficiencia, y en zonas de Brasil Central y del Himalaya el bocio puede afectar a más del 90% de la población. Debido al papel del selenio en el metabolismo de las hormonas tiroideas (ver página 289), los efectos de la deficiencia de yodo se ven exacerbados por deficiencia de selenio.

En los países desarrollados donde hay riesgo de deficiencia de yodo, la suplementación de los alimentos es usual. Se dispone de sal yodada, o el pan puede ser confeccionado usando sal yodada. En países en vías de desarrollo, tal enriquecimiento de alimentos no es posible normalmente, y el tratamiento y la prevención de la deficiencia de yodo depende generalmente de visitas periódicas a las áreas en riesgo por parte de equipos médicos que administran dosis relativamente elevadas de aceite yodado por inyección intramuscular.

Magnesio. El magnesio es un cofactor de enzimas que utilizan ATP y también de diversas enzimas implicadas en la replicación (ver página 107) y transcripción (ver página 214) del ADN.

Manganeso. El manganeso funciona como el grupo prostético de diversas enzimas, que incluyen la superóxido dismutasa, una parte del sistema de defensa antioxidante del organismo, la piruvato carboxilasa en la gluconeogénesis (ver página 161) y la arginasa en la síntesis de urea (ver página 213). La deficiencia sólo ha sido observada en estudios de agotamiento deliberado.

Sodio y potasio. El gradiente normal de sodio y potasio a través de las membranas celulares, con una concentración intracelular de potasio relativamente elevada y una concentración intracelular de sodio relativamente baja, se mantiene por transporte activo (es decir, dependiente de ATP) (ver Figura 6.1 en la página 134). La conducción nerviosa depende de la rápida inversión de este gradiente transmembrana para crear y propagar el impulso eléctrico, seguido de un restablecimiento más gradual del gradiente normal de iones.

Minerales que se sabe que son esenciales, pero cuya función es desconocida

Silicio. Se sabe que el silicio es esencial para el desarrollo del tejido conjuntivo y los huesos, aunque su función en estos procesos se desconoce. El contenido en silicio de las paredes de los vasos sanguíneos disminuye con la edad, y con el desarrollo de aterosclerosis. Se ha sugerido, aunque la evidencia no es convincente, que la deficiencia de silicio puede ser un factor en el desarrollo de la aterosclerosis.

Vanadio. Animales de experimentación mantenidos bajo condiciones estrictamente controladas requieren vanadio para el crecimiento normal. Existe alguna evidencia de que el vanadio tiene un papel en la regulación de la actividad de bombas sodio/potasio, aunque esto no ha sido probado.

Níquel y estaño. Hay evidencia, en animales de experimentación mantenidos bajo condiciones estrictamente controladas, de que se requiere una ingesta dietética de níquel y estaño para el crecimiento y desarrollo óptimos, aunque todavía está por demostrar de forma concluyente.

Minerales que tienen efectos en el organismo, pero cuya esencialidad no está establecida

Fluoruro. El fluoruro tiene claros efectos beneficiosos en la modificación de la estructura mineral del hueso y esmalte dental. Fortalece los huesos, y protege los dientes frente a la caries. El uso de dentífricos con fluoruro, y la adición de fluoruro al agua de bebida en muchas regiones, ha dado lugar a una disminución drástica en la incidencia de caries dental, a pesar del elevado consumo de sacarosa y otros azúcares extrínsecos (ver página 24). Estos beneficios se hacen notar a niveles de fluoruro del orden de 1 parte por millón en el agua de bebida. Tales concentraciones ocurren de forma natural en muchas partes del mundo y ésta es la concentración a la cual se añade fluoruro al agua en muchos lugares.

La ingesta excesiva de fluoruro conduce a una decoloración marrón de los dientes (**fluorosis** dental). Una concentración por encima de las 12 ppm en el agua de bebida, como ocurre en algunas partes del mundo, está asociada con depósito excesivo de fluoruro en los huesos, con el consiguiente aumento de la fragilidad (fluorosis del esqueleto).

Aunque el fluoruro tiene efectos beneficiosos, no existe evidencia de que sea esencial en la dieta. El fluoruro previene la caries dental, pero probablemente no es correcto denominar a la caries dental una enfermedad por deficiencia de fluoruro.

Litio. Las sales de litio se usan en psiquiatría. Tienen efecto beneficioso en el tratamiento de enfermedad maníaco-depresiva, por alteración de la sensibilidad de algunos nervios a la estimulación. Sin embargo, éste parece ser un efecto puramente farmacológico, y no hay evidencia de que el litio tenga una función esencial en el organismo, ni que proporcione ningún beneficio a las personas sanas.

Otros minerales

Además de los minerales que se sabe que son esenciales en la dieta, se pueden considerar algunos que pueden ser consumidos en cantidades relativamente grandes, pero que no tienen, por lo que sabemos hasta ahora, función en el organismo. Además, la acumulación excesiva de estos minerales puede ser peligrosa, y varios de ellos son bien conocidos como tóxicos. Entre tales elementos tenemos: aluminio, arsénico, antimonio, boro, cadmio, cesio, cobalto, germanio, plomo, mercurio, plata, estroncio.

El cobalto está implicado en el metabolismo humano sólo como parte de la molécula de vitamina B_{12} (ver página 275). Las sales inorgánicas de cobalto no tienen función metabólica, y pueden lesionar al músculo cardíaco.

Nutrición y metabolismo del calcio

El requerimiento más evidente de calcio del organismo se debe, a su presencia como componente mineral de huesos y dientes, una mezcla compleja de carbonatos y fosfatos cálcicos (hidroxiapatita) junto con sales de magnesio y fluoruros. Un adulto contiene alrededor de 1,2 kg de calcio en el organismo, el 99% del cual se encuentra en el esqueleto y dientes. Esto significa que los requerimientos de calcio son especialmente elevados durante el crecimiento rápido, durante la infancia y la adolescencia, y en el embarazo y la lactancia.

Aunque la mayor parte del calcio corporal está en los huesos, las funciones más importantes del calcio consisten en el mantenimiento de la contracción muscular, estructura celular y respuestas a hormonas y neurotransmisores (ver página 232). Para mantener estas funciones reguladoras esenciales, el calcio óseo se moviliza en caso de deficiencia, de manera que se asegure que las concentraciones intracelular y plasmática se mantienen dentro de un rango estrictamente controlado. Si desciende la concentración plasmática de calcio, se altera la regulación neuro-muscular y los pacientes padecen tetania.

Las fuentes principles de calcio son la leche y el queso; el calcio de la dieta es absorbido por un proceso activo en las células de la mucosa del intestino delgado, que es dependiente de la **vitamina D**. El metabolito activo de la vitamina D, calcitriol, induce la síntesis de una proteína que se une al calcio y que permite que las células de la mucosa acumulen calcio a partir del lumen intestinal (ver página 255). En caso de deficiencia de vitamina D la absorción de calcio está seriamente alterada.

No todo el calcio de la dieta está disponible para ser absorbido. Diversos compuestos presentes en los alimentos pueden formar complejos con el calcio, o pueden formar sales de calcio insolubles que no son absorbidas. Nutricionalmente, el más importante de éstos es el **ácido fítico**, que se encuentra en el salvado de los cereales y algunas leguminosas. El fitato inhibe también la absorción de otros minerales, incluyendo hierro y cinc.

Químicamente el ácido fítico es hexafosfato de inositol. Puede ser defosforilado en cierto grado hasta inositol en el lumen intestinal por la enzima fitasa, y durante la fermentación de la masa de pan la fitasa de levadura tiene la misma acción. No está claro en qué medida una dieta con cantidad elevada de fitato pueda alterar la absorción de calcio y otros minerales, aunque las personas con una ingesta elevada de pan integral sin levadura (como «chapatti») absorben una menor proporción del calcio de la dieta. Sin embargo, los productos a base de cereales integrales contienen más calcio que la harina refinada, a menos que la harina haya sido fortificada con sales de calcio para reponer las pérdidas en la molienda. Como se estudió en la página 290, una dieta a base de mucho pan integral sin levadura es un factor que contribuye al desarrollo de deficiencia de cinc.

Aunque el efecto de la deficiencia de vitamina D es la alteración de la absorción y utilización del calcio, el raquitismo (ver página 255) no parece ser simplemente el resultado de deficiencia de calcio. Los niños deficientes en calcio con adecuado estado nutricional de vitamina D, no desarrollan raquitismo, pero tienen una velocidad de crecimiento muy reducida. Sin embargo, como se estudió en la página 255, la deficiencia de calcio puede ser un factor que contribuya al desarrollo del raquitismo cuando el estatus de vitamina D es marginal.

Osteoporosis. La osteoporosis consiste en una pérdida progresiva de masa ósea al aumentar la edad, después de que se alcance el máximo de masa ósea a la edad de treinta años. La causa es el proceso normal de recambio óseo, pero con sustitución reducida del tejido que ha sido destruido. Tanto los minerales como la matriz orgánica del hueso se pierden en la osteoporosis, a diferencia de la osteomalacia (ver página 257), donde hay pérdida de mineral óseo, pero no se afecta la matriz orgánica.

La osteoporosis puede aparecer en personas relativamente jóvenes, como resultado de una estancia prolongada en cama; el hueso continúa siendo degradado, pero sin actividad física hay menos estímulo para la reposición del tejido perdido. Lo que es más importante, aparece como parte aparentemente inevitable del proceso de envejecimiento. En este caso, el problema principal es la secreción reducida de estrógenos (en mujeres) y andrógenos (en hombres) al aumentar la edad; entre otras acciones, los esteroides sexuales están implicados en la estimulación de la formación de nuevo tejido óseo. El problema es especialmente grave en las mujeres, ya que en la menopausia hay un descenso mucho más drástico de la secreción de estrógenos que el descenso más gradual (y menos intenso) en la secreción de andrógenos en los hombres con el aumento de la edad. Como consecuencia, muchas más ancianas que ancianos padecen osteoporosis. La terapia de reposición hormonal con estrógenos después de la menopausia tiene un efecto protector frente al desarrollo de la osteoporosis.

Debido a que hay una destrucción neta de hueso en la osteoporosis, se produce excreción de cantidades considerables de calcio en la orina. Esto se manifiesta como **balance de calcio negativo**; la excreción es mayor que la ingesta en la dieta. Esto ha llevado a sugerir que una ingesta elevada de calcio puede desacelerar o invertir el proceso de osteoporosis. Sin embargo, el balance de calcio negativo es el **resultado** de la osteoporosis, no la causa. No hay evidencia de que ingestas superiores de calcio tengan ningún efecto sobre el desarrollo de la osteoporosis.

Las personas con un máximo de masa ósea superior están en menor riesgo de padecer osteoporosis, ya que pueden tolerar más pérdida de tejido óseo antes de que se manifiesten signos clínicamente importantes. Por lo tanto, es probable que una adecuada nutrición con vitamina D y calcio a lo largo de la adolescencia y edad adulta joven proporcione protección frente a la osteoporosis en la vejez. Elevadas ingestas de calcio no tienen efecto beneficioso una vez que ha sido alcanzado el máximo de masa ósea. Sin embargo, elevadas ingestas de calcio no tienen efectos adversos, debido a la estrecha regulación de la homeostasis del calcio. Problemas de hipercalcemia y calcinosis (la calcificación de tejidos blandos) ocurren como resultado de intoxicación con vitamina D (ver página 258), u otras alteraciones de la homeostasis del calcio, no como resultado de ingestas elevadas de calcio.

Ingestas elevadas de vitamina D no tienen efecto beneficioso sobre la progresión de la osteoporosis, aunque la vitamina prevendrá el desarrollo de osteomalacia, que puede manifestarse junto con la osteoporosis en la tercera edad.

Nutrición y metabolismo del hierro

La función principal del hierro en el organismo se concreta en la fracción hemo de la hemoglobina (la proteína transportadora del oxígeno en los glóbulos rojos), mioglobina (la proteína portadora de oxígeno en el músculo) y los citocromos (ver página 134). La deficiencia de hierro conduce a la síntesis reducida de hemoglobina y, por tanto, a una cantidad menor de la normal de hemoglobina en los glóbulos rojos sanguíneos. La anemia por deficiencia de hierro es relativamente común, especialmente entre las mujeres.

La deficiencia de hierro se debe principalmente a una pérdida de sangre mayor de lo que puede reponerse por absorción de hierro dietético. En países en vías de desarrollo, los parásitos intestinales (especialmente anquilostomas), que causan grandes pérdidas de sangre por las heces, pueden ser una causa común de agotamiento de hierro y, por tanto, de anemia. En los países desarrollados son principalmente las mujeres quienes están en riesgo de anemia por deficiencia de hierro, como resultado de fuertes **pérdidas menstruales** de sangre. El embarazo y la lactancia suponen un agotamiento adicional de las reservas de hierro de la madre.

El hierro de los alimentos se presenta bajo dos formas: hierro hemo de la carne y derivados cárnicos, y sales de hierro inorgánicas de alimentos vegetales. Se sabe relativamente poco sobre la absorción del hemo, excepto que es por un mecanismo diferente del implicado en la absorción de sales de hierro inorgánicas. La absorción del hierro hemo es muchísimo mejor que la de las sales de hierro inorgánicas.

Sólo se absorbe entre 10-15% del hierro inorgánico de la dieta. Hay tres etapas en la absorción de sales inorgánicas de hierro:

a. Las sales de hierro en el lumen intestinal deben ser reducidas desde Fe^{3+} hasta Fe^{2+}. Varios compuestos efectúan esta reducción, por ejemplo la fructosa y, probablemente con más relevancia, la vitamina C. Sin embargo, esto es un efecto de la vitamina C presente en el lumen intestinal junto con el hierro. Aparte del requerimiento de vitamina C para mantener la salud normal (una RNI de 40 mg/día), estudiada en página 286, una ingesta de unos 25-50 mg con cada comida origina una absorción óptima del hierro inorgánico de la comida.

   Una elevada ingesta de fitato (ver página 293) da lugar a la formación de complejos insolubles de hierro de la comida. Éstos no se absorben bien. Hay evidencia de que cantidades de calcio relativamente elevadas inhiben la absorción de hierro en la comida, aunque el mecanismo es desconocido.
b. El hierro se concentra en las células de la mucosa intestinal por unión a la proteína ferritina. Esto quiere decir que, una vez que la ferritina de las células mucosales esté saturada con hierro, no puede absorberse más desde el lumen intestinal a las células de la mucosa. Una vez que las células de la mucosa están saturadas con hierro, cualquier exceso quedará en las heces y será excretado.
c. El hierro es transferido desde las células de la mucosa hasta la circulación sanguínea sólo por unión a la proteína transferrina en el plasma. Si la transferrina del plasma está saturada con hierro, entonces no puede absorberse más desde las células mucosales hacia la circulación. El exceso permanecerá en las células de la mucosa hasta que éstas sean vertidas al lumen intestinal desde el extremo de las vellosidades intestinales.

El resultado de esto es que la absorción de hierro varía en cierto grado con el estado de las reservas de hierro del organismo, y los individuos deficientes absorben una proporción de hierro dietético ligeramente mayor que aquéllos que tienen reservas de hierro adecuadas. Sin embargo, las personas con grandes pérdidas de hierro debido a pérdida de sangre no pueden absorber lo suficiente para mantener el balance de hierro. Es probable que alrededor del 5% de mujeres, las que presentan las pérdidas más elevadas de sangre menstrual, no obtengan suficiente hierro de los alimentos para contrarrestar esas pérdidas, y deban tomar suplementos de hierro para prevenir el desarrollo de anemia por deficiencia del mismo.

Si no hay excreción de hierro del organismo o es muy baja, la excesiva absorción puede conducir a la creación de reservas anormalmente grandes de hierro. Esto puede dar lugar al desarrollo de **hemosiderosis**, con cantidades muy grandes de hierro almacenadas inapropiadamente en los tejidos. Dos factores se asocian comúnmente con tal **sobrecarga de hierro**: una ingesta relativamente elevada de sales de hierro inorgánico junto con alcohol, el cual aumenta la absorción de hierro; y tomar excesivos suplementos de hierro, una cantidad significativa del cual se absorbe de forma pasiva a través de la pared del intestino, saltándose la regulación normal de la absorción. Esto es un problema principalmente entre los niños, que toman los comprimidos de hierro de sus madres pensando que son caramelos. La sobrecarga de hierro también puede ocurrir como resultado de transfusiones de sangre repetidas, como por ejemplo en el tratamiento de la talasemia. En este caso el problema es que el hierro liberado por rotura de la hemoglobina no es excretado por el organismo, sino que se añade a las reservas de hierro del organismo.

La sobrecarga de hierro puede tener dos efectos perjudiciales:

a. La transferencia de hierro entre los diferentes almacenes de reserva en el organismo implica una reacción de reducción dependiente de vitamina C. La vitamina es oxidada irreversiblemente en el proceso, y la sobrecarga de hierro se acompaña del agotamiento de las reservas corporales de vitamina C, y se desarrolla escorbuto;
b. Los iones de hierro libres catalizan diversas reacciones oxidativas, las cuales dan lugar a la formación de radicales oxígeno reactivos, sumándose significativamente a la carga de radicales del organismo y dando lugar a alteraciones de los lípidos de membrana y del ADN (ver página 260).

CAPÍTULO 12

Errores congénitos del metabolismo

Hemos visto que los procesos de replicación del ADN implican un control muy cuidadoso, para asegurar que se han ido incorporando las bases correctas en la hebra de ADN recién sintetizada (ver página 107). Sin embargo, queda una posibilidad de error, estimada en $1{:}10^9$ bases incorporadas.

Los errores pueden estar causados por agentes como radicales libres y los productos resultantes del ataque de los radicales libres a los lípidos de membrana. Esto significa que la exposición a radiaciones ionizantes (tanto exposición ambiental a radiactividad de fondo, como exposición ocupacional a radiactividad y rayos X), así como la exposición a compuestos que aumentan la formación de radicales libres, pueden causar probablemente lesiones al ADN. Además, muchas sustancias químicas causan modificaciones químicas de las bases del ADN.

Muchos de estos cambios son detectados por los mecanismos de reparación del ADN, y las bases anormales son eliminadas y sustituidas (ver página 108). Sin embargo, algunos cambios del ADN tienen lugar y persisten. Cuando tales cambios suceden en las células germinales (óvulos y espermatozoides), ha ocurrido una **mutación heredable**; la modificación del ADN es heredada por la siguiente generación.

El proceso de evolución se ha debido a este proceso de mutación, siendo algunos cambios neutros o perjudiciales, pero otros dan lugar a cambios beneficiosos. Las mutaciones beneficiosas, que confieren una ventaja al individuo afectado, han persistido, mientras que la mayoría de las mutaciones perjudiciales no.

La variación individual es el resultado de los diferentes tipos de cambios en el ADN que todos hemos heredado; ésta es la base de la huella «dactilar» del ADN, como se estudia en la página 110. Entre cada uno de los seres humanos existen muchas diferencias en lo que se refiere a los detalles de su ADN, algunos de los cuales dan lugar a diferencias en las proteínas, que a veces son importantes y otras no lo son. Rara vez estos cambios resultan lo suficientemente serios como para causar una pérdida o alteración importante de la actividad enzimática, con resultados más o menos graves sobre el metabolismo. En conjunto, llamamos a tales situaciones **errores congénitos del metabolismo**.

Aunque son de gran interés, y hemos aprendido mucho sobre el metabolismo normal a partir del estudio de los errores congénitos del metabolismo, éstos son extremadamente raros. La fibrosis quística está entre los más comunes, ocurriendo en 1:2.000 de los nacidos vivos. Otras enfermedades son mucho menos comunes: la fenilcetonuria (ver página 305) ocurre en 80 por millón de los nacidos vivos; la galactosemia (ver página 141), en 25 por millón; la aciduria argininosuccínica (ver página 305), en 4 por millón; y la enfermedad de la orina con olor a jarabe de arce (ver página 307), en 3 por millón. Otros estados son más raros, y algunos de ellos se han descrito alguna vez en sólo una familia.

Es muy improbable que los errores congénitos del metabolismo que afecten gravemente a enzimas de las rutas metabólicas centrales sean alguna vez descubiertos, ya que no son compatibles con la vida y desarrollo fetal. Las enfermedades que se manifiestan son generalmente aquéllas en las que metabolitos tóxicos pueden atravesar la placenta, regresando a la circulación de la madre durante el desarrollo uterino. Es después del nacimiento cuando el bebé tiene problemas. Muchas de estas alteraciones causan la muerte en los primeros momentos de la vida, y otras muchas, que no son mortales, originan cambios muy graves del desarrollo normal del cerebro, y por tanto enorme disfunción de la inteligencia.

Para un cierto número de los errores congénitos del metabolismo más frecuentes, como la fenilcetonuria y la homocistinuria, los bebés son investigados al nacer o muy poco después de nacer, en busca de metabolitos anormales en sangre y orina. Esto sólo es valioso si existen medios de tratar o controlar la enfermedad.

Cada vez existe más posibilidad de detectar enfermedades genéticas *en útero*, tomando muestra del líquido amniótico e investigando la expresión de genes específicos. Esto se realiza examinando el ARNm de las células del líquido amniótico con una prueba genética, para ver si contiene o no el mensaje, el cual se unirá a una hebra sencilla de ADN que es complementaria del ARNm producido normalmente por transcripción de ese gen.

Posibles efectos de las mutaciones en el ADN

Mutaciones que no tienen efecto sobre la actividad enzimática

No todos los cambios en el ADN conducen a cambios en enzimas y otras proteínas. Hay tres razones para esto:

a. Como se estudió en la página 105, sólo alrededor del 10% del ADN humano codifica proteínas. Aparte de las regiones iniciadoras y promotoras, gran parte de lo que queda parece no tener función asignada. Obviamente, una mutación en una región «silenciosa» del ADN, sin función, no tendrá ningún efecto detectable.

b. Es evidente, del examen del código genético (ver Tablas 9.6 y 9.7 en página 219) que algunos cambios en el ADN no tendrán efecto sobre el aminoácido que se incorpora a la proteína, porque varios codones diferentes codificarán el mismo aminoácido. Tales mutaciones, como las que ocurren en regiones «silenciosas» del ADN, serán manifiestas en la huella dactilar del ADN, pero no tendrán otros efectos detectables.

c. Los cambios en el ADN que dan lugar a que un aminoácido diferente sea incorporado en una proteína, tendrán asimismo poco o ningún efecto sobre la estructura y función de la proteína. Existen dos posibles razones para esto:

   (i) el cambio podría ser conservador, la sustitución de un aminoácido por otro que es químicamente similar. Por ejemplo, el cambio de glutamato por aspartato podría tener muy poco efecto, ya que ambos tienen cadenas laterales acídicas. Similarmente, el cambio de valina por leucina o isoleucina tendría poco o ningún efecto; los tres tienen grandes cadenas laterales, ramificadas y alifáticas (ver Figura 4.11 en página 93);

   (ii) incluso un cambio radical de un aminoácido (por ejemplo el cambio de un aminoácido ácido por uno básico) puede tener poco o ningún efecto sobre la estructura y función de la enzima, si la sustitución se produce lejos del centro activo, y no en un área que afecte de manera significativa la estructura secundaria o terciaria de la proteína.

Cambios de este tipo serán detectables al examinar la proteína, pero tampoco tendrán efecto sobre el metabolismo corporal del organismo.

Mutaciones que afectan a la actividad enzimática

Casi todas las mutaciones que originan cambios en la actividad enzimática van a ser probablemente perjudiciales, aunque es importante observar que la evolución ha tenido lugar como resultado de la acumulación de cambios beneficiosos inesperados.

La mutación origina baja actividad de la enzima. Algunas mutaciones originan la formación de una enzima con alguna actividad, pero con una velocidad máxima de actividad baja, una K_m para el sustrato anormalmente alta (ver página 118) o una alteración de la capacidad de unirse al coenzima (ver página 274). Tales mutaciones se deben generalmente a una de estas dos causas:

a. Un cambio de un aminoácido en el centro activo. Esto puede ser un cambio conservador. Por ejemplo, si el grupo carboxilo de la cadena lateral del glutamato está implicado en la unión del sustrato o coenzima, o en la actividad catalítica de la enzima, entonces el cambio de éste por aspartato, donde el grupo carboxílico está más próximo al eje peptídico de la proteína, originará un cambio de actividad de la enzima. Otros cambios de aminoácidos en el centro activo pueden alterar también el entorno lo suficiente como para modificar la unión o la actividad catalítica;

b. Un cambio en un aminoácido lejos del centro catalítico, pero en una región que es crítica para la correcta conformación de la enzima. Tales cambios pueden afectar la conformación del centro activo, y causar alteración de la actividad.

Los cambios de los tipos estudiados aquí pueden afectar, no al centro activo de la enzima, sino un sitio secundario por donde se una a un regulador. En este caso habrá una actividad anormal de la enzima como resultado de pérdida de sensibilidad para su control. Tales efectos pueden originar aumento o disminución de la actividad de la enzima bajo condiciones normales.

La mutación origina falta de actividad de la enzima. Existen tres razones posibles por las que una mutación puede originar una pérdida completa de actividad de la enzima:

a. Se ha producido una mutación en el centro activo, o en una región importante estructuralmente de la proteína, originando un cambio tan notable que la enzima resultante carece totalmente de actividad;
b. La mutación ha originado un cambio de un codón para un aminoácido a un codón de parada. Esto significa que se sintetizará sólo un fragmento de la proteína, y es muy improbable que tenga un centro activo;
c. La mutación se produce en la región promotora del gen, de forma que el gen no se transcribe.

Tratamiento de los errores congénitos del metabolismo

La mayoría de las mutaciones que conducen a pérdida o alteración grave de la actividad enzimática producen enfermedades metabólicas. Esto no es siempre así. Existen varias situaciones en las que se excretan metabolitos anormales en la orina, como resultado de pérdida de actividad de la enzima que normalmente los metaboliza, pero esto no tiene efecto sobre la salud o la integridad metabólica de la persona afectada. Un ejemplo es la **pentosuria idiopática**, la excreción de azúcares derivados de pentosas (5 carbonos) en la orina, una anormalidad bioquímica rara que afecta a las personas de origen judío del Norte de Europa (Ashkenazi), la cual no tiene consecuencias clínicas en absoluto.

Algunos errores congénitos del metabolismo son susceptibles de un tratamiento relativamente sencillo. Por ejemplo, hay varias dolencias en las que la afinidad de una enzima por el metabolito activo de la vitamina B_6, el fosfato de piridoxal, es mucho menor de lo normal. Éstas son las **enfermedades de dependencia de la vitamina B_6** (ver página 274). Sin tratamiento, el paciente desarrolla la enfermedad de forma más o menos grave, dependiendo de la enzima que haya sido afectada. Sin embargo, en presencia de concentraciones elevadas de fosfato de piridoxal, la enzima tiene una actividad más o menos normal. Aquí la solución es sencilla; ingestas elevadas de vitamina B_6 (considerablemente mayores que los requerimientos normales) mantienen adecuada actividad de la enzima afectada, y el paciente permanece con buena salud mientras tome la vitamina.

Se conocen **síndromes de dependencia de vitaminas** similares que implican a otras vitaminas, incluyendo tiamina (vitamina B_1) (algunas formas de la enfermedad de la orina con olor a jarabe de arce, ver más adelante); vitamina B_{12} y biotina.

Algunos errores congénitos del metabolismo son causa de la incapacidad para sintetizar un coenzima que se forma normalmente en el organismo. En este caso, en general, existe un tratamiento sencillo. Estamos ante un enfermo para el cual un compuesto, que la mayoría de la gente puede sintetizar fácilmente, es esencial en la dieta, debido a una mutación. Siempre que podamos sintetizar el compuesto que se necesite, puede administrarse al paciente. Una variante muy rara de la fenilcetonuria (ver más adelante) es de este tipo; se debe a un fallo para sintetizar **biopterina**, que es el coenzima de la fenilalanina hidroxilasa. Los pacientes afectados pueden mantenerse perfectamente bien administrándoles suplementos de biopterina.

Generalmente no es posible tratar una enfermedad debida a pérdida de una enzima simplemente administrando la enzima. Puesto que las enzimas son proteínas, evidentemente no es posible administrarlas por vía oral; podrían ser digeridas junto con las otras proteínas de la dieta. Si se administran como inyectables casi con toda certeza causaran una respuesta inmune, y provocaran shock anafiláctico, causando la muerte del paciente. En cualquier caso, no debería esperarse que la simple administración de la enzima condujese a resultados útiles, ya que en casi todos los casos lo que se está perdiendo es una enzima del interior de la célula. Se han conseguido algunos resultados prometedores en el tratamiento de la enfermedad de almacenamiento de glucógeno, debido a pérdida de glucosa-6-fosfatasa en el hígado (ver página 162) donde la enzima ha sido administrada por inyección intravenosa, dentro de vesículas con membrana lipídica, las cuales son captadas por el hígado.

La esperanza para el futuro es que seamos capaces de curar los errores congénitos del metabolismo, introduciendo en el ADN del paciente el gen para la enzima defectuosa o perdida, de la misma manera que podemos introducir el gen de una proteína humana dentro de una bacteria para la producción de hormonas humanas (ver página 226). Esto no se ha conseguido todavía, pero existe la esperanza de que algunas de las enfermedades genéticas que hoy en día no pueden ser tratadas de esta forma, lo sean en un futuro próximo.

Por ahora, los principales medios para controlar la mayoría de los errores congénitos del metabolismo consisten en modificación dietética, con el fin de reducir tanto como sea posible la carga de compuestos que no pueden ser metabolizados. En algunos casos, esto es extremadamente útil; en otros lo es menos; en unos pocos, se prolonga la vida del niño, pero todavía no por tiempo suficiente. En demasiados casos no podemos ofrecer ningún tratamiento.

Deficiencia de glucosa-6-fosfato deshidrogenasa: favismo

Existe una ruta alternativa del metabolismo de la glucosa, no estudiada en el Capítulo 6, en la que la glucosa-6-fosfato es oxidada hasta 6-fosfogluconato, catalizada por la enzima glucosa-6-fosfato deshidrogenasa. Esta reacción ocurre en todos los tejidos, pero es especialmente importante en el metabolismo de los glóbulos rojos sanguíneos.

La deficiencia de glucosa-6-fosfato deshidrogenasa es relativamente común en personas de origen mediterráneo y africano. Como respuesta a algunos medicamentos (especialmente medicamentos contra la malaria y agentes antibacterianos con sulfonamidas) existe destrucción excesiva de glóbulos rojos sanguíneos, que conduce a anemia hemolítica. Algunos compuestos presentes en las habas también precipitan la crisis hemolítica; de ahí el nombre de la enfermedad, favismo.

Evidentemente, los individuos afectados tienen que evitar las habas, y tanto ellos como sus médicos deben saber qué medicamentos han de rehusar siempre.

Enfermedades de almacenamiento de glucógeno

Hay varias enfermedades que implican errores congénitos del metabolismo del glucógeno. Todas ellas originan la formación de grandes reservas de glucógeno en hígado y/o músculo, las cuales no pueden ser movilizadas para su uso en estado de ayuno, debido a que el defecto ocurre en una de las enzimas que intervienen en la degradación del glucógeno: glucógeno fosforilasa, la enzima desramificante o la glucosa-6-fosfatasa. Esta última enfermedad afecta sólo al hígado, ya que el músculo normalmente carece de glucosa-6-fosfatasa.

El problema con todas estas enfermedades de almacenamiento de glucógeno es que el glucógeno se sintetiza normalmente en estado de saciedad, pero no puede escindirse en estado de ayuno. Por tanto hay una acumulación considerable y creciente de glucógeno, que causa lesión tisular. Hasta el momento no se dispone de tratamiento a largo plazo; todo lo que puede hacerse es alimentar al niño afectado con comidas escasas y frecuentes, de forma que se minimice la cantidad de glucógeno que se forma después de cualquier comida. En el caso de la deficiencia de glucosa-6-fosfatasa, es deseable evitar las situaciones que dan lugar a gluconeogénesis (por ejemplo el estado de ayuno, ver página 161), ya que la glucosa-6-fosfato formada en el hígado no puede liberarse como glucosa libre, y por tanto será usada para una ulterior síntesis de glucógeno.

Errores congénitos del ciclo de la síntesis de urea

Se conocen varias dolencias donde están afectadas diferentes enzimas del ciclo de la síntesis de urea. En todos los casos se observa excreción urinaria del sustrato de la enzima defectuosa. Y algo más grave: en respuesta a cantidades normales de proteína, el niño muestra síntomas de intoxicación amoniacal. Debido al defecto del ciclo, es incapaz de metabolizar el amoníaco de forma normal.

En tales situaciones se usan dos métodos para el tratamiento:

a. Alimentación con una dieta baja en proteínas; sólo la mínima cantidad requerida para el mantenimiento del balance de nitrógeno y crecimiento (ver página 198). Esto reduce la carga de amoníaco que debe ser metabolizado.
b. Al menos en algunos casos, la administración de arginina es beneficiosa. De la ruta para la síntesis de urea mostrada en la Figura 9.7 de la página 213, es evidente que la rotura del ciclo, por ejemplo en la argininosuccinasa, tiene dos efectos: acumulación y excreción de ácido argininosuccínico, el sustrato de la enzima defectuosa; y una deficiencia de arginina, ya que ésta no está formándose a partir de argininosuccinato. A su vez, esto origina deficiencia de ornitina. La administración, mediante la alimentación, de arginina permite la formación de más ornitina, la cual está entonces disponible para la síntesis de carbamilfosfato, captando amoníaco, y formando ácido argininosuccínico, que se excreta. De esta forma, puede considerarse que la ruta cíclica interrumpida se ha convertido en una ruta lineal, en la cual la arginina administrada se convierte en ácido argininosuccínico para su excreción, llevándose con él dos átomos de nitrógeno (uno procedente del amoníaco y otro del aspartato) que, de otra forma, habrían contribuido a la intoxicación por amoníaco del niño.

Fenilcetonuria

La fenilcetonuria fue uno de los primeros errores congénitos del metabolismo que se investigaron. Esta dolencia se debe a un defecto de la enzima fenilalanina hidroxilasa, que cataliza la hidroxilación de fenilalanina a tirosina (ver Figura 12.1). Ésta es la ruta normal para el metabolismo de fenilalanina. Cuando es defectuosa, la concentración de fenilalanina en el torrente sanguíneo alcanza niveles muy elevados, y algo se metaboliza por una ruta diferente, conduciendo a la formación de fenilpiruvato, fenil-lactato y fenilacetato, los cuales se excretan en la orina. En conjunto, estos tres compuestos se denomi-

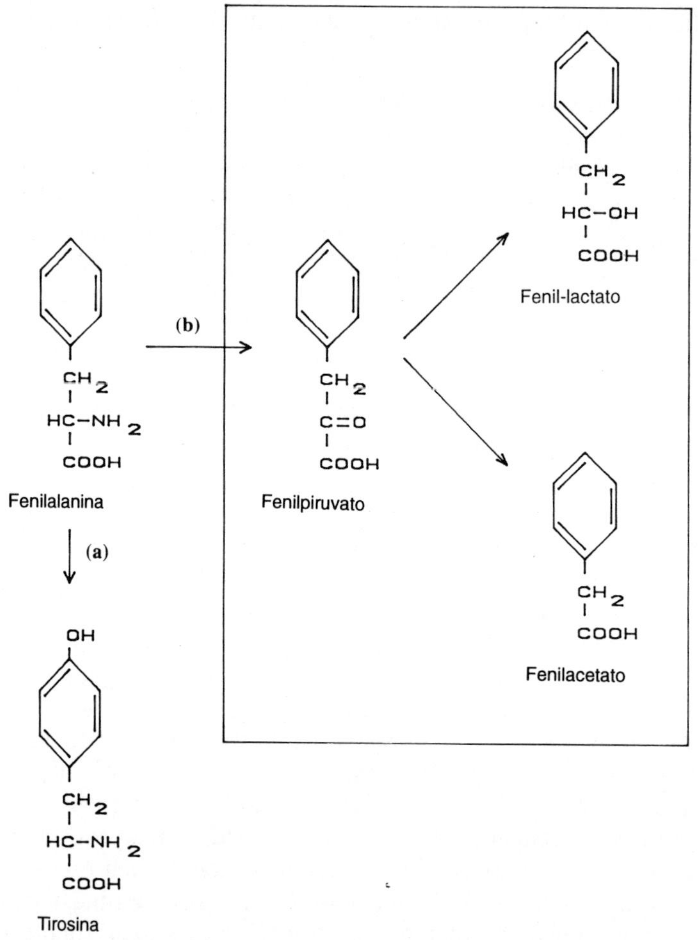

Figura 12.1 Metabolismo de fenilalanina en la fenilcetonuria

a) *Fenilalanina hidroxilasa*: la fenilalanina es normalmente metabolizada vía la tirosina. En la fenilcetonuria esta enzima está ausente o inactiva; las concentraciones sanguíneas y tisulares de fenilalanina se elevan hasta 100 veces más de lo normal. b) La *fenilalanina transaminasa* tiene una K_m elevada comparada con las concentraciones normales de fenilalanina en los tejidos, de forma que normalmente hay poca o ninguna transaminación de fenilalanina. En la fenilcetonuria, la concentración tisular de fenilalanina se incrementa lo suficiente como para que tenga lugar la transaminación. El fenilpiruvato, formado por la fenilalanina transaminasa, puede sufrir bien reducción a fenil-lactato u oxidación y descarboxilación a fenilacetato.

nan fenilcetonas, aunque sólo el fenilpiruvato es químicamente una cetona; de ahí el nombre de la enfermedad.

La fenilcetonuria no tratada tiene un efecto muy importante sobre el desarrollo del sistema nervioso central, y los individuos afectados presentan muy alterada la inteligencia (un IQ del orden de 40-50 en los casos graves). Sin embargo, si la enfermedad se detecta lo suficientemente pronto, la alimentación del niño afectado con una dieta especialmente formulada, que proporcione sólo cantidades mínimamente adecuadas de fenilalanina para el crecimiento y el mantenimiento del balance de nitrógeno, permite el desarrollo completamente normal del cerebro sin alteración de la inteligencia. Todos los bebés nacidos en los países desarrollados son sometidos a la prueba de la fenilcetonuria una semana después de nacer, cuando la fenilalanina hidroxilasa ya se ha desarrollado normalmente.

La restricción dietética estricta de la ingesta de fenilalanina puede suavizarse cuando el niño afectado alcanza los 8-12 años de edad. Después de esta etapa, cuando el desarrollo cerebral ya se ha completado, parece no existir efectos adversos con una concentración elevada de fenilalanina en la sangre. Sin embargo, si una mujer afectada desea quedarse embarazada, debe instituirse de nuevo, antes de la concepción, un estricto control dietético. Concentraciones elevadas de fenilalanina en la sangre de la madre tienen un efecto muy grave sobre el desarrollo del sistema nervioso del feto.

Una pequeña proporción de niños con fenilcetonuria no responden a la dieta con baja cantidad de fenilalanina. La hidroxilación de la fenilalanina implica a dos enzimas: fenilalanina hidroxilasa y dihidrobiopterina reductasa. El agente reductor inmediato en la hidroxilación de fenilalanina es la tetrahidrobiopterina, que se oxida a dihidrobiopterina. Normalmente ésta es nuevamente reducida a la forma activa por la dihidrobiopterina reductasa. Muchos de los enfermos que no responden a la terapia dietética tienen un déficit de dihidrobiopterina reductasa, más que de fenilalanina hidroxilasa. Por el momento, no hay nada que se pueda hacer por los bebés que carecen de dihidrobiopterina reductasa; no es posible darles tetrahidrobiopterina reducida, ya que es químicamente inestable.

Algunos niños con fenilcetonuria que no responden a la dieta tienen déficit de una enzima diferente. Estos niños son incapaces de sintetizar biopterina; son los únicos afortunados porque la biopterina es relativamente fácil de sintetizar en el laboratorio, y es estable químicamente. Por lo tanto, simplemente necesitan recibir una ingesta diaria de biopterina. Para estos niños la biopterina es esencial en la dieta.

Enfermedad de la orina con olor a jarabe de arce

Es un defecto del metabolismo de los aminoácidos ramificados, leucina, isoleucina y valina. Metabolitos anormales de los aminoácidos que se excretan en la orina le comunican un olor dulce, similar al jarabe de arce. Al igual que la fenilcetonuria, la enfermedad no tratada puede conducir a alteración muy grave del desarrollo cerebral. También puede causar crisis neurológicas agudas, con convulsiones, coma e incluso la muerte, si las concentraciones de los aminoácidos de cadena ramificada y sus metabolitos en la sangre se elevan demasiado.

Para la mitad de los niños afectados, el tratamiento consiste en una dieta especialmente formulada para proporcionarles cantidades mínimas adecuadas de leucina, isoleucina y valina que permitan el mantenimiento del balance de nitrógeno y el crecimiento. A diferencia de la fenilcetonuria, la dieta no puede suprimirse cuando se ha completado el desarrollo cerebral. Los pacientes de mayor edad están todavía expuestos a convulsiones y coma, si la concentración de estos aminoácidos y sus metabolitos en la sangre se eleva demasiado.

Los demás pacientes con enfermedad de la orina con olor a jarabe de arce son más afortunados. Su problema es que la enzima implicada en el metabolismo de los oxoácidos formados a partir de la leucina, isoleucina y valina tiene poca actividad, debido a un defecto en el sitio de unión con su cofactor, difosfato de tiamina. Mantienen una actividad más o menos normal de esta enzima si se les suministra concentraciones muy elevadas de tiamina, es decir, tienen una enfermedad dependiente de esta vitamina (ver página 303). Una módica restricción de la ingesta de proteínas, junto con suplementos de cantidades relativamente grandes de tiamina, mantiene a estos niños en estado de buena salud.

APÉNDICE I

Unidades de medida

	Unidad	*Símbolo*
longitud	metro	m
masa	kilogramo	kg
volumen	litro	l (a veces, L)
tiempo	segundo	s
cantidad de sustancia	mol	mol
energía	julio	J
radiactividad	becquerel	Bq
dosis absorbida	gray[1]	Gy
equivalente de dosis	sievert	Sv

Submúltiplos y múltiplos de unidades

Múltiplo		*Prefijo*	*Símbolo*
10^9	× 1.000.000.000	giga	G
10^6	× 1.000.000	mega	M
10^3	× 1.000	kilo	k
10^2	× 100	hecto	h
10	× 10	deca	da
10^{-1}	/10	deci	d
10^{-2}	/100	centi	c
10^{-3}	/1.000	mili	m
10^{-6}	/1.000.000	micro	μ
10^{-9}	/1.000.000.000	nano	n
10^{-12}	/1.000.000.000.000	pico	p
10^{-15}	/1.000.000.000.000.000	femto	f
10^{-18}	/1.000.000.000.000.000.000	atto	a

[1] *N. del T.* Es la unidad del sistema SI para la radiación ionizante, en lugar del *rad*. El *gray* equivale a 1 J/kg (=100 rad)

APÉNDICE II
Aportación de nutrientes de algunos alimentos usuales

Ésta es una tabla muy breve y simplificada de composición de alimentos; para una información más detallada le remitimos a:

- Bender, AE & Bender, DA. *Food Tables*, Oxford University Press, Oxford, 1986
- Bender, AE & Bender, DA. *Food Labelling, A Companion to Food Tables*, Oxford University Press, 1991
- *McCance & Widdowson´s The Composition of Foods*, 5th Edition, Royal Society of Chemistry/Ministry of Agriculture, Fisheries and Food, 1991
- Davies J & Dickerson, JWT. *Nutrient Content of Food Portions*. Royal Society of Chemistry, Cambridge, 1991

Ver también Tabla 2.7 en la página 23

Cereales para el desayuno

	Energía		*Proteína*	*Grasa*	*Carboh.*	*Sodio*	*Calcio*	*Hierro*	*Vit* B_1	*Vit* B_2	*Fibra*
/100g	*kcal*	*kJ*	*gramos*	*gramos*	*gramos*	*mg*	*mg*	*mg*	*mg*	*mg*	*gramos*
«All-Bran»[a]	258	1.079	13	2,5	46	1.700	85	9	1	1,5	30
Copos de maíz	364	1.523	8	0,5	82	1.200	Tr	7	1	1,5	11
Muesli[b]	383	1.603	13	7,5	66	180	200	4,5	0,3	0,3	8
Gachas de avena	47	197	1,5	1	8	600	Tr	0,5	0,1	0,01	0,7
Trigo inflado	341	1.427	14	1,3	68,5	Tr	25	4,6	Tr	0,06	9
«Ready Brek»[c]	409	1.712	12	9	70	25	65	5	1,5	0,1	7
«Krispies»[d] de arroz	382	1.600	6	0,7	88	1.300	Tr	7	1	1,5	1
«Shredded Wheat»[e]	341	1.427	10,5	3	68	Tr	40	4	0,3	0,05	10
«Special K»[f]	377	1.578	19	1	73	1.000	50	13	1,2	1,7	3
Pastelillos de hojaldre	367	1.540	6	0,8	84	Tr	15	2,1	Tr	0,03	6
«Wheatabix»[g]	357	1.494	11,5	3,5	70	360	30	7,6	1	1,5	12

Productos de panadería (horneados) (Los productos de panadería que contengan mantequilla o margarina constituirán una fuente modesta de vitamina A)

	Energía		*Proteína*	*Grasa*	*Carboh.*	*Sodio*	*Calcio*	*Hierro*	*Vit* B_1	*Vit* B_2	*Fibra*
/100g	*kcal*	*kJ*	*gramos*	*gramos*	*gramos*	*mg*	*mg*	*mg*	*mg*	*mg*	*gramos*
Galletas,chocolate	535	2.239	6	27	67	160	110	1,7	0,5	0,15	3
con nata	454	1.900	9,5	16	68	600	100	1,7	0,15	0,1	6
pura, digestiva	484	2.026	10	20	66	440	110	2	0,15	0,1	5
semi-dulce	481	2.013	7	17	75	400	120	2	0,15	0,1	3
en forma de panecillo	520	2.176	6	26	66	270	100	1,5	0,15	Tr	3
oblea	554	2.319	5	30	66	70	70	1,6	0,1	0,1	2
de agua	460	1.925	11	12,5	76	470	120	1,6	0,1	0,03	3
Pan, moreno	235	984	9	2,2	45	550	100	2,5	0,25	0,05	5
de malta	255	1.067	8	3	49	280	90	3,5	Tr	Tr	3
blanco	246	1.030	7,8	1,7	50	540	100	1,7	0,2	0,03	3
integral	227	950	8,8	2,7	42	540	25	2,5	0,3	0,08	7,5
Plum-cake	320	1.339	7	8	55	100	90	2,5	0,2	0,03	3
Pastel, de fruta	347	1.452	4	11	58	170	75	1,8	0,1	0,1	3
de Madeira	405	1.695	5	17	58	400	40	1	0,05	0,1	2
bizcocho	481	2.013	6,5	27	53	350	140	1,4	Tr	0,1	1
tarta helada	427	1.787	4	15	69	250	45	1,5	Tr	0,05	2
Chapati[h]	349	1.461	8	13	50	130	70	2,3	0,25	0,05	7
Pan tostado, centeno	340	1.423	9,5	2	71	220	50	4	0,3	0,15	12
trigo	395	1.653	45	7,5	37	600	60	5,5	0,15	0,1	5
Pasta, hojaldre	572	2.394	6	40	47	500	90	1,5	0,1	Tr	2
quebrada (brisé)	540	2.260	7	32	56	500	100	2	0,2	Tr	1
Tortas escocesas	389	1.628	7,5	15	56	800	600	1,5	Tr	0,1	2

Fruta El contenido graso de las frutas es despreciable, si exceptuamos los plátanos (0,3 g/100g); el contenido en sodio también es despreciable

/100g	Energía kcal	kJ	Proteína gramos	Carboh. gramos	Calcio mg	Hierro mg	Vit. A mg	Vit. B_1 mg	Vit B_2 mg	Vit C mg	Fibra gramos
Manzanas	36	150	0,2	9	Tr	0,2	Tr	0,03	0,02	2	2
Albaricoques	30	125	0,6	7	Tr	0,4	250	0,04	0,05	10	2
Plátanos	86	360	1	20	Tr	0,4	200	0,04	0,07	10	3
Arándanos	58	243	0,5	14	Tr	0,7	15	0,02	0,02	20	7
Zarzamoras	30	125	1,5	6	60	1	15	0,03	0,04	20	7
Grosellas negras	32	134	1	7	60	1,5	30	0,03	0,06	200	9
Cerezas	42	176	0,5	10	Tr	0,3	15	0,04	0,06	5	2
Arándanos agrios	18	75	0,5	4	15	1	Tr	0,03	0,02	10	4
Uvas espina[i]	16	67	1	3	30	0,3	30	0,04	0,03	40	3
Toronja	22	92	0,5	5	Tr	0,3	Tr	0,05	0,02	40	0,5
enlatada en almíbar	66	276	0,5	16	Tr	0,7	Tr	0,04	0,01	30	0,3
Uvas negra	54	226	0,5	13	Tr	0,3	Tr	0,04	0,02	Tr	0,5
blanca	62	260	0,6	15	20	0,3	Tr	0,04	0,02	Tr	0,5
Limones	16	67	1	3	100	0,4	Tr	0,05	0,04	80	0,5
«Loganberries»[j]	18	75	1	3,5	40	1,5	Tr	0,02	0,03	0	6
Mangos	62	260	0,5	15	Tr	0,5	1.000	0,03	0,04	0	2
Melón	22	92	0,5	5	Tr	0,5	1.000	0,05	0,03	5	1
Nectarinas	48	200	1	11	Tr	0,4	500	0,02	0,05	10	2
Naranjas	40	167	1	9	40	0,3	50	0,1	0,03	50	2
Zumo de naranja	38	159	0,6	9	Tr	0,3	50	0,08	0,02	50	2
Melocotones	34	142	0,5	8	Tr	0,3	70	0,02	0,04	10	1
Peras	32	134	0,2	8	Tr	Tr	Tr	0,02	0,02	0	2
Piñas	50	210	0,5	12	Tr	0,4	Tr	0,08	0,02	5	1
enlatadas en almíbar	81	339	0,3	20	Tr	0,4	Tr	0,05	0,02	0	1
Ciruelas	42	176	0,5	10	Tr	0,4	30	0,05	0,03	Tr	2
Ciruelas-pasas	84	352	1	20	Tr	1,5	80	0,04	0,08	Tr	8
Frambuesas	28	117	1	6	40	1,2	15	0,02	0,03	25	8
Ruibarbo	42	176	0,5	10	80	0,3	Tr	Tr	0,03	5	2
Satsumas[k]	36	150	1	8	40	0,3	15	0,07	0,02	30	2
Fresas	26	109	0,5	6	20	0,7	5	0,02	0,03	60	2
Mandarinas	36	150	1	8	40	0,3	15	0,07	0,02	30	2

Dulces y postres

/100g	Energía kcal	Energía kJ	Proteína gramos	Grasa gramos	Carboh. gramos	Sodio mg	Calcio mg	Hierro mg	Vit A mg	Vit B_1 mg	Vit B_2 mg
Chocolate, con leche	538	2.252	8	30	59	120	220	1,6	Tr	0,1	0,2
puro	541	2.265	5	29	65	Tr	40	2,5	Tr	0,1	0,1
Natillas	120	502	4	4	17	80	140	Tr	40	0,05	0,2
Helado (con leche)	179	749	4	7	25	80	140	0,2	Tr	0,04	0,2
Natillas de huevo	122	510	6	6	11	80	130	0,5	60	0,05	0,3
Pastel de fruta	384	1.607	4	16	56	200	50	1	Tr	0,05	Tr
Helado no lácteo	168	703	3	8	21	70	120	0,3	Tr	0,04	0,15
Hojuela	312	1.306	6	16	36	50	120	1	40	0,1	0,2
Pudín de arroz	96	402	3,5	2,5	15	50	100	0,2	30	0,03	0,15

Frutos secos

/100g	Energía kcal	Energía kJ	Proteína gramos	Grasa gramos	Carboh. gramos	Sodio mg	Calcio mg	Hierro mg	Vit B_1 mg	Vit B_2 mg	Fibra gramos
Almendras	570	2.386	17	54	4	Tr	250	4	0,2	1	14
Nueces de Barcelona	640	2.679	11	64	5	Tr	170	3	0,1	0,1	10
Nueces de Brasil	604	2.528	12	60	4	Tr	180	2,8	1	0,12	9
Castañas	180	753	2	2,7	37	Tr	50	1	0,2	0,2	7
Coco	352	1.473	3	36	4	Tr	Tr	2	Tr	Tr	14
Cacahuetes	582	2.436	24	50	9	Tr	60	2	1	0,1	8
salados	582	2.436	24	50	9	450	60	2	0,2	0,1	8
Nueces de Castilla	532	2.227	11	52	5	Tr	60	2,5	0,3	0,15	5

Hortalizas, leguminosas y cereales

/100g	Energía kcal	kJ	Proteína gramos	Grasa gramos	Carboh gramos	Sodio mg	Calcio mg	Hierro mg	Vit A mg	Vit B_1 mg	Vit B_2 mg	Vit C mg	Fibra gramos
Espárrago	8	33	1,7	Tr	0,5	Tr	Tr	0,5	50	0,05	0,04	Tr	1
«Planta de huevo»[l]	14	57	0,7	Tr	3	Tr	Tr	0,4	Tr	0,05	0,03	5	2
Aguacates	204	854	4	20	2	Tr	15	15	15	0,1	0,1	5	2
Judías,blanca(alubia)	64	268	5	0,5	10	480	45	1,4	Tr	0,07	0,05	Tr	7
haba	49	205	4	0,6	7	20	20	1	40	0,1	0,04	15	4
de Lima[m]	98	410	7	0,3	17	Tr	20	1,7	Tr	0,1	Tr	Tr	5
de Francia[n]	7	29	0,8	Tr	1	Tr	40	0,6	80	0,04	0,07	5	3
frijol	98	410	6,6	0,5	17	Tr	70	2,5	Tr	0,2	0,05	Tr	7
de mungo	104	435	6	4	11	820	35	2,6	Tr	0,1	0,04	Tr	5
roja (arriñonada)	283	1.185	22	1,7	45	40	140	6,7	Tr	0,5	0,2	Tr	25
frijol grueso	21	88	2	0,2	3	Tr	25	0,7	60	0,03	0,07	5	3
Remolacha	47	197	1,8	Tr	10	65	30	0,4	Tr	0,02	0,04	5	4
Bróculi	18	75	3	Tr	1,6	Tr	80	1	500	0,06	0,2	35	4
Coles de Bruselas	18	75	3	Tr	1,7	Tr	25	0,5	60	0,06	0,1	40	3
Col	8	33	1	Tr	1	Tr	30	0,5	100	0,03	0,03	25	2
blanca	22	92	2	Tr	3,5	Tr	45	0,4	Tr	0,06	0,05	40	3
Zanahorias	22	92	0,7	Tr	5	100	50	0,6	1.200	0,06	0,05	5	3
Coliflor	14	59	2	Tr	1,5	Tr	Tr	0,5	5	0,1	0,1	60	2
Apio	9	38	1	Tr	1,3	140	50	0,6	Tr	0,03	0,03	7	2
Garbanzos	149	624	8	3,3	22	850	65	3,1	90	0,1	0,05	3	5
Achicoria	9	38	0,8	Tr	1,5	Tr	Tr	0,7	Tr	0,05	0,05	4	2
Pepino	10	42	0,6	Tr	2	Tr	25	0,3	Tr	0,04	0,04	8	0,5
Puerros	27	113	1,8	Tr	5	Tr	60	2	Tr	0,07	0,03	15	2,5
Lentejas	104	435	8	0,5	17	Tr	Tr	2,4	Tr	0,1	0,04	Tr	4
Lechuga	8	33	1	Tr	1	Tr	25	0,9	200	0,07	0,08	15	1,5
Calabacín	7	29	0,4	Tr	1,4	Tr	Tr	0,2	5	Tr	Tr	2	1
Champiñones	13	54	2	0,6	Tr	Tr	Tr	1	Tr	0,1	0,4	3	Tr
Cebollas	24	100	1	Tr	5	Tr	30	0,3	Tr	0,03	0,05	10	1
Chirivías	52	218	2	Tr	11	Tr	60	0,6	Tr	0,1	0,08	4	2,5
Guisantes	71	297	6	0,4	11	Tr	Tr	2	50	0,3	0,2	25	5
Pimientos	15	63	1	0,4	2	Tr	Tr	0,4	40	Tr	0,03	100	1
Patata, asada	88	368	2	Tr	20	Tr	Tr	0,6	Tr	0,1	0,03	10	2
hervida	85	356	1,4	Tr	20	Tr	Tr	0,3	Tr	0,1	0,03	10	2
«chips» (tipo de patatas fritas)	263	1.100	4	11	37	Tr	Tr	0,9	Tr	0,1	0,04	10	2
Rábanos	16	67	1	Tr	3	60	45	1,9	Tr	0,04	0,02	25	1

Hortalizas, leguminosas y cereales ***(Continuación)***

/100g	Energía kcal	Energía kJ	Proteína gramos	Grasa gramos	Carboh. gramos	Sodio mg	Calcio mg	Hierro mg	Vit A mg	Vit B_1 mg	Vit B_2 mg	Vit C mg	Fibra gramos
Arroz	130	544	2	0,3	30	Tr	Tr	Tr	Tr	0,01	0,01	Tr	0,8
Espagueti	122	511	4	0,3	26	Tr	Tr	0,4	Tr	0,01	0,01	Tr	2
Espinaca	30	126	5	0,5	1,5	120	600	4	1.000	0,1	0,15	25	6
Nabos suecos	20	84	1	Tr	4	Tr	40	0,3	Tr	0,04	0,03	20	3
Tomates	16	67	1	Tr	3	Tr	Tr	0,4	15	0,1	0,05	20	1,5
Nabos	10	42	0,7	Tr	2	30	60	0,4	Tr	0,03	0,04	20	2
Berros	14	59	3	Tr	0,7	60	220	1,6	500	0,1	0,1	60	3

Leche y derivados lácteos

/100g	Energía kcal	Energía kJ	Proteína gramos	Grasa gramos	Carboh. gramos	Sodio mg	Calcio mg	Hierro mg	Vit. A mg	Vit B_1 mg	Vit B_2 mg
Mantequilla	740	3.097	0,5	82	Tr	870	15	0,2	1.000	Tr	Tr
Queso, blando	299	1.252	23	23	Tr	1.400	400	1	250	0,05	0,6
Cheddar	410	1.716	26	34	Tr	600	800	0,4	400	0,04	0,5
blando y sin curar (tipo Burgos)	66	276	14	0,5	1,5	450	60	0,1	30	0,02	0,2
de nata	435	1.821	3	47	Tr	300	100	0,1	450	0,02	0,15
azul danés	353	1.478	23	29	Tr	1.400	580	0,2	300	0,03	0,6
queso de bola (queso «Edam»)	303	1.268	24	23	Tr	1.000	750	0,2	300	0,04	0,4
Parmesano	410	1.716	35	30	Tr	750	1.200	0,4	400	0,02	0,5
procesado[ñ]	313	1.310	22	25	Tr	1.400	700	0,5	250	0,02	0,3
Stilton[o]	464	1942	26	40	Tr	1.200	350	0,5	450	0,07	0,3
Nata, doble	446	1.867	1,5	48	2	30	50	0,2	400	0,02	0,1
sencilla (corriente)	212	887	2,4	21	3	40	80	0,3	250	0,03	0,1
esterilizada	229	959	2,6	23	3	60	80	0,3	200	0,01	0,1
batida	332	1.389	1,9	35	2,5	30	60	0,3	300	0,02	0,1
Huevo	147	615	12,3	11	Tr	140	50	2	140	0,1	0,5
Margarina	729	3.051	Tr	81	Tr	800	Tr	Tr	1.000	Tr	Tr
Leche, entera	66	276	3,3	3,8	4,7	50	120	Tr	50	0,05	0,2
desnatada	34	142	3,4	0,1	5	50	130	Tr	Tr	0,04	0,2
«Channel Islands»[p]	76	318	3,6	4,8	4,7	50	120	Tr	50	0,05	0,2
evaporada	160	670	8,6	9	11,3	180	280	Tr	100	0,06	0,5
Yogur aromatizado	85	356	5	1	14	60	170	Tr	Tr	0,05	0,25

Carne y derivados cárnicos

/100g	Energía kcal	Energía kJ	Proteína gramos	Grasa gramos	Carboh. gramos	Sodio mg	Calcio mg	Hierro mg	Vit. A mg	Vit B_1 mg	Vit B_2 mg
Lonchas de «bacon»[q]	420	1.758	15	40	Tr	1.500	Tr	1	Tr	0,4	0,15
Carne de vaca	248	1.038	17	20	Tr	70	Tr	1,5	Tr	0,05	0,15
«corned beef»	216	904	27	12	Tr	1.000	Tr	3	Tr	Tr	0,2
embutidos	304	1.272	10	24	12	800	50	1,4	Tr	0,03	0,1
bistec	202	845	19	14	Tr	50	Tr	2,3	Tr	0,08	0,26
guisada	170	712	20	10	Tr	70	Tr	2,1	Tr	0,06	0,23
Pudín negro, o pudín de sangre[r]	310	1.298	13	22	15	1.200	35	20	Tr	0,1	0,1
Pollo	145	607	25	5	Tr	80	Tr	0,8	Tr	0,1	0,2
Pastel de carne	336	1.406	8	20	31	600	60	1,5	Tr	0,1	0,1
Pato	190	795	25	10	Tr	100	Tr	2,7	Tr	0,3	0,5
Jamón serrano	271	1.134	25	19	Tr	1.000	Tr	1,3	Tr	0,4	0,15
Ganso	314	1.314	29	22	Tr	150	Tr	4,6	Tr	Tr	Tr
«Haggis»[s]	318	1.331	11	22	19	800	30	5	2.000	0,2	0,2
Jamón cocido (tipo York)	117	490	18	5	Tr	1.200	Tr	1,2	Tr	0,5	0,3
Hamburguesa	269	1.126	15	21	5	600	25	2,5	Tr	0,04	0,2
Corazón	112	469	19	4	Tr	100	Tr	5	Tr	0,5	1
Riñón	95	398	17	3	Tr	220	Tr	7	100	0,5	1,8
Cordero, punta de pecho	383	1.603	17	35	Tr	100	Tr	1,3	Tr	0,08	0,17
chuletas	375	1.569	15	35	Tr	60	Tr	1,2	Tr	0,1	0,15
chuletitas	384	1.607	15	36	Tr	60	Tr	1,2	Tr	0,1	0,15
pierna	243	1.017	18	19	Tr	50	Tr	1,7	Tr	0,14	0,25
lomo	316	1.323	16	28	Tr	70	Tr	1,2	Tr	0,1	0,2
Hígado	151	632	20	7	2	90	Tr	8	1.500	0,2	3,1
Cerdo, empanada	383	1.603	10	27	25	700	50	1,4	Tr	0,2	0,1
chuletas	334	1.398	16	30	Tr	50	Tr	0,8	Tr	0,6	0,15
«luncheon meat»	315	1.319	13	27	5	1.000	15	1	Tr	0,07	0,1
pierna	275	1.151	17	23	Tr	60	Tr	0,8	Tr	0,7	0,2
embutidos	372	1.557	11	32	10	750	40	1,1	Tr	0,04	0,1
Salami, o salamé	489	2.047	19	45	2	2.000	Tr	1	Tr	0,2	0,2
Pavo	106	444	22	2	Tr	50	Tr	0,8	Tr	0,1	0,15
Ternera	111	465	21	3	Tr	110	Tr	1,2	Tr	0,1	0,25

Pescado y productos del mar

	Energía		*Proteína*	*Grasa*	*Carboh.*	*Sodio*	*Calcio*	*Hierro*	*Vit. A*	*Vit* B_1	*Vit* B_2
/100g	*kcal*	*kJ*	*gramos*	*gramos*	*gramos*	*mg*	*mg*	*mg*	*mg*	*mg*	*mg*
Bacalao	74	310	17	1	Tr	80	20	0,3	Tr	0,1	0,1
Cangrejo	125	523	20	5	Tr	400	30	1,3	Tr	0,1	0,2
«Dedos» de pescado	183	766	13	7,5	16	320	45	0,7	Tr	0,1	0,1
Halibut	94	393	18	2,5	Tr	85	85	Tr	0,5	Tr	0,1
Arenque	239	1.000	17	19	Tr	70	35	0,8	50	Tr	0,2
Arenque ahumado	203	849	26	11	Tr	1.000	70	1,4	50	Tr	0,2
Lenguado	80	335	17	1,4	Tr	100	Tr	0,5	Tr	0,1	0,1
Langosta	120	502	22	3,5	Tr	330	60	0,8	Tr	0,1	0,1
Caballa	220	921	19	16	Tr	130	25	1	45	0,1	0,35
Mejillones	66	276	12	2	Tr	300	100	6	Tr	Tr	Tr
Sardina-arenque en tomate	123	515	19	5	0,7	400	300	2,7	Tr	0,02	0,3
Platija	91	381	18	2	Tr	120	50	0,3	Tr	0,3	0,1
Gambas y langostinos	110	460	23	2	Tr	1.600	150	1,1	Tr	Tr	Tr
Salmón	180	753	18	12	Tr	100	30	0,7	Tr	0,2	0,15
enlatado	152	636	20	8	Tr	600	100	1,4	100	0,04	0,2
ahumado	145	607	25	5	Tr	2.000	Tr	0,6	Tr	0,2	0,2
Sardinas, en aceite	222	929	24	14	Tr	650	550	2,9	Tr	0,04	0,4
en tomate	182	762	18	12	0,5	700	460	4,6	Tr	0,02	0,3
Camarones	118	493	24	2,5	Tr	4.000	300	1,8	Tr	0,03	0,03
Trucha	136	569	24	4,5	Tr	90	40	1	Tr	Tr	Tr
Atún conservado (enlatado)	100	420	24	0,6	Tr	320	Tr	1	Tr	0,02	01
en aceite	190	790	27	9	Tr	290	Tr	1,6	Tr	0,02	0,1

Notas del traductor a las Tablas del Apéndice II

a) «All-Bran»: Nombre comercial registrado (Kellogg Co.®) que se le da a un cereal para desayuno preparado a partir del salvado de trigo
b) Muesli: Copos de avena y otros cereales, con miel y fruta; generalmente, cereal para desayuno
c) «Ready Brek»: Cereales para desayuno
d) «krispies»: Tipo de cereales para desayuno, de grano tostado e inflado
e) «Shredded Wheat»: Nombre comercial registrado (Nabisco Ltd®) de un cereal para desayuno preparado a partir de grano de trigo
f) «Special K»: Tipo de cereales para desayuno
g) «Wheatabix»: Nombre comercial registrado (Weetabix Ltd®) de un cereal para desayuno preparado a partir de copos de trigo
h) Chapati: Pan de trigo, tradicionalmente elaborado en la India
i) Uvas espina: Fruto de hojas vellosas, que es una variedad de grosella que se obtiene del grosellero silvestre
j) «Loganberries»: Resultan del cruce entre la frambuesa europea y la zarzamora californiana (denominada así, según L.H. Logan)
k) Satsuma: variedad de naranja japonesa; muy apreciada por su contenido en azúcares
l) «Planta de huevo»: *Solanum melongena,* de color púrpura, con unas dimensiones de 7,6-12,7 cm de diámetro, y de una longitud máxima de 30,5 cm. Procedente del sureste asiático
m) Judía de Lima: Semillas de la planta leguminosa de *Phaseolus lunatus,* conocida bajo este nombre en Estados Unidos
n) Judía de Francia: *Phaseolus vulgaris,* que se consume inmadura, después de desprenderla de la vaina. Cuando madura, se convierte en la alubia
ñ) Queso procesado: Queso fundido, pasterizado, con aromatizantes añadidos (paprika, alcaravea, etc.), además de emulsificantes, y reenvasado. Su valor nutritivo es idéntico al del queso original de partida
o) Queso Stilton: Queso típico inglés (queso azul), que presenta una estructura de pasta amarillenta con venas azuladas
p) Leche «Channel Islands»: Tipo de leche con un contenido en grasa de alrededor de 4,8 g por ciento (en peso), mayor del habitual en la leche entera, que es de 3,8 g por ciento (en peso)
q) Bacon: Tocino entreverado, ahumado
r) Pudín negro, o de sangre: Plato tradicional europeo, que se elabora con sangre de cerdo o de oveja y sebo, originalmente junto con harina de avena, hígado e hierbas aromáticas, todo embutido en tripas membranosas
s) «Haggis»: Plato tradicional escocés, elaborado a partir de hígado, corazón y pulmones de oveja, harina de avena y condimentos o aderezos. Todo el producto, una vez procesado, se introduce en una especie de bolsa elaborada con estómago de oveja, y se hierve durante varias horas

GLOSARIO

Además del breve glosario que aquí se presenta, las siguientes obras no muy extensas y de precio razonable serán de utilidad:

Bender, A. E., 1990 *Dictionary of nutrition and food technology,* 6th edn. London: Butterworths.
Bingham, S. 1987. *The Everyman companion to food and nutrition.* London: Dent.
Concise dictionary of biology 1990. Oxford: Oxford University Press.
Concise dictionary of chemistry 1990. Oxford: Oxford University Press.
Penguin dictionary of biology 1990. London: Penguin.
Penguin dictionary of chemistry 1990. London: Penguin.
Yudkin, J. 1985. *The Penguin encyclopedia of nutrition.* London: Penguin.

Además, la mayoría de las bibliotecas de consulta disponen de uno o más extensos Diccionarios de Medicina, Enciclopedias de Medicina y Biología, etc.

Acción dinámico específica. El incremento de gasto energético y temperatura corporal después de una comida, relacionado con el coste metabólico de la digestión y la transformación de los nutrientes. También se conoce como termogénesis inducida por la dieta.
Aceite. Triacilgliceroles, ésteres del glicerol con tres ácidos grasos; los aceites son aquellos triacilgliceroles que son líquidos a temperatura ambiente, mientras que las grasas son sólidas. Aceite mineral y aceite lubricante son químicamente completamente diferentes, y principalmente se trata de hidrocarburos de cadena larga.
Acesulfame potásico. Edulcorante no nutritivo, unas 200 veces más dulce que la sacarosa.
Ácido. Un compuesto que, cuando se disuelve en agua, se disocia para dar iones hidrógeno (H^+).
Ácido graso. Ácidos carboxílicos alifáticos (esto es, con el grupo -COOH). Los ácidos grasos metabólicamente importantes contienen entre 2 y 24 átomos de carbono (siempre un número par), y pueden ser completamente saturados o tener uno (monoinsaturados) o más (poliinsaturados) enlaces dobles C=C en la cadena carbonada.
Ácidos grasos esenciales. Aquellos ácidos grasos poliinsaturados que no pueden sintetizarse en el organismo humano, y deben suministrarse con la dieta. Los ácidos linoleico y linolénico son los dos únicos dietéticamente esenciales, puesto que los demás ácidos grasos poliinsaturados pueden sintetizarse a partir de ellos.
Acidosis. Situación en la que el pH del plasma sanguíneo desciende por debajo del valor normal de 7,4. Un des-

censo hasta pH 7,2 es peligroso para la vida.

Acilo, grupo. En un éster u otro compuesto, se denomina grupo acilo la parte derivada de un ácido graso.

Activación. Aumento de la actividad de las moléculas de enzima existentes en una célula, sin que se produzca cambio alguno en la cantidad presente de proteína enzimática.

Actividad física, tasa o cociente de. Gasto energético en una actividad dada, expresado como una fracción de la tasa metabólica basal.

Actividad física, grado de. Gasto energético, promediado sobre 24 horas, expresado como una fracción de la tasa metabólica basal. La suma del producto de la tasa o cociente de actividad física por el tiempo empleado para cada actividad, durante el día.

ADN. Ácido desoxirribonucleico.

ADP. Adenosín difosfato.

Alanina. Un aminoácido no esencial.

Álcali. Un compuesto que, cuando se disuelve en agua, da una disolución alcalina es decir, una con un pH superior a 7.

Alcalosis. Una condición en la que el pH del plasma sanguíneo se eleva por encima del valor normal de 7,4.

Alcano. Hidrocarburo saturado, de fórmula general $C_nH_{(2n+2)}$.

Alcohol. Compuesto con un grupo –OH unido a una cadena carbonada alifática. También se usa este vocablo para designar generalmente al alcohol etílico, o etanol, el alcohol que se consume comúnmente en las bebidas.

Aldehído. Compuesto con un grupo HC=O unido a un átomo de carbono.

Alifático. Compuesto con cadenas de átomos de carbono (lineales o ramificadas), en lugar de formar anillos. Los compuestos alifáticos pueden ser saturados o insaturados.

Almidón. Un polímero de unidades de glucosa. La amilosa es un polímero de cadena lineal, con uniones glicósido α 1-4 entre las unidades de glucosa. En la amilopectina existen además puntos de ramificación, donde las cadenas se enlazan a través de un enlace glicósido α 1-6.

Almidón resistente. Almidón que se resiste a la digestión en el intestino delgado,bien porque todavía esté encerrado dentro de las paredes celulares de la planta, o bien a causa de su estructura cristalina. Una cierta proporción puede ser fermentada por colonias de bacterias.

Alqueno. Un hidrocarburo insaturado con un doble enlace carbono-carbono (C=C), de fórmula general C_nH_{2n}.

Alquino. Un hidrocarburo insaturado con un triple enlace carbono-carbono (C≡C), de fórmula general $C_nH_{(2n-2)}$.

Amida. El producto de una reacción de condensación entre un ácido carboxílico y amoníaco, un grupo $-CONH_2$.

Amilopectina. La estructura con cadena ramificada del almidón.

Amilosa. La estructura con cadena lineal del almidón.

Amina. Un compuesto con un grupo amino ($-NH_2$) unido a un átomo de carbono.

Aminoácido. Un compuesto con un grupo amino ($-NH_2$) y un grupo de ácido carboxílico (–COOH) unidos ambos a un carbono-α.

Aminoácido de cadena ramificada. Tres aminoácidos, leucina, isoleucina y valina, tienen una cadena lateral alifática ramificada.

Aminoácido esencial. Ocho de los aminoácidos que se requieren para la síntesis de proteína y que no pueden sintetizarse en el organismo humano, por lo que deben suministrarse en la dieta: lisina, metionina, fenilalanina, triptófano, treonina, valina, leucina, isoleucina. Además, la histidina no puede sintetizarse en cantidad adecuada para alcanzar los requerimientos sin alguna ingesta dietética, y la arginina es análogamente esencial para los niños.

Aminoácido no esencial. Aquellos aminoácidos que se requieren para la síntesis de proteína, pero que pueden sintetizarse en el organismo humano en cantidades adecuadas para satisfacer los requerimientos, y que por lo tanto no tienen que ser suministrados con la dieta. Los aminoácidos no esenciales son: glicina, alanina, serina, prolina, ácido glutámico, ácido aspártico, glutamina, asparragina y arginina. Además, la tirosina puede sintetizarse en el organismo, pero sólo a partir del aminoácido esencial fenilalanina, y la cisteína puede ser también sintetizada, pero sólo a partir del aminoácido esencial metionina. La arginina es esencial para los niños, y la histidina es parcialmente esencial para niños y adultos, porque, aunque estos dos aminoácidos pueden sintetizarse en el organismo, su capacidad de síntesis no es la adecuada para satisfacer los requerimientos sin alguna ingesta dietética.

Amortiguador de pH. Una disolución de un ácido débil y su sal que puede evitar cambios en el pH cuando cambia la concentración de iones H^+, por desplazamiento del equilibrio entre el ácido disociado y sin disociar. Cualquier sistema amortiguador de pH sólo actúa alrededor del pH al cual el ácido se encuentra disociado al 50%.

AMP. Adenosín monofosfato.

Anabolismo. Reacciones metabólicas que dan lugar a la síntesis de compuestos más complejos a partir de precursores simples. Usualmente ligado a la hidrólisis de ATP hasta ADP más fosfato.

Anaeróbico. Lo que sucede en ausencia de oxígeno.

Arginina. Aminoácido no esencial. La capacidad de los niños para sintetizar arginina no es lo suficientemente adecuada para satisfacer los requerimientos, y para los niños constituye un aminoácido esencial.

Anión. Un ion que tiene una carga eléctrica negativa, y por consiguiente se desplaza hacia el ánodo (polo positivo) en un campo eléctrico. Los iones de los elementos no metálicos son aniones.

Anorexia. Pérdida del apetito; por tanto, los fármacos que suprimen el apetito se conocen como agentes anorexígenos.

Anorexia nerviosa. Un trastorno psicológico que ocasiona un rechazo al acto de comer, o restricción a un grupo muy limitado de alimentos.

Anti-codón. La región de tres bases de ARN de transferencia, que reconoce y se adhiere al codón en el ARN mensajero.

Antioxidantes, nutrientes. Aquellos micronutrientes que son importantes para prevenir la lesión tisular debido a la acción de radicales libres. Los principales antioxidantes de la dieta son las vitaminas E, C y caroteno, y los minerales selenio y cobre.

Aromático. Un compuesto cíclico en el que el anillo se compone de alternancias de enlaces simple y doble.

Ascórbico, ácido. Vitamina C.

Asparragina. Aminoácido no esencial. La amida del ácido aspártico.

Aspartame. Edulcorante no nutritivo, químicamente β-metilaspartilfenilalanina. Alrededor de 180-200 veces más dulce que la sacarosa.

Aspártico, ácido. Aminoácido no esencial.

Aterosclerosis. La acumulación de lípidos en la pared interna de los vasos sanguíneos, lo que conduce a un estrechamiento de las arterias.

Átomo. La partícula más pequeña de un elemento que puede existir como una entidad. El átomo consiste en un núcleo que contiene protones, neutrones y otras partículas sin carga, rodeado por una nube de electrones.

ATP. Adenosín trifosfato.

Azúcar. Químicamente, un monosacárido u oligosacárido sencillo. El azúcar de caña o de remolacha es la sacarosa, un disacárido de glucosa y fructosa.

Azúcar reductor. Azúcar que posee un grupo aldehído (–HC=O) libre, que puede por tanto actuar como un agente químico reductor. Glucosa, galactosa, maltosa y lactosa son todos ellos azúcares reductores.

Base. Químicamente, un álcali. También se usa como un término general aplicado a las purinas y pirimidinas en el ADN y ARN.

Biotina. Vitamina, a veces conocida como vitamina H.

Calciferol. Vitamina D.

Calcitriol. Metabolito activo de la vitamina D.

Caloría. Unidad (obsoleta) de calor o energía. La cantidad de calor requerida para subir 1°C la temperatura de 1 g de agua. Nutricionalmente se emplea más a menudo la Kcal; 1 Kcal = 1.000 cal. 1 cal = 4,186 Julios, 1 Julio = 0,239 cal.

Calorimetría. Medida del gasto energético por el rendimiento calórico; la calorimetría indirecta estima el rendimiento calórico a partir del consumo de oxígeno.

Cantidad (o Aporte) diario (o dietético) recomendada de un nutriente (RDA). Ingesta del nutriente que consiste en el valor de dos desviaciones estándares por encima del requerimiento medio observado, y por consiguiente superior a los requerimientos del 97,5% de la población.

Caquexia. Estado de desnutrición y emaciación extrema que se observa en pacientes con cáncer avanzado.

Carbohidrato. Compuestos de carbono, hidrógeno y oxígeno en la relación $C_nH_{2n}O_n$. Los carbohidratos dietéticos son azúcares, almidones y polisacáridos no amiláceos.

Carboxílico, ácido. Compuesto con un grupo –COOH unido a un átomo de carbono.

Carcinógeno. Compuesto que puede originar el desarrollo de cáncer.

Catabolismo. Reacciones metabólicas que terminan en la rotura de moléculas complejas para dar productos más sencillos, usualmente la oxidación hasta dióxido de carbono y agua, acoplados a la fosforilación del ADP a ATP.

Catalizador. Sustancia que incrementa la velocidad a la cual una reacción química alcanza el equilibrio, sin que él mismo sea consumido durante, o alterado por, la reacción.

Catión. Ion cargado positivamente que se desplaza hacia el cátodo (polo negativo) en un campo eléctrico. Los iones de los elementos metálicos son cationes.

Célula. La unidad estructural y funcional de todos los organismos vivos. Una célula está delimitada por una membrana lipoproteica, y contiene núcleo, mitocondrias, ribosomas, lisosomas y otros orgánulos intracelulares. Las células de los diferentes órganos están diferenciadas (esto es, especializadas en sus estructuras y funciones).

Celulosa. Polímero de glucosa, enlazada por uniones glicosídicas β 1-4, que no se digiere por las enzimas humanas.

Cetona. Compuesto con un grupo carbonilo (C=O) unido a dos grupos alifáticos.

Cetónicos, cuerpos. Acetoacetato y β-hidroxibutirato (que no es químicamente cetona) formados en el hígado a partir de los ácidos grasos en estado de ayuno y liberados a la circulación como combustibles metabólicos para su uso por otros tejidos. La acetona también se forma de manera no enzimática a partir del acetoacetato, circula en la corriente sanguínea, pero no puede ser metabolizada como combustible metabólico.

Cetosis. Elevación de la concentración en plasma de acetoacetato, hidroxibutirato y acetona, como sucede en estado de ayuno.

Ciclamato. Edulcorante no nutritivo, alrededor de 30-40 veces más dulce que la sacarosa.

Cisteína. Aminoácido no esencial, derivado metabólicamente del aminoácido esencial metionina. Posee un grupo sulfhidrilo (-SH) en la cadena lateral.

Cistina. El producto de oxidación de los grupos sulfhidrilos de dos moléculas de cisteína, para formar un puente disulfuro (-S-S-).

Citoplasma. Gel de proteínas que llena la célula exteriormente al núcleo; los orgánulos intracelulares están suspendidos en el citoplasma.

Cociente Respiratorio (RQ). La razón entre el dióxido de carbono producido/oxígeno consumido, en el metabolismo de los combustibes metabólicos. El cociente respiratorio para los carbohidratos = 1,0, para las grasas, 0,71, y para las proteínas, 0,8.

Codón. Una secuencia de tres bases del ácido nucleico en el ADN o en el ARNm, que especifica un aminoácido individual.

Coenzima. Compuesto orgánico no proteínico que se requiere para una reacción enzimática. Los coenzimas pueden estar débilmente o estrechamente asociados con la proteína enzimática, y pueden estar covalentemente unidos a la enzima, en cuyo caso se conocen como grupos prostéticos.

Colecalciferol. Vitamina D.

Colesterol. Esteroide que se requiere para la formación de la membrana celular y como el precursor de las hormonas esteroideas.

Cómputo proteico. Método que expresa el valor nutritivo de una proteína por comparación de su contenido en aminoácido esencial limitante con el contenido del mismo en la proteína del huevo.

Condensación. Reacción química en la que se elimina agua a partir de dos compuestos para formar un nuevo compuesto. Son reacciones de condensación la formación de ésteres, péptidos y amidas.

Cromosoma. El ADN en el núcleo de una célula se organiza en una serie de cromosomas, que constan de ADN y una variedad de proteínas, conocidos de forma colectiva como nucleoproteínas. Las células humanas contienen 46 cromosomas; 2 de cada 22 cromosomas diferentes, y dos que se conocen como los cromosomas del sexo; pueden ser los mismos (cromosomas X) en las hembras, o diferentes (uno X y otro Y) en los varones. Óvulos y espermatozoides son haploides; esto es, contienen sólo una copia de cada cromosoma. Los óvulos siempre tienen un cromosoma del sexo X: los espermatozoides pueden contener uno X o uno Y.

Desoxirribosa. Azúcar pentosa (5 carbonos) en el que un grupo hidroxilo (-OH) ha sido reemplazado por hidrógeno. El azúcar del ADN.

Dextrosa. Denominación alternativa para la glucosa.

Disacárido. Azúcar constituido por dos monosacáridos enlazados por un enlace glucosídico. Los disacáridos de la dieta usuales son sacarosa (azúcar de caña o de remolacha), lactosa, maltosa e isomaltosa.

Disociación. El proceso por el cual una molécula se separa en iones en disolución acuosa.

e. En el etiquetado alimentario el prefijo «e» delante del tamaño indica que se trata de un envase de tamaño estándar, que ha sido registrado por las autoridades competentes de la Comunidad Europea.

E. En el etiquetado alimentario, los aditivos pueden señalarse por el nombre o por un número; el prefijo «E» situado delante del número significa que ése es el número asignado en la lista de aditivos aprobados para su uso en toda la Comunidad Europea.

Electrólito. Compuesto que experimenta una disociación parcial o completa en iones cuando se disuelve, y por tanto es capaz de transportar una corriente eléctrica. En química clínica el término electrólito se usa normalmente para indicar los principales iones inorgánicos en los fluidos del cuerpo humano.

Electrón. La unidad más pequeña de carga eléctrica negativa. Las partículas fundamentales que rodean el núcleo de un átomo.

Electrones, cadena transportadora de. El sistema de citocromos y otros coenzimas de la membrana mitocondrial que transporta electrones (e iones hidrógeno) desde los coenzimas reducidos para reaccionar con oxígeno (especie más consumida), ligado a la fosforilación de ADP hasta ATP.

Electronegativo. Un átomo electronegativo ejerce una mayor atracción por los electrones compartidos en un enlace covalente que la que ejerce su acompañante, por lo que desarrolla una carga negativa parcial.

Electropositivo. Un átomo electropositivo ejerce menos atracción por los electrones compartidos en un enlace covalente que la que ejerce su acompañante, por lo que desarrolla una carga positiva parcial.

Elemento. Una sustancia que no puede ser ulteriormente dividida o modificada por medios químicos. Las sustancias básicas a partir de las cuales se forman los compuestos.

Enlace covalente. Enlace entre dos átomos donde los electrones están compartidos entre los átomos.

Enlace doble. Enlace covalente donde dos pares de electrones están compartidos entre los átomos participantes.

Enlace de hidrógeno. La atracción entre una carga parcial positiva sobre un átomo de hidrógeno unido a un átomo electronegativo y una carga parcial negativa, sobre un átomo electronegativo de otra molécula o región de la misma macromolécula.

Enlace peptídico. El enlace entre aminoácidos en una proteína. Formado por condensación entre el grupo de ácido carboxílico (–COOH) de un aminoácido y el grupo amino (–NH_2) de otro para dar una unión –CO–NH– entre los aminoácidos.

Enzima. Proteína que actúa como catalizador en una reacción metabólica.

Epinefrina. Nombre que recibe la adrenalina en Norteamérica.

Éster. El producto de la reacción de condensación entre un alcohol y un ácido carboxílico.

Esteroides. Compuestos derivados del colesterol (él mismo también es un esteroide), la mayoría de los cuales son hormonas.

Esteviósido. Edulcorante no nutritivo, alrededor de unas 300 veces más dulce que la sacarosa.

Exón. Aquellas regiones del ADN que codifican las proteínas; lo opuesto a los intrones, que son regiones de no-codificación insertadas entre exones en un gen.

Fenilalanina. Aminoácido esencial.

Fenol. Compuesto con un grupo –OH unido a un átomo de carbono en un anillo aromático.

Fermentación. Catabolismo anaeróbico efectuado por microorganismos. Comúnmente se usa este término para describir la formación de etanol por acción de las levaduras a partir de carbohidratos, pero incluyendo una serie de vías catabólicas en diferentes organismos.

Fibra. Fibra cruda (o bruta) es un término utilizado en el análisis de alimentos para designar el residuo que queda después de que el alimento se ha extraído sucesivamente con éter de petróleo, ácido sulfúrico e hidróxido sódico diluidos, sustrayendo la ceniza mineral. No está relacionada con la fibra dietética, o polisacáridos no amiláceos.

Fibra dietética. El residuo de las paredes de la célula vegetal después de extracción y tratamiento con enzimas digestivas. Químicamente se trata de una mezcla de lignina y una variedad de polisacáridos no amiláceos, que incluyen celulosa, hemicelulosa, pectina, gomas y mucílagos.

Fibra insoluble. Lignina y polisacáridos no amiláceos de las paredes de la célula vegetal (celulosa y hemicelulosa).

Fibra soluble. Polisacáridos no amiláceos que son solubles en agua; pectina y gomas y mucílagos vegetales.

Filoquinona. Vitamina K.

Flavina. Un derivado de la vitamina riboflavina, que normalmente actúa como coenzima transportador de electrones, o grupo prostético, en reacciones de oxidación y reducción.

Flavoproteína. Una proteína con un grupo prostético flavina.

Fólico, ácido. Una vitamina.
Fosfolípido. Un lípido donde el glicerol tiene dos de sus ácidos grasos esterificados, pero el tercer grupo hidroxilo está esterificado con un grupo fosfato, que a su vez se esterifica con otros compuestos. Los fosfolípidos son tanto hidrófilos como hidrófobos, y tienen un papel preponderante en la estructura de las membranas celulares.
Fosforilación. La adición de un grupo fosfato a un compuesto.
Fosforilación Oxidativa. La fosforilación de ADP a ATP, acoplada a la oxidación de combustibles metabólicos en la membrana mitocondrial.
Fosforólisis. La rotura de un enlace entre dos partes de una molécula por la introducción de fosfato, produciéndose dos moléculas como producto de la reacción. La rotura del glucógeno, para dar glucosa-1-fosfato, procede por medio de reacciones de fosforólisis secuenciales.

Galactosa. Monosacárido hexosa (6 carbonos).
Gen. Una región del ADN que transporta la información para una proteína simple o para una cadena polipeptídica.
Genético, código. La secuencia de tripletes de las bases del ácido nucleico (purinas y pirimidinas) que especifica los aminoácidos individuales.
Glicerol. Un alcohol trihídrico, que forma ésteres con tres ácidos grasos para originar triacilgliceroles (denominados también, frecuentemente, triglicéridos). Los aceites y grasas usuales son triacilgliceroles. El glicerol tiene un sabor dulce, y es higroscópico (retiene agua); se utiliza normalmente como humectante en el procesado de alimentos.
Glicina. Aminoácido no esencial.
Glucógeno. Polímero de glucosa de cadena ramificada, unidas por enlaces α 1-4, provisto de puntos de ramificación para enlaces α 1-6. El carbohidrato de reserva del hígado y músculo de los mamíferos.
Glucolisis. La ruta metabólica a través de la cual la glucosa se oxida hasta piruvato. La glucolisis anaeróbica en microorganismos también se denomina fermentación.
Gluconeogénesis. Las reacciones metabólicas implicadas en la síntesis de glucosa a partir de precursores no carbohidratados (fundamentalmente, aminoácidos) en estado de ayuno.
Glucosa. Monosacárido; una hexosa (6 carbonos), de fórmula empírica $C_6H_{12}O_6$.
Glutámico, ácido (glutamato). Aminoácido no esencial.
Glutamina. Aminoácido no esencial, la amida del ácido glutámico.
Gomas. Polisacáridos no amiláceos, solubles, de extractos y exudados vegetales, entre otros las gomas guar, acacia, goma de algarrobo, goma arábiga y tragacanto.
Grasa. Triacilgliceroles, ésteres del glicerol con tres ácidos grasos; se considera generalmente que las grasas son aquellos triacilgliceroles que son sólidos a temperatura ambiente, mientras que los aceites son triacilgliceroles líquidos a temperatura ambiente.

Hemicelulosas. Polímeros ramificados de los monosacáridos pentosa (5 carbonos) y hexosa (6 carbonos).
Heterocíclico. Un compuesto orgánico cíclico donde uno o más átomos del anillo es un elemento distinto al carbono (usualmente nitrógeno, oxígeno o azufre, en los compuestos biológicamente importantes).
Hexosa. Monosacárido con 6 átomos de carbono, y por tanto de fórmula empírica $C_6H_{12}O_6$. Las hexosas nutritivamente importantes son la glucosa, galactosa y fructosa.
Hidrocarburo. Compuesto formado sólo por carbono e hidrógeno. Los hidrocarburos pueden tener estructuras lineales, ramificadas o cíclicas, y pueden ser saturados o insaturados.
Hidrófilo. Compuesto que es soluble en agua, o una región de una macromolécula

que puede interaccionar con moléculas de agua.

Hidrófobo. Un compuesto que es insoluble en agua, pero soluble en los lípidos, o una región de una macromolécula que no puede interaccionar con agua, aunque sí lo haga con lípidos.

Hidrólisis. El proceso de escisión de un enlace químico entre dos átomos por la introducción de agua, usualmente por adición de –H a un lado del enlace y de –OH al otro, ocasionando la formación de dos moléculas separadas como producto de reacción. La digestión de proteínas hasta aminoácidos, de polisacáridos y disacáridos hasta monosacáridos, y de triacilgliceroles hasta glicerol y ácidos grasos son todas reacciones de hidrólisis.

Hipertensión. Presión sanguínea elevada, bastante alta por encima del intervalo normal, para ser clínicamente importante, y posible amenaza para la vida.

Hipoglucemia. Descenso de la concentración de glucosa en el plasma sanguíneo, por debajo de alrededor de 3 mmol/l.

Histidina. Aminoácido que es parcialmente esencial, puesto que no puede ser sintetizado en cantidades adecuadas para satisfacer el requerimiento para la síntesis de proteína; parte del mismo ha de suministrarse con la dieta.

Hormona. Un compuesto sintetizado en un órgano (una glándula sin conducto o endocrina) y liberado a la corriente sanguínea, donde circula, actuando sólo sobre células que tienen receptores para tal hormona. Las hormonas son importantes en la integración y regulación de los procesos metabólicos.

Índice de Masa Corporal (BMI). La razón peso corporal (en Kg)/altura^2 (en m). Un individuo con BMI mayor de 25 se considera con sobrepeso, mayor de 30, obeso.

Índice de Quetelet. Denominación alternativa para el Índice de Masa Corporal, la razón peso corporal (en Kg)/altura^2, en metros.

Inducción. La iniciación de nueva síntesis de una enzima u otra proteína por activación de la transcripción del gen para la proteína. Los inductores son, usualmente, intermediarios metabólicos u hormonas. La inducción ocasiona un aumento de la cantidad de proteína enzimática de la célula.

Ingesta Diaria Aceptable (IDA). La cantidad total de un aditivo alimentario o contaminante que se considera que es segura y, por consiguiente, la cantidad máxima permitida en alimentos, teniendo en cuenta el modelo promedio de consumo de los diferentes alimentos. Normalmente 1/100 de la dosis más baja a la cual se detecta cualquier efecto adverso. Para un compuesto con *IDA no especificado* no existe evidencia de cualquier efecto adverso a cualquier dosis ensayada.

Ingesta Diaria (o Dietética) Recomendada (RDI) de un nutriente. Una ingesta del nutriente dos desviaciones estándares por encima del requerimiento medio observado, y por consiguiente mayor que los requerimientos del 97,5% de la población.

Ingesta de Nutriente de Referencia (RNI). Un término introducido en las Tablas de Valores de Referencia Dietéticos en el Reino Unido (1992). Una ingesta del nutriente dos desviaciones estándares por encima del requerimiento medio observado, y por consiguiente mayor que el requerimiento del 97,5% de la población.

Ingesta más Baja de Nutriente de Referencia (LRNI). Una ingesta de un nutriente por debajo de la cual es improbable que se satisfagan las necesidades fisiológicas o se mantenga la intregridad metabólica.

Ingesta de Referencia de la Población (PRI) de un nutriente. Un término introducido en las tablas de la CEE sobre Requerimientos de Nutrientes (1993). Una ingesta del nutriente dos desviaciones estándares por encima del requerimiento medio observado, y por consiguiente mayor que los requerimientos del 97,5% de la población.

Inhibición. Descenso de la actividad de una enzima, que no causa efecto sobre la cantidad de proteína enzimática presente en la célula.

Inorgánico. Cualquier compuesto químico distinto de aquellos compuestos del carbono que se consideran orgánicos.

Inositol. Un hexahidro alcohol cíclico, importante en los fosfolípidos de la membrana celular. No es dietéticamente esencial para el ser humano.

Insaturado. Un compuesto orgánico que contiene uno o más enlaces dobles carbono-carbono, y por tanto menos que la proporción máxima de hidrógeno.

Intrón. Regiones de ADN entre aquellas partes de un gen que codifican la proteína. Pueden ser regiones de control, o pueden tener una función no conocida.

Inulina. Un polímero de fructosa, que constituye el carbohidrato de reserva del girasol y algunos otros tubérculos. No es digerible por las enzimas humanas, y por lo tanto una parte de los polisacáridos no amiláceos o de la fibra dietética.

Ion. Un átomo o grupo de átomos que ha perdido o ganado uno o más electrones, y por tanto tienen una carga eléctrica.

Isoleucina. Aminoácido esencial.

Isomaltosa. Disacárido, compuesto de dos moléculas de glucosa unidas por un enlace glucosídico α 1-6.

Isómeros. Formas del mismo compuesto químico, pero con diferente disposición espacial de los átomos o grupos en la molécula. La isomería D- y L- se refiere a la distribución de cuatro sustituyentes diferentes en torno a un átomo de carbono, tomando como referencia la disposición en la molécula del azúcar (triosa) D-gliceraldehído. La isomería *R*- y *S*- se refiere a la distribución de cuatro sustituyentes diferentes en torno a un átomo de carbono, de acuerdo con una serie de reglas químicas sistemáticas. La isomería *cis*- y *trans*- se refiere a la distribución de grupos adyacentes a un doble enlace carbono-carbono.

Isótopo. Formas diferentes del mismo elemento químico (esto es, que presentan el mismo número de protones en el núcleo y el mismo número de electrones rodeando el núcleo, tanto uno como otro) que difieren en el número de neutrones en el núcleo, y por tanto en la masa atómica relativa.

Julio. La unidad de energía en el Sistema Internacional (SI). 1 Julio es el trabajo realizado cuando el punto de aplicación de la fuerza de 1 Newton se desplaza 1 metro en la dirección de la fuerza. 1 Julio = 0,239 cal, 1 cal = 4,186 Julios.

Kjeldahl, determinación. Método para la determinación del contenido de nitrógeno de compuestos orgánicos, por conversión catalítica hasta amoníaco, y posterior determinación del amoníaco. Utilizado normalmente para la determinación de proteína; para la mayoría de las proteínas el nitrógeno supone el 16% de la masa de la molécula, por lo que nitrógeno × 6,25 = proteína total (bruta).

K_m. La constante de Michaelis de una enzima; la concentración de sustrato que se corresponde con la mitad de la velocidad máxima de formación del producto.

Kwashiorkor. Enfermedad originada por malnutrición energético-proteica, donde se produce un edema que enmascara un desgaste muscular agudo, infiltración grasa del hígado y anormalidades en la estructura del pelo y en la pigmentación del pelo y la piel.

Lactosa. El azúcar de la leche. Disacárido compuesto por glucosa y galactosa.

Lecitina. Fosfolípidos que contienen colina, fosfatidilcolina. Utilizados normalmente como agentes emulsificantes en la elaboración del alimento. No es dietéticamente esencial.

Lectinas. Compuestos tóxicos que se encuentran en muchas legumbres, y que son la causa de que los glóbulos rojos de la sangre se aglutinen (por eso, también se

denominan fitohemaglutininas). Se destruyen después de varios minutos a ebullición rápida.
Leucina. Aminoácido esencial.
Lignina. Componente no carbohidratado de las paredes de las células vegetales, uno de los constituyentes de la fibra dietética. Químicamente, un polímero de alcoholes aromáticos.
Lípido. Un término general que incluye grasas y aceites (triacilgliceroles), fosfolípidos y esteroides.
Lipogénesis. La vía metabólica para la síntesis de ácidos grasos a partir de acetil CoA, a la que sigue la síntesis de los triacilgliceroles por esterificación del glicerol con los ácidos grasos.
Lipolisis. La hidrólisis de los triacilgliceroles para dar ácidos grasos y glicerol.
Lisina. Aminoácido esencial.

Macromolécula. Un término usado para describir las grandes moléculas de, por ejemplo, proteínas, ácidos nucleicos y polisacáridos.
Maltosa. Un disacárido compuesto por dos moléculas de glucosa unidas por un enlace α 1-4.
Marasmo. Una enfermedad causada por malnutrición energético-proteica donde se produce una emaciación extrema como consecuencia del catabolismo del tejido adiposo y reservas de proteína.
Masa atómica. La masa del átomo de cualquier elemento, relativa a la del carbono = 12. 1 unidad de masa atómica = $1{,}660 \times 10^{-27}$ Kg.
Masa molecular. La masa de una molécula de un compuesto, relativa a la del carbono = 12; la suma de las masas atómicas relativas de los átomos que componen la molécula.
Menadiona. Un compuesto sintético que presenta actividad de vitamina K.
Menaquinona. Vitamina K.
Metabólico, combustible. Aquellos componentes de la dieta que se oxidan como fuente de energía metabólica: grasas, carbohidratos, proteínas y alcohol.
Metabolismo. El proceso de interconversión de compuestos químicos en el organismo humano.
Metionina. Un aminoácido esencial.
Mineral. Sales inorgánicas, así llamadas porque pueden obtenerse por extracción en minería.
Mitocondria. Un orgánulo intracelular que contiene las enzimas del ciclo del ácido cítrico, oxidación de ácidos grasos y la cadena de transporte de electrones para la fosforilación oxidativa de ADP a ATP.
Mol. La unidad SI para la cantidad de sustancia. La masa molecular relativa de un compuesto, expresada en gramos. 1 mol de cualquier compuesto contiene $6{,}0223 \times 10^{23}$ moléculas reales.
Molécula. La partícula más pequeña de un compuesto que puede existir en estado libre.
Monosacárido. Un azúcar sencillo, las unidades básicas a partir de las cuales se forman disacáridos y polisacáridos. Los monosacáridos nutricionalmente importantes son las pentosas (azúcares de 5 carbonos) ribosa y desoxirribosa y las hexosas (azúcares de 6 carbonos) glucosa, galactosa y fructosa.
M_r. Abreviatura para la masa molecular (relativa).
Mucílagos. Polisacáridos no amiláceos solubles extraídos de algas marinas y otras algas, que incluyen el agar, alginatos y carragenina.
Mutágeno. Un compuesto que puede causar mutaciones, es decir, cambios en el ADN que serán heredados por las generaciones futuras.

NAD. Nicotinamida adenín dinucleótido, un coenzima derivado de la vitamina niacina.
NADP. Nicotinamida adenín dinucleótido fosfato, un coenzima derivado de la vitamina niacina.
Neurotransmisor. Un compuesto sintetizado en una neurona, y segregado en la terminación sináptica, en respuesta a la conducción eléctrica en la neurona. Acti-

va receptores en la neurona post-sináptica, propagando así la transmisión nerviosa a través de la sinapsis.

Neutrón. Una de las partículas fundamentales en el núcleo del átomo. Los neutrones no tienen carga eléctrica, y tienen una masa aproximadamente igual a la del protón. Las diferencias en el número de neutrones en los átomos de un mismo elemento explican la existencia de isótopos.

Niacina. Una vitamina; los dos vitámeros de la niacina son la nicotinamida y el ácido nicotínico.

Nitrógeno, balance de. La diferencia entre la ingesta de compuestos nitrogenados (principalmente proteína) y la eliminación de productos nitrogenados del organismo. Un balance de nitrógeno positivo ocurre en la fase de crecimiento del individuo, cuando existe un aumento neto del contenido de proteína del organismo humano; balance de nitrógeno negativo es una situación en la que existe una pérdida de proteína del organismo.

Norepinefrina. Nombre con el que se conoce a la noradrenalina en Norteamérica.

Nucleico, ácido. ADN y ARN - polímeros de nucleótidos que transportan la información genética de la célula (ADN en el núcleo) y la información del ADN para la síntesis proteica (ARN).

Nucleótidos. Ésteres fosfato de las bases de purina o pirimidina con ribosa (ribonucleótidos) o desoxirribosa (desoxirribonucleótidos).

Núcleo. Químicamente, la parte central de un átomo, conteniendo protones, neutrones y una diversidad de partículas subatómicas. Biológicamente, el orgánulo intracelular que contiene la información genética, como ADN, codificada en los cromosomas.

Número atómico. El número de protones en el núcleo de un átomo (y por tanto el número de electrones que rodean al núcleo) determina el número atómico de ese elemento.

Obesidad. Peso excesivo del cuerpo debido a la acumulación de tejido adiposo. Se considera generalmente un estado de obesidad cuando el índice de masa corporal es mayor de 30; entre 25-30 es sobrepeso.

Oligopéptido. Una cadena de 2-10 aminoácidos unidos por enlaces peptídicos. Las cadenas más largas de aminoácidos se conocen como polipéptidos (hasta unos 50 aminoácidos) o proteínas.

Oligosacárido. Un término general que designa a polímeros que contienen entre 3-10 monosacáridos.

Orbital. El nivel de energía permitido para un electrón alrededor del núcleo de un átomo, o de dos átomos en una molécula.

Orgánico. Químicamente, todos los compuestos de carbono, distintos a las sales carbonato y bicarbonato, se denominan orgánicos, ya que originariamente fueron descubiertos en la materia viva. También se usa para describir alimentos cultivados bajo condiciones especificadas, sin el uso de fertilizantes, pesticidas, etc.

Oxidación. Reacción química donde el número de electrones de un compuesto desciende. En los compuestos orgánicos este proceso se contempla generalmente como un descenso en la proporción de hidrógeno, un incremento en el número de enlaces dobles carbono-carbono, o un aumento en la proporción de oxígeno en la molécula.

Pantoténico, ácido. Una vitamina, la parte funcional del coenzima A y proteína transportadora de grupos acilo.

Pectina. Un polisacárido complejo compuesto por una variedad de monosacáridos metilados. No digerible por las enzimas humanas, y por lo tanto una parte del polisacárido no amiláceo soluble o fibra dietética.

Pentosa. Azúcar monosacárido con 5 átomos de carbono, y por tanto de fórmula empírica $C_5H_{10}O_5$. Los azúcares pentosa más importantes son la ribosa y desoxirribosa (en la que un grupo hidroxilo ha sido reemplazado por hidrógeno).

pH. Medida de la acidez (o alcalinidad) de una disolución. Una disolución neutra tiene un pH = 7,0; valores más bajos son ácidos, y valores más altos, alcalinos. El pH representa el potencial de hidrógeno, y es el logaritmo negativo de la concentración de iones hidrógeno (H^+) en la disolución.

Piridoxina. Vitamina B_6.

Pirimidina. Tres de las bases de los ácidos nucleicos son pirimidinas: citosina y timina en el ADN; citosina y uracilo en el ARN.

Poliinsaturado. Ácidos grasos con dos o más dobles enlaces carbono-carbono en la molécula, separados por grupos metileno ($-CH_2$).

Polipéptido. Una cadena de aminoácidos, unidos por enlaces peptídicos. Generalmente, hasta unos 50 aminoácidos se puede considerar como un polipéptido, mientras que si se trata de un polipéptido mayor, habría que denominarlo proteína.

Polisacárido. Un polímero de unidades de monosacárido unidos por enlaces glicosídicos. Los polisacáridos nutritivamente importantes pueden dividirse en almidón y glucógeno y los polisacáridos no amiláceos.

Polisacáridos no amiláceos. Grupo de polisacáridos distintos del almidón que se encuentran en los alimentos de origen vegetal. No son digeribles por las enzimas humanas, aunque pueden ser fermentados por las bacterias intestinales. Proporcionan la parte principal de la fibra dietética. Los polisacáridos no amiláceos más importantes son la celulosa, hemicelulosa (polisacáridos no amiláceos insolubles) y pectina, y las gomas y mucílagos de origen vegetal (polisacáridos no amiláceos solubles).

Prolina. Aminoácido no esencial.

Prostaglandinas. Grupo de compuestos emparentados sintetizados a partir de los ácidos grasos poliinsaturados, que actúan como hormonas locales, presentando una variedad de efectos reguladores en el organismo humano.

Prostético, grupo. La parte no proteica de una enzima que resulta esencial para la actividad catalítica de la enzima, que está unido covalentemente a la proteína.

Proteína. Un polímero de aminoácidos unidos por enlaces peptídicos.

Protón. La partícula subatómica cargada positivamente del núcleo de los átomos. El número de protones en el núcleo determina el número atómico del elemento. El ion hidrógeno (H^+) es un protón.

Purinas. Dos de las bases de los ácidos nucleicos (ADN y ARN) son purinas: adenina y guanina.

Racémico. La mezcla de los isómeros D– y L– de un compuesto.

Radical. Un radical libre es una molécula altamente reactiva, con un electrón desapareado.

Reducción. Una reacción química donde el número de electrones de un compuesto aumenta. En los compuestos orgánicos se considera generalmente como un aumento en la proporción de hidrógeno, un descenso en el número de dobles enlaces carbono-carbono, o un descenso en la proporción de oxígeno en la molécula. Lo opuesto a la oxidación.

Represión. Descenso en la síntesis de una enzima u otra proteína, como resultado del bloqueo de la transcripción del gen para esa enzima. Pueden actuar como represores intermediarios metabólicos, productos finales de distintas vías, y hormonas.

Retinol. Vitamina A.

Riboflavina. Vitamina B_2.

Ribosa. Un azúcar pentosa (5 carbonos).

Ribosoma. El orgánulo intracelular sobre el que el mensaje del ARN mensajero se traduce a la proteína. El orgánulo sobre el que tiene lugar la síntesis de proteína.

Sacarina. Edulcorante no nutritivo, unas 300-550 veces más dulce que la sacarosa.

Saciedad. El estado de satisfacer el hambre o apetito.
Sal. El producto de la reacción entre un ácido y un álcali. De ordinario, la llamada sal de mesa es cloruro sódico.
Saturado. Un compuesto orgánico donde todos los átomos de carbono están unidos por enlaces simples, en oposición a los compuestos insaturados con enlaces dobles carbono-carbono. Un compuesto saturado contiene la proporción máxima posible de hidrógeno.
Serina. Aminoácido no esencial.
Sobrepeso. Peso corporal en relación con la altura mayor que el que se considera deseable (sobre la base de expectativa de vida), pero no tan grande como para que se considere obesidad.
Sorbitol. El alcohol formado por reducción de la glucosa; se absorbe y se metaboliza lentamente en el hígado, por lo que no conduce a un aumento brusco de la concentración de glucosa en sangre. Utilizado ampliamente en preparaciones alimentarias para diabéticos.
Sustrato. La sustancia o sustancias sobre las que actúa una enzima.

Tasa Metabólica Basal. El gasto energético del organismo humano en completo reposo, pero no dormido, en estado postprandial, medido bajo condiciones estrictamente controladas de neutralidad térmica.
Tasa Metabólica en Descanso. El gasto energético del organismo humano en descanso, pero que no se mide bajo las estrictas condiciones requeridas para la determinación de la tasa metabólica basal.
Taumatina. Edulcorante no nutritivo, unas 3.000-4.000 veces más dulce que la sacarosa.
Teratógeno. Compuesto que puede causar defectos congénitos en el feto en desarrollo.
Termogénesis inducida por la dieta. El aumento en la producción de calor o gasto energético después de una comida, asociado con la digestión y transformación del alimento. También se conoce como la acción dinámico específica de un alimento.
Termogénesis sin escalofrío. Proceso metabólico para incrementar la temperatura corporal sin contracción del músculo. Se debe en gran parte al desacoplamiento parcial de la fosforilación oxidativa a partir del transporte de electrones en las mitocondrias del tejido adiposo marrón.
Tiamina. Vitamina B_1.
Tirosina. Aminoácido esencial, que es también el precursor para la síntesis de adrenalina, noradrenalina y las hormonas tiroideas.
Tocoferol. Vitamina E.
Traducción. El proceso de síntesis proteica, por el cual el mensaje del ARN mensajero se traduce en la secuencia de aminoácidos.
Transcripción. El proceso por el cual una copia de la región del ADN que contiene el gen para cada proteína se copia para dar una hebra de ARN mensajero.
Treonina. Aminoácido esencial.
Triacilglicerol. El principal tipo de lípido de la dieta, y el lípido de almacenamiento del tejido adiposo. Glicerol esterificado con tres moléculas de ácido graso. También se conocen como triglicéridos.
Triglicérido. Nombre alternativo (aunque químicamente no sea tan correcto) que se da al triacilglicerol.
Triptófano. Aminoácido esencial, que también actúa como precursor para la síntesis del anillo de nicotinamida de los coenzimas NAD y NADP.

Unidades Internacionales (ui). Antes de que fueran totalmente purificadas las vitaminas y otras sustancias, su potencia se expresaba en unidades arbitrarias, aunque estandarizadas, de actividad biológica. Aunque obsoletas, vitaminas como la A, D y E aún se expresan en Unidades Internacionales (**ui**).
Urea. El principal producto final de excreción del metabolismo de los aminoácidos.

Valencia. El número de enlaces que un átomo debe formar con otros átomos para alcanzar una configuración electrónica estable.

Valina. Aminoácido esencial.

van der Waals, fuerzas de. Fuerzas débiles que actúan individualmente entre moléculas, dependiendo de cargas transitorias debidas a desigualdades pasajeras en la forma de compartir los electrones en enlaces covalentes.

Vegan. Vegetariano estricto que no consume alimentos de origen animal.

Vegetariano. El que no come carne y productos cárnicos. Ovolactovegetariano, que comerá leche y huevos, pero no carne o pescado; lactovegetariano, leche pero no huevos; vegan, el que consume sólo alimentos de origen vegetal.

Vitámero. Formas químicas relacionadas con una vitamina que presentan la misma actividad biológica.

Vitamina. Compuesto orgánico requerido en pequeñas cantidades para el mantenimiento del crecimiento normal, la salud y la integridad metabólica. La deficiencia de una vitamina ocasiona el desarrollo de una enfermedad por carencia específica, que puede curarse o prevenirse sólo con esa vitamina.

$V_{máx}$. La velocidad máxima a la cual una enzima puede actuar cuando se satura con su sustrato.

Xilitol. Alcohol azúcar formado por reducción de la xilosa. Es de interés debido a su acción para reducir o prevenir la caries dental.

Zimógeno. El precursor inactivo de una enzima, que se activa con o después de la secreción.

BIBLIOGRAFÍA

Fuentes de información más detalladas y sugerencias para posteriores lecturas

Libros de referencia generales

The Academic Press encyclopedia of food science, food technology and nutrition 1993. London: Academic Press.

Bender, A. E. 1990.*Dictionary of nutrition and food technology*, 6th edn. London: Butterworths.

Bingham, S. 1987. *The Everyman companion to food and nutrition*. London: Dent.

Concise dictionary of biology 1990. Oxford: Oxford University Press.

Concise dictionary of chemistry 1990. Oxford: Oxford University Press.

Penguin dictionary of biology 1990. London: Penguin.

Penguin dictionary of chemistry 1990. London: Penguin.

Yudkin, J. 1985. *The Penguin encyclopedia of nutrition*. London: Viking, Penguin.

Libros de texto generales de Nutrición

Bender, A. E. & D. A. Bender 1982. *Nutrition for medical students*. Chichester: John Wiley.

Herbert, V. & G. J. Subak-Sharpe (eds) 1990. *The Mount Sinai School of Medicine complete book of nutrition*. New York: St Martin's Press.

Passmore, R. & M. A. Eastwood 1986. *Davidson and Passmore: human nutrition and dietetics*, 8th edn. Edinburgh: Churchill Livingstone.

Libros de texto generales de Bioquímica

Conn, E. E., P. K. Stumpf, G. Bruenning & R. H. Doi 1987. *Outlines of biochemistry*, 5th edn. New York: John Wiley.

Devlin, T. M. (ed.) 1990. *Textbook of biochemistry with clinical correlations*. Chichester: John Wiley.

Lehninger, A. L. 1982. *Principles of biochemistry*. New York: Worth.

Montgomery, R., T. W. Conway, A. A. Spector 1990. *Biochemistry: a case-oriented approach*. St Louis: Mosby.

Paterson, C. R. 1983. *Essentials of human biochemistry*. Edinburgh: Churchill Livingstone.
Stryer, L. 1988. *Biochemistry*. New York: W. H. Freeman.
Zubay, G. 1988. *Biochemistry*. New York: Macmillan.

Fuentes de información de modelos de consumo alimentario e ingesta de nutrientes

Barker, M. E., S. McClean, P. G. McKenna, N. G.Reid, J. J. Srain, K. A. Thompson, A. P. Williamson, M. E. Wright 1988. *Diet, lifestyle and health in Northern Ireland*. Centre for Applied Health Studies, University of Ulster, Coleraine.
Department of Health and Social Security Report on Health and Social Subjects 1979. No. 16: *Nutrition and health in old age*. London: HMSO.
Department of Health Report on Health and Social Subjects 1989. No. 36: *The diets of British schoolchildren*. London: HMSO.
Gregory, J., K. Foster, H. Tyler, M. Wiseman 1990. *The dietary and nutritional survey of British adults*. Office of Population Censuses and Surveys, Social Survey Division. London: HMSO.
Ministry of Agriculture, Fisheries and Food. *Household food consumption and expenditure: annual reports of the National Food Survey Committee*. London: HMSO. (Annual publication)

Tablas de Composición de Alimentos

Bender, A. E. & D. A. Bender 1986. *Food tables*. Oxford: Oxford University Press.
Bender, A. E. & D. A. Bender 1991. *Food labelling, a companion to food tables*. Oxford: Oxford University Press.
Davies, J. & J. W. T. Dickerson 1991. *Nutrient content of food portions*. Cambridge: Royal Society for Chemistry.
McCance & Widdowson's The composition of foods, 5th edn, 1991. Royal Society of Chemistry/Ministry of Agriculture, Fisheries and Food.

Salud y Dieta, Ingestas de Nutrientes de Referencia

Anderson, D. (ed.) 1986. *A diet of reason: sense and nonsense in the healthy eating debate*. London: Social Affairs Unit.
British Medical Association 1986. *Diet, nutrition and health: report by the Board of Science and Education*. London: BMA.
Department of Health and Social Security Report on Health and Social Subjects 1984. No. 28: *Diet and cardiovascular disease*. London: HMSO.

Department of Health Report on Health and Social Subjects 1989. No. 37: *Dietary sugars and human disease*. London: HMSO.
Department of Health Report on Health and Social Subjects 1991. No. 41: *Dietary reference values for food enegy and nutrients for the United Kingdom*. London: HMSO.
Gibney, M. J. 1986. *Nutrition, diet and health*. Cambridge: Cambridge University Press.
National Research Council 1989. *Recommended dietary allowances*, 10th edn. Washington DC: National Academy Press.
Oliver, M. E. 1981. Diet and coronary heart disease. *British Medical Bulletin* **37**, 49–58.
World Health Organisation 1985. *Energy and protein requirements*. WHO Technical reports Series no. 724. Geneva: WHO.
World Health Organisation 1990. *Diet, nutrition and the prevention of chronic diseases*. WHO Technical Reports Series no. 797. Geneva: WHO.

Balance de energía, obesidad, y anorexia nerviosa

Bender, A. E. & L. J. Brookes (eds) 1987. *Body weight control: the physiology, clinical treatment and prevention of obesity*. Edinburgh: Churchill Livingstone.
Bray, G. A. 1985. Complications of obesity. *Annals of Internal Medicine* **103**, 1052–62.
Crisp, A. H. 1980. *Anorexia nervosa: let me be*. London: Academic Press.
Crisp, A. H. 1983. Anorexia nervosa. *British Medical Journal* **287**, 855–8.
Garrow, J. S. 1988. *Obesity and related disorders*, 2nd edn. Edinburgh: Churchill Livingstone.
James, W. P. T. & E. C. Schofield 1990. *Human energy requirements*. Oxford: FAO/Oxford University Press.
Royal College of Physicians of London 1983. Obesity. *Royal College of Physicians of London, Journal* **17**, 1–58.

Vitaminas

Barker, B. M. & D. A. Bender (eds) 1980. *Vitamins in medicine*, Vol. 1. London: Heinemann.
Barker, B. M. & D. A. Bender (eds) 1982. *Vitamins in medicine*, Vol. 2. London: Heinemann.
Bender, D. A. 1992. *Nutritional biochemistry of the vitamins*. Cambridge: Cambridge University Press.
Diplock, A. T. (ed.) 1985. *Fat soluble vitamins*. London: William Heinemann Medical Books.
Friedrich, W. F. 1988. *Vitamins*. Berlin: de Gruyter.
Gaby, S. K., A. Bendich, V. N. Singh, L. J. Machlin 1991, *Vitamin intake and*

health. New York: Marcel Dekker.
Marks, J. 1968. *The vitamins in health and disease: a modern reappraisal*. London: J. & A. Churchill.

Nutrición clínica

Dickerson, J. W. T. & E. M. Booth 1985. *Clinical nutrition for nurses, dietitians and other health care professionals*. London: Faber & Faber.
Francis, D. E. M. 1974. *Diets for sick children*. Oxford: Blackwell Scientific.
Leeds, A. R., P. Judd, B. Lewis 1990. *Nutrition matters for practice nurses: a handbook on dietary advice for use in the community*. London: John Libbey.

Intolerancia y alergia alimentarias

Brostoff, J. & S. J. Challacombe 1987. *Food allergy and intolerance*. London: Baillière Tindall.
Metcalfe, D. P., H. A. Sampson, R. A. Simon 1991. *Food allergy: adverse reactions to foods and food additives*. Boston: Blackwell Scientific.

Revisiones de investigación sobre temas nutricionales

Advances in Nutrition Research. New York: Plenum Press.
Annual Reviews of Nutrition. Palo Alto, California: Annual Reviews.
Nutrition Abstracts and Reviews. Oxford: CAB International.
Nutrition Research Reviews. Cambridge: Cambridge University Press.
Nutrition Reviews. New York: The Nutrition Foundation.
Proceedings of the Nutrition Society. Cambridge: Cambridge University Press.
World Review of Nutrition and Dietetics. Basel: Karger.

ÍNDICE ALFABÉTICO

Ejercicios de aprendizaje con ayuda de ordenador

Se dispone de ejercicios de aprendizaje con ordenador para acompañar a este libro:

Los alimentos que consumimos
Un programa con el contenido y nutrientes de 470 alimentos. Los nutrientes listados son: energía, proteína, grasa, carbohidratos, fibra, vitaminas A, B_1, B_2, niacina y C, sodio, hierro y calcio. Las comidas o dietas se pueden comparar con el UK de referencia de consumo de nutrientes de 1991 (Department of Health Report on Health and Social Subjects 1991).

Dietas y menús
Un programa que permite invertir el uso de las tablas de composición de alimentos, de tal manera que se plantean las dietas y menús que son especialmente ricos o pobres en nutrientes específicos. Los nutrientes seleccionados son los mismos que en *los alimentos que consumimos.*

Comprender los requerimientos de nutrientes
Experimentos de simulación para determinar los requerimientos de energía y proteína, los efectos de las diversas actividades físicas sobre los requerimientos de energía y el efecto de la variación del consumo de energía sobre el peso corporal.

Simulaciones bioquímicas
Cinco programas que son simulaciones con computador de ejercicios de laboratorio sobre bioquímica. Las áreas cubiertas por las simulaciones son: actividad enzimática, síntesis de urea, secuenciación de un péptido con actividad biológica, estudio sobre la fosforilización oxidativa utilizando electrodo de oxígeno y radio-inmunoensayo de estradiol.

Para más información sobre estos programas diríjanse al autor:
Dr D. A. Bender, Department of Biochemistry and Molecular Biology, University College London, Gower Street, London WC1E 6BT.